金钰钧　王　芬　张昌江　编著

矩阵针灸临床应用

JUZHEN ZHENJIU LINCHUANG YINGYONG

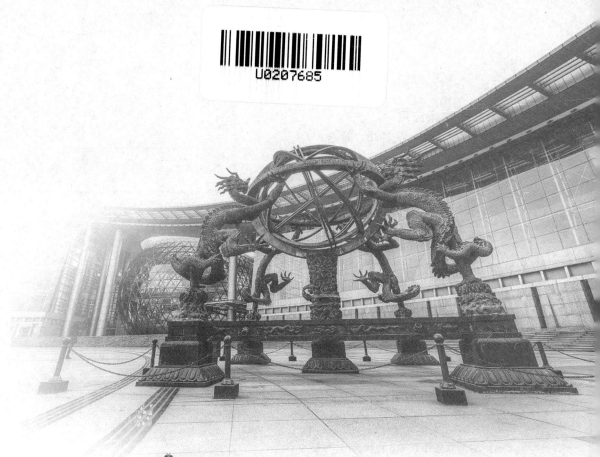

甘肃科学技术出版社

图书在版编目（CIP）数据

矩阵针灸临床应用 / 金钰钧，王芬，张昌江编著
. -- 兰州 ： 甘肃科学技术出版社， 2017.8
（2021.9重印）
ISBN 978-7-5424-2105-0

Ⅰ.①矩… Ⅱ.①金… ②王… ③张… Ⅲ.①针灸疗
法 Ⅳ.①R245

中国版本图书馆CIP数据核字（2017）第199355号

矩阵针灸临床应用

金钰钧 王 芬 张昌江 编著

责任编辑 陈学祥
封面设计 魏 婕 周佩玲

出 版 甘肃科学技术出版社
社 址 兰州市读者大道568号 730030
网 址 www.gskejipress.com
电 话 0931-8125103（编辑部） 0931-8773237（发行部）
京东官方旗舰店 https://mall. jd. com/index-655807.html

发 行 甘肃科学技术出版社 印 刷 三河市华东印刷有限公司
开 本 787毫米×1092毫米 1/16 印 张 18 插 页 1 字 数 268千
版 次 2017年8月第1版
印 次 2021年9月第2次印刷
印 数 2001~2750
书 号 ISBN 978-7-5424-2105-0 定 价 68.00元

序

XU

几千年来，中医针灸医贤智者们智慧的汇集与沉淀，成就了当今风靡世界、造福人类伟大而神奇的中医针灸疗法。历代医家的实践探索与传承创新，丰富完善了中医针灸的理论体系，给古老的针灸疗法持续注入新鲜血液，使其能保持长盛不衰、历久弥新。金安德先生正是中医针灸发展历史长河中探索创新的一位智者。

金安德先生是我国知名针灸专家，中国针灸专家讲师团教授，享受国务院特殊津贴，全国首批500名有独到临床经验和技术特长的名老中医及中医师承第一、二批指导老师。曾历任中国针灸学会理事会理事，甘肃省针灸学会常务副会长，甘肃省中医院针灸科主任，甘肃省皇甫谧针灸研究所所长，兰州瘫疾康复医院院长，甘肃省中医院针灸康复科技术指导。任甘肃省皇甫谧针灸研究所所长期间，在猴、犬、兔等千余只动物上成功复制20多种人类疾病模型，进行针灸治疗疾病机理的研究，取得丰硕成果，引领了甘肃针灸实验研究里程碑式的发展。1982年，金安德先生主持完成的科研课题"针灸治疗细菌性痢疾"获国家卫生部科技进步二级奖，撰写发表论文40余篇，

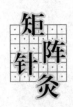

在甘肃针灸事业的发展中起到了举足轻重的作用。

金安德先生悲悯苍生疾苦，穷其一生书山学海求医理，务实临证求真验；发皇古义，融会新知。在长期针灸、康复临床医疗实践经验的基础上，在古人"天人合一"哲学观和阴阳学理论的启迪下，在中医古典医籍中时空方圆理论的指导下，结合现代多学科的先进方法与知识，系统整理总结了针灸空间概念的理论与实践，传承发展完善了传统针灸的时空阴阳规律，在近代针灸发展中首次提出了"矩阵针灸理论"，在经过应用矩阵针灸治疗百余种疾病近 8 万人次的临床实践验证总结后，主编出版了《矩阵针灸研究》专著，丰富了针灸学的内容。

金安德先生之子金钰钧主任，继承父业，在 20 余年的针灸临床中继续不断实践验证、完善丰富"矩阵针灸理论"，并撰写成《矩阵针灸临床应用》一书。在当今传统中医针灸越来越被世人认可、空前昌盛发展之际，这本承载了两代针灸人实践与智慧结晶的论著，如同饱满的种子洒向大地，一定会生根开花、结出丰硕的果实。

甘肃中医药大学针灸推拿学院院长

博士研究生导师　方晓丽教授

2017 年 5 月于金城兰州

前言

QIANYAN

中国针灸医学渊源已久，且历久不衰，究其本源，在于它理论的科学性、疗效的可靠性。矩阵针灸之所以被提出，以至于发展至今，正因为它理论的科学性以及疗效的可靠性。著名针灸学家金安德主任医师，从事针灸临床和实验研究 45 年，治疗国内外患者 40 余万人次，主持在猴、犬、兔等千余只动物上复制成 20 多种人类疾病模型，进行针灸治病机理研究，获得有意义的客观指标 54 项，表明针灸具有多方面调整功能并能治愈多种疾病，首次提出了"矩阵针灸理论"。先后载入《中国名医四百家》、《中国当代中医名人志》、《中国名医列传》、《中国当代高级专业技术人才词典》等书。

矩阵针灸的理论和实践探讨是根据中国古典医籍《黄帝内经》、《针灸甲乙经》和《针灸大成》等著作，运用宇宙方圆的时空阴阳规律展开的，进而探讨阴阳属性和阴阳按一定量有条件的组合，从而形成生物体及其生命形式。然而对于违背自然规律进程所造成的病伤，其生命的艰难痛苦成就了矩阵针法的形成。在祖国的传统针灸中很早就记载了按照经络循行的经气流注时辰，按时辰推算开穴的时间，即后来的子午流注针法。矩阵针灸是在时间概念的基础上，根据现代生物全息论、现代数学、现代力学和古代阴阳八卦，发明了空间概念，设想应用三维空间的方形列阵形成框架结构的矩阵穴方，以点角定位把病理损害部位包围起来，进行合理针灸调治。所谓合理就是该补则补，当泻则泻，准确应用针灸操作技术。

矩阵针灸的定位取穴结合了系统论、控制论和信息论，使定位更科学、更准确、更合理。矩阵针灸的穴方以古典医籍《黄帝内经》、《针灸甲乙经》和《针灸大成》等有关理论为依据，以经络理论为主导，在选穴列阵的原则上，按"宁失其穴，勿失其经"的经验作为法度。在人体部位划分上，分为头颈、肩肘、腕手、胸背、腹腰、髋膝、踝足和其他等8个部分，形成百余首矩阵穴方，用于医疗百种以上的急慢性顽疾。通过多年的临床实践观察，反复的实践证明矩阵针灸的疗效明显，实用性强，患者易接受。

矩阵针灸的提出是个新生的事物，但它的出现不是偶然的，是解除人类疾苦而出现的一种全新的治疗方法，它是有理论依据的，是科学的，是富有特色的一种针灸治疗方法。我们编写这部著作，是为了让更多的中医同仁一起关注矩阵针灸，探讨矩阵针灸，使之理论与实践更加完善。

编　者

2017 年 3 月

目　录

MULU

第一章

矩阵针灸的理论探讨

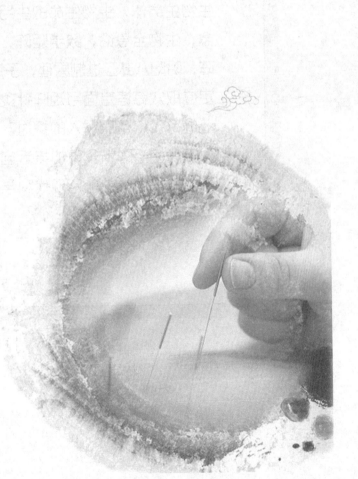

为了慎重而认真地探讨矩阵针灸的理论。我们从矩阵针灸的提出，从宇宙方圆的时空阴阳规律谈起，时空阴阳有条件按一定量组合——产生了生物生命体，生物生命的生与死的概念，生物全息论，数学矩阵，力学矩阵，阴阳八卦二进制原理，子午流注，定位取穴等诸方面与矩阵针灸的关系上进行了广泛而深入的探讨。目的是为了能使矩阵针灸更加接近自然和符合自然规律，并能与现代科学理论知识初步接轨。

第一节　矩阵针灸的提出

矩阵针灸，是以矩形列阵的法则，把针灸穴方布置成三维空间的框架形式，用以包围病理损害部位，并进行合理针灸调治的法术。它是根据中医古典著作中运用时空方圆的理论，结合长期针灸临床实践的经验体会提出来的。在中医针灸古典医籍中，运用时空方圆理论甚多，例如《素问·八正神明论》："圆者天之象，方者地之象……此方圆之道，非用针之妙。"表明天时象征圆，地理象征方，这是宇宙自然的总象征，也提示了针灸医学的奥妙，在于时空方圆的道理之中，并非单纯地应用针灸之上。《针灸甲乙经·卷六·阴阳大论第七》："阳化气，阴成形。清阳为天，浊阴为地。地气上为云，天气下为雨，雨出地气，云出天气。故清阳出上窍，浊阴出下窍，清阳发腠理，浊阴走五脏；清阳实四肢，浊阴归六腑。……阴在内，阳之守也；阳在外，阴之使也。……故治不法天之纪，不用地之理者，则灾害至矣。……阳从右，阴从左，老从上，少从下……求阳不得，求之于阴。"揭示了天地阴阳的自然变化与人体阴阳机能是遥遥相应的，并且表明在针灸治疗上不顺应天时，不效法地理者，就会带来灾害。对老少阴阳的治法要从上下左右入手。而且明确指出了从阳（圆）治疗不获效果者从阴（方）治疗之。但是，在针灸医学的发展过程中，历代医家在从阳用天时上下了极大功夫，如子午流注针灸的研究和运用。它固然对多种常见病、多发病有较好的疗效，然而对顽病痼疾则疗效甚微。原因就在只用了"法天之纪"，而未"用地之理"；就是说：在"求阳不得"时再未"求之于阴"，即只用圆而未用方之故。矩阵针灸的提出，正是"用地之理"以"求之于阴"的针灸医疗思路，具体运用点角定位取穴矩形列阵成方的法术治疗病伤痼疾，目的使针灸医学为人类康复医疗事业再做新的贡献。

在针灸古典医籍中，对病因病理、诊断治疗诸方面广泛地运用时空阴阳的方圆律。例如《针灸甲乙经》还指出："天有四时以应春夏秋冬，地有造化则有生长收藏，天有五气者寒暑燥湿风；地有五行者金水木火土；人有五脏，化为五气，以生喜怒悲忧恐，故喜怒不节则伤气，寒暑过度则伤形。"这就提示了天地人相应相干的病因学。在疾病的转变发展上如《素问·缪刺论》："左注右，右注左，上下左右与经相干。"这就提示病伤在左者会影响到右，在右者同样会影响到左，结果发展到上下左右都病了，这是因为与经络的传递相关。由于左注右、右注左的关系，所以在针灸治疗上可以上取下，下取上，和左病右治，右病左治的采用"缪刺法"。但是，疾病的转变通过由经络传递发展到上下左右四方时，就该相应地根据经络循行的上下左右四方着手调治了，即非缪刺法所能。故而《灵枢·官针篇》指出："凡刺有十二，以应十二经……五曰扬刺，扬刺者，正内一，旁内四。"内者刺入也，四者上下左右或左右前后是也，同篇又"凡刺有五，以应五脏……二曰豹文刺，豹文刺者左右前后针之……"这就表明在针灸治疗的穴方配伍形式上，《黄帝内经》里就用矩阵形式的空间医学及其实践。矩阵针灸的提出和运用，正是为了意图挖掘和发扬针灸的空间医学概念。即在"求阳不得"时"求之于阴"；即"用地之理"的定位取穴的具体思想和实施。

中医针灸古典中，在针灸技术操作上灵活运用时空方圆的理论，如《灵枢·官针篇》："泻必用圆，切而转之，其气乃疾，疾而徐之，邪气乃出；补必用方，必端以正，推其皮肤，盖期外门，真气乃存。"但在《素问·八正神明论》中又有："泻必用方，方者以气方盛者也，以身方定也，吸内呼出，邪随气出；补必用圆，圆者行也，行者移也，呼内吸出，真气存之。"这就提示在针灸的医疗技术操作上，为了能够达到补虚泻实之目的，把方圆互相应用，体现了方中有圆，圆中有方的时空宇宙观。在《针灸大成·卷四》中："阳受气于四末，阴受气于五脏，阴内而阳外。故右转从外则象天，左转从内则象地，中提从中则象人。"此为象征天地人三才的运用针灸操作技术论述，体现了宇宙方圆的时空生物观。

在矩阵针灸的实践应用上，通过十余年的临床和康复医疗的实践表明，它不仅对常见病、多发病显著地提高了针灸疗效，而且大大地拓宽了针灸医疗的范围。特别是对一些顽病痼疾显示出的满意效果令人振奋，表明矩阵针灸的前景是乐观的。但是，矩阵针灸作为一项既古老又年轻的新型有效的针灸医学分支，可与子午流注针灸法则称姊妹篇章。未来矩阵针灸学科的形成，是针灸医学在时空方圆统一发展的必然，应该是针灸医学发展分支的新学科。它必将对人类身体健康和残疾康复事业做出新的贡献。

第二节　从宇宙方圆的时空阴阳规律谈起

古语言"不依规矩，不能成方圆"。古人把画圆的工具叫做圆规，而把能划方的角尺称为矩尺。古人对宇宙的概念是如何定位的呢？《辞海》言："四方上下为之宇，往古来今为之宙。"这就表明，宇为空间是方形体，宙是时间为圆形圈。由此得知：宇宙是空间和时间统一的总称，宇宙则是无限大的规矩，是无限大的方圆。

从宇宙的阴阳属性上考虑，根据中医理论："阴为阳之镇守"，即谓相对平静和稳定的物质基础；"阳为阴之使也"，而为相对运动的功能表现。那么空间的实体属阴，时间的信息属阳即与中医理论吻合。为了把宇宙时空表述的比较明确一些，则将空间与时间采用宇宙坐标形式表达。空间用纵轴，时间用横轴，如图1所示。图1是把宇宙坐标划分为4个象限区和纵轴与横轴四个半轴区。4个象限区和4个半轴区的这8个单元各成为宇宙的分区域。宇宙坐标上的这8个分区域正好和阴阳八卦暗合（如图2）。图2是阴阳八卦的8个元素：乾、坤、离、巽、震、艮、坎、兑。不过八卦图显得古妙奥秘。虽然显示出方中有圆，圆中有方的浓厚的宇宙观。然而，它对宇宙时空的研究只能定性地总体分析，却不易进行定量研究。但是，宇宙坐标图则显得适应现代科学的形式，容易引起科技界的关注，并且对宇宙的认识特别是对生物生命体可以建立定量计算的研究，在

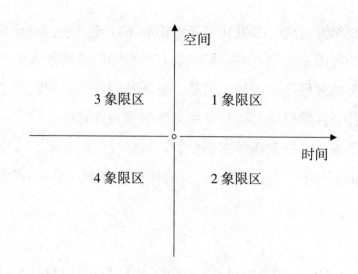

图 1　宇宙坐标示意图

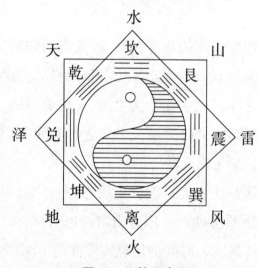

图 2　八卦示意图

宇宙坐标图上的 8 个分区域，各区域具有不同的空间与时间的特点。其特点是：处在时间轴上的两半轴位置者，好像没有空间概念，只有时间在不断而均匀地流逝；而处在空间轴上的两半轴位置者，似乎没有时间概念，好像时间在停止那样，只有空间的稳定存在。但是，无论处在纵轴的空间位置区还是处在横轴的时间位置区，尽管都会找出物质的空间位置点和时间的对应点，然而都不会有生命存在的。可是处在 4 个象限区域的则是由不同数量和质量的空间和时间结合成的宇宙小综合体，那些无数的小组合体，可以代表有生命的生物体并且是由低级向高级发展进化的生命体。这样就对宇宙和宇宙的生物生命体的产生发展有了一个一般的基本概念性的认识。由于任何生物体都是宇宙中的空间与时间结合的产物，或者叫做空间与时间的组合体，人体也不例外，只不过不同生物体的形状各异，运动形式不同罢了。物体占有空间位置，时间则不占空间。因此，物体在空间轴上能够找到它的位置点（如图3）。

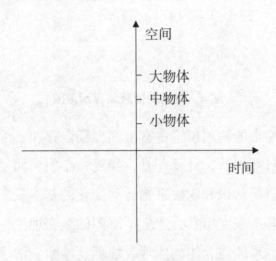

图3　物体占有空间示意图

图3的原点表示肉眼看不见的最小物体的位置，位置越往上移表示物体越大，即占有的空间体积也越大。至于原点以下的下半轴，情况应该是和上半轴一样，只是物体的方向相反，即表示物体的背面。任何物体都是由小到大地增长和由简单到复杂地发展过程。所以，空间轴上的位置越向上移，它不仅表示占有空间的体积在增大，而且表示它的数量和质量在增长的物理学意义。

时间不占有空间，在时间轴上只能表示过去、现在和未来的信息（储存的密码）。由于我们对信息密码还毫无认识，所以只能给它编号，推测号码越大，在时间轴上的位置越往右移，应该具有的信息质量也越高级。换句话说，图4的7号信息就应该比6号的质量高。号码由小增大是信息从简单到繁杂的发展过程。至于时间轴上的左半轴，它表示同样是一系列的信息。应该与右半轴对称，只是号码相反而表示过去储存的信息了。

总之，占有空间体积的物质是长、宽、高三维空间的体积，象征着方

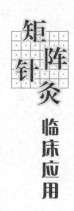

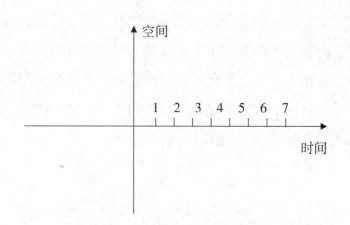

图4 时间的信息储存示意图

形的框架体，即矩形的物质位置占有空间而稳定存在；但不占空间的时间则是往复循环，日复一日，月复一月，年复一年的周而复始，象征着如环无端的圆圈。这就是认识和观察事物运动变化的基本概念和基本观点。从这个基本概念和基本观点出发，产生了阴阳的整套理论，中医学借用这一整套的阴阳理论，来阐述人体的生理、病理、诊断、治疗的全过程的理论并形成了独特的体系。

第三节   时空阴阳有条件按一定量的组合产生了生物——生命体

宇宙坐标的阴阳属性表明，在代表空间的纵轴上，上半轴为阴中之阳，下半轴则为阴中之阴；代表时间的横轴在右半轴为阳中之阳，左半轴则为阴中之阳（如图5）。然而，这4个半轴上都不会有生命存在的。那么生命体怎样产生，从哪里体现呢？在前面讨论过宇宙坐标上还有4个象限区域，这4个象限区域不仅具有物理学意义，更重要的是由时空阴阳按一定量和有条件的结合才产生了生物体，于是生命也就出现了。所以，这4个象限区域代表着阴阳结合，组合成的4大类型的生命形式。由于宇宙坐标上的4个象限区域，存在着生物体的时空位置和生命形式（如图6）。

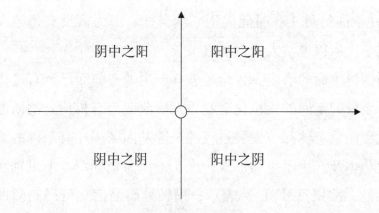

图 5　宇宙的阴阳属性

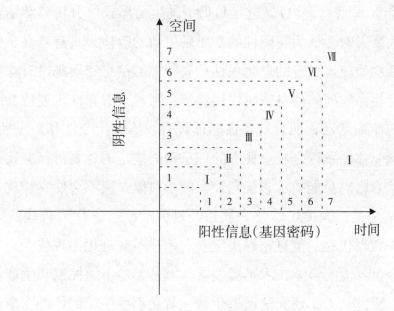

图 6　生物生命体的时空位置示意图

图 6 表示出宇宙生命体所发展有序的进化过程，是从低级向高级演变进化的过程。在宇宙坐标的 4 个象限区域有无数生物生命点代表各种类型的生物体和生命形式由低级往高级进化。大抵是由细菌微生物、鱼虫、鸟兽、马牛羊、鸡犬猪、猴猿到人类。当然，生物中应该包括植物在内，但这里只是探讨动物及其进化和生命发展形式为内容的，所以未提植物。从宇宙坐标图 6 可以清楚地看到，时空结合的原点是 0（零）位，它可以代表肉眼看不到的细菌微生物，从时空位置越往上向右的结合点，表示其生物越进化、生命形式越高级的动物。人类的时空结合点位置应该是（–7，+7）

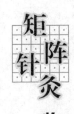

=Ⅶ，是在空间的负 7 和时间的正 7 结合处。因为再没有超越人类的生物生命形式了，所以说"人为万物之灵长"。

再来探讨生命的形成，生命是怎样产生的？前面已经有过讨论，即生命是由一定量的空间的无机化合物质发展演变为有机化合物质的演化过程和时间过程的信息储存（发展过程的全部基因密码）有条件的结合，从而形成了生物体及产生了生命形式。在宇宙生命坐标图 6 上纵轴数值是物质代号属阴性，故用负号（–）表示；横轴号码是信息密码属阳性，而用正号（+）代表，而信息密码可能就是基因密码。由此可见，生命体的时空阴阳结合点 I=（–1，+1），它是最低级的生命形式。分析分解结合成生物体的两大要素时，认为属阴性的物质是生命的躯体，具有身高、体重、温度等惯性物质应该具备的理化属性；属阳性的信息密码则没有这些，只是起着储存生命发展的信息密码作用。信息密码一般存在于遗传基因里，它不但参与生命活动，而且对生命躯体具有权威的指令性和操纵性的本领，作为生命躯体的发育生长全凭它的信息密码规定的计划进行。比如一只小白鼠的信息密码只能指示它长到较大的小白鼠，决不会使它长成一只大白兔。这就是说：人类虽然是一族猿经过劳动改造进化为现代的人类，但是，只一族现代猿的信息密码决定着它始终不会进化为现代人。

当今世界上的科学技术迅猛发展，但是，还不能控制和生产基因的信息密码。因此，人工还无法制造生命。就是那些牛羊的体外受精或试管婴儿的生命，仍然是由他们的父母提供的物质——精子和卵子与储存于其中的信息密码——遗传基因。人工只是给它们的物质和信息密码提供了适合结合的场所和条件而已。

第四节　生物生命的生死概念与矩阵针灸

生物生命的"生"正如前面所探讨的，是阴性的物质和阳性的信息密码按一定量有条件的结合而产生的，即时空的阴阳各具备一定条件才能组合起来，便产生了生命体。生命体产生以后，还要在不断地保持住"阴平阳秘，精神乃至"的生理协调稳定和发展，即在生命过程中需要阴性物质的摄取与代谢保持平衡。阳性的信息密码储存不能疏泄和错乱，只有这样，才能实现精气充盈，神气旺盛。也只有在这样的状态下才能"形与神俱"而不断健康地发育生长、成熟到衰老。因为，作为某一具体生命和生命阶段不会是永恒的，有生必有死是生命现象无法逾越的自然规律。所以，作为某一具体生命阶段的生命现象是有始必有终的，因此，生命体成熟后便开始进入衰老到死亡过程。生命的寿数可能还是在遗传基因里储存的信息密码决定的，寿数到点，生命终结便是死。生命的死是生命组合体的阴性物质与阳性的信息密码分离，各自回到空间的纵轴和时间的横轴区上去。这就叫做"阴阳离决、精神乃决"，或者叫做从自然中来，又回到自然中去，服从有生必有死的自然规律。但是，矩阵针灸作为针灸医学的一种医疗措施的研究，它的任务不仅仅局限于认识生命的生与死两端，更为重要的是研究生命在生活过程中遇到无力抗拒的病伤灾害时，造成他生的艰难痛苦，死又不到寿数的情况下，即所谓顽病沉疴时如何帮助其减轻痛苦和消除病伤所致的残疾，怎样使其度过病伤所造成的难关问题，这就是研究矩阵针灸的重要任务和目的。生命体在"阴不平，阳不秘"而又不到"阴阳离决"的程度，但已造成病伤残疾时，运用传统的时间概念的针灸治疗或传统的针灸治疗已经望尘莫及了。所以得出过不少的所谓"不治之症"的结论。其实不然，虽然传统用时间概念或不推算时间而随时针灸治疗的方法，对多种常见病、多发病固然能收到较好的医疗效果，但是对伤残痼疾则疗效甚微，这是因为他只用了时空律的一半即时间概念的医疗，而另一半呢，就是空间概念的医学则还未被应用之故。创立矩阵针灸的方法和应用，为针灸提出了空间医学的设想和概念。这个设想和概念的提出是根据中医针灸的治病机理作为基础，中医针灸的治病机理的总纲为："调整阴阳"。"阴者，阳之镇守；阳者，阴之使也"。表明阴为物质基础，阳为功能表现。由于物质基础和功能表现是相互依存并互为利用的，所以，阴受损害则阳必然失用。因此，治阳者必须从阴着手，治阴者必须从阳调节，才能达到阴阳协调生理稳定状态，这是针灸治病机理的中医学理论基础。由此得知，假若哪个组织器官受到不同原因的损害（阴受损）后，该组织器官的功能必然障碍（阳失用）造成顽疾，这就是因为阴阳相互依存，即所谓"阴阳互根"的关系被破坏所致。针灸之治病，是通过"疏通经络"、"调和气血"实现的，即促进机体的气（阳）、血（阴）调和流畅，增强营（阴）卫（阳）的功能协调作用，以达到阴生而阳复，或阳复促阴生之目的，使之阴阳相互维系的关系重新建立而治愈疾病和康复残疾的。由于矩阵针灸的穴方是在病理损害部位的上下左右或左右前后的定位取穴，又是点角定位以矩形列阵的法则组合。所以，其调整阴阳的治病功效要比腧穴的点式施治和经络的线性施治的效果会增强数倍，关于这个问题将在数学矩阵与矩阵针灸和力学矩阵与矩阵针灸等章节作相应的讨论。

对矩阵针灸的具体应用上，由于"阴阳互根"，所以"独阴不生，孤阳不长"，因此，在调整阴阳的具体措施上，既要"从阳置阴"以促进阴损的病理损害极大限度地得到修复和重建，又要"从阴复阳"以促使阳失用的功能活动极大限度地得到改善和恢复，从而获得满意的医疗康复效果。在设计矩阵针灸方案时，还考虑到阴阳属性在机体上的分布规律，如上为阳，下为阴；背为阳，腹为阴；脏为阴，腑为阳等并结合阴升阳降的活动规律，以及矩阵穴方的阴经脉与阳经脉的合理配伍上，进行了多方面探讨。这样，就是矩阵针灸治疗机理能够强有力地达到调整阴阳，恢复阴阳互存的关系等机制做了全面构思。而且在针灸补泻的技术操作上进行严格要求，即对虚证用补法达到气血旺盛；对实证用泻法促使气血活散，用针灸手法的配合，进一步加强了矩阵针灸调整阴阳的治病机理。至于矩阵针灸是针灸医学的空间医学概念的认识和提法将在后面的《阴阳八卦与矩阵针灸》、《子午流注与矩阵针灸》和《定位取穴与矩阵针灸》等章节中进行具体的讨论。

第五节　生物全息论与矩阵针灸

全息生物学者认为，生物体包括人体上的任何一个有相对明确边界或相对独立的部分，如长骨节肢部分或头、耳、眼、鼻、舌等各部分都是个全息胚。并且认为全息胚具有发育上的全能性，同时在自然生长的本体上表现出来。全息胚既是构成生物体的结构单位，又是相对独立的发育单位。生物整体是处于不同发育阶段的不同特化的全息胚组成，生物体则是由全息胚组成的无性繁殖系统。各全息胚胚胎性质的一般表现是具有未来整体器官图谱的存在，全息胚之间不管在形态结构和总体功能上有如何不同，但都具有统一的属性，每个全息胚都有与整体各部位一一对应的未来整体器官图谱，并且包含着全部整体的信息。

全息律的提出，是由于生物整体本身是个全息胚，各相对明确边界的节肢部分或相对独立部分都是个全息胚，整体全息胚与各部分全息胚的相应部位生物学性质近似。整体全息胚的分布规律和各部位全息胚的分布规律相同，因此，各分部全息胚是整体全息胚的缩小。全息生物学者还提出细胞是最低层次的全息胚特例，并发现了腧穴部位的全息律，穴位全息律是生物全息律在人体上的表现。因为人体每一相对明显边界或相对独立部分都是整体的缩小，所以，穴位全息律提出人体穴位的一种新的分布规律；如每个全息胚上未来整体器官图谱部位都是穴位的分布点，这就使针灸医学穴位总数极大地增加了。

由于人体各个部位的全息胚未来整体器官图谱上同名部位的生物学性质相似，因此，无论整体还是分部发生异常变化时，其他全息胚的同名部位就会有相似的反映。当一个全息胚或整体某一部位或器官有病时，各个全息胚上未来整体器官图谱上同名部位就都病了。这样就会在各全息胚同名部位上出现异常的压痛反应和皮电反应等生理病理异常。通过观察各全息胚上的这种反应的有无和位置，来判断整体有无疾病和疾病的位置，这

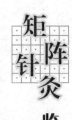

就叫做生物全息诊断法。例如中医观察面色、望舌象、切脉象以及耳诊、手诊等，应该都是生物全息诊断法的特例。因而，就使中医诊断学建立在现代生物学理论的基础之上了。

应用针灸治疗某一全息胚上的异常反应点，就会激发整体的病理损害修复和生理紊乱的调整和调节这一针灸治疗部位的特定的生化物质组合浓度适宜而治愈疾病。因为整体上的疾病部位及其他全息胚未来整体器官图谱中的同名部位与针灸部位生物学性质相似，所以，整体疾病部位得到修复和调整而痊愈，其他全息胚的异常反应点也随之消失，这就叫做生物全息疗法。针灸医学中的头针、耳针、鼻针、眼针、舌针、手针、足针、腕踝针以及经络体针等，均应该视为生物全息疗法的特例。

按上述推导，矩阵针灸也应该同样是全息疗法的一个范例。穴位全息律表明，各部位全息胚是整体全息胚的缩小，各全息胚未来整体器官图谱中的同名部位点就是针灸穴位点。因此任意一个全息胚上检测发现的反应点，就能调治整体全息胚同名部位或器官的疾病，这为针灸工作者提供了极大的方便，而且对常见病、多发病通过两万多人次的针灸生物全息治疗，收到较满意的疗效。但是对疑难病症的伤残痼疾用一个或两个全息胚上的反应点进行调治则疗效甚微。这就需要在全息胚上受损害部位的前和后的上下左右直接针灸治疗调整，即在一个全息胚上用8个穴位点进行调整的矩阵针灸治疗，就是采用全方位的全息治疗法则直接调整，要比在其他全息胚间接调整的作用功效增强数倍，只有这样，才能对顽病残疾的病理损害和功能障碍发挥康复的效应，也只有这样，才能变"不治之症"为可治之症。打个比方，25g质量的包子40个为1kg，每个包子的面皮和包馅的质量及内容都是相同的。一个成年人的充饥食量一般需要10个包子，即250g质量才能满足。如果只给食一个或两个包子时，那只能是尝尝味道而达不到需要量的道理是相同的。由此表明生物全息疗法是针对常见病多发病，而矩阵针灸不仅要治常见病多发病，更主要的要治顽病痼疾，而且矩阵针灸亦属生物全息疗法的一个特例。

全息胚学说提示，各全息胚均有两个生命，一个是属于整体的，另一个是属于各全息胚自己的。如果属于各全息胚自己的生命病伤损害或者失掉时，只要属于整体的生命还存在，这个全息胚尽管表现出麻痹、萎缩、废用等，但它仍属于整体生命，仍然有存活的可能，只是在得不到合理治疗时，表现为残疾而已，而不会腐烂消亡。对这种瘫残痼疾的针灸治疗则需要足够数量和质量的物质和信息调整才能收效。就是说对一般治疗仍不能逆转的病理损害，需要四方上下的全方位的调整。这就是建立和应用矩阵针灸的意图。

矩阵针灸是把受到损害的部位搁置于三维空间的框架结构的矩形阵地内，以点角定位的格局进行合理的针灸调治，即用穴方包围病损部位，再用针灸围歼病灶。可谓关起门来打狗比较容易消灭。使全方位的良性信息直接传入损害部位进行调整，并促使损害部位的不良信息释放出来以减轻病损，促进病理损害得到修复或新生和重建的机会。因为全息胚学说还表明，全息胚是具有发育上的全能性和相对独立性，以及全息胚还具无性繁殖的特殊功能。这些理论支持了残疾顽病还有康复的可能性，也支持了矩阵针灸应有效应的设想。而且矩阵针灸的实践已经证明，它对目前用各种方法无法彻底防治的多种病症具有理想的临床和康复医疗效果。

第六节　数学矩阵与矩阵针灸

为了深入探讨矩阵针灸的理论，我们从现代数学矩阵的理论概念中进行一些相关的探讨，主要对矩阵针灸的穴方形成用数学的术语加以说明。

一、数学矩阵的定义及其基本概念

在数学中要把一种方式的系数组用另一种方式线性地表示，把这种方式的改变叫做线性变换。例如给定 4 个等价的系数（系数组的个数称为元素），对这 4 个系数既可以横向地排成一行，又可以纵向地排成一列，对

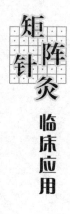

这样排列成的 4 行 4 列就叫做 4 阶行列式。在数学里把 4 行和 4 列一一对应的组合而且构成的数表就叫做"矩阵",如表 1。数学矩阵是行乘列构成的,所以表 1 为 4×4=16 个元素的 4 阶方阵。从方阵中不难看出,线性变换与矩阵之间存在着一一对应的关系。

表 1　数学矩阵

11	12	13	14
21	22	23	24
31	32	33	34
41	42	43	44

需要明确指出的是矩阵与行列式是不同的两种概念:矩阵是 42 个数按一定规则排列构成的数表;而 4 阶行列式则是对数表中这些数按一定运算法则所确定的一个数。矩阵针灸是运用矩阵数表的形式及构成数表的规则和方式组合穴方,并进行针灸调治的法术。而矩阵穴方的形成及其构造形式需要用矩阵变换运算的方法构成。

二、矩阵的初等变换运算与矩阵穴方的形成

在系数的排列上,线性排列与矩阵排列是两种完全不同概念:对给定的四个等价的自然数字进行排列时,在线性排列上能排出没有重复的多少个四位数? 其排法为 4×3×2×1=24 个四位数的排列方法;但矩阵的排列法则不同,为 4×4=16 个元素(连同 4 个重复无效的元素在内)。在矩阵的初等变换运算中,首先把重复数变换为零,因为它是无效的。然后再分别把各行和各列的公因子数提出,这样矩阵数表 1 就变换成为表 2-1 和表2-2。

表 2-1 数学矩阵

0	2	3	4
1	0	3	4
1	2	0	4
1	2	3	0

表 2-2 数学矩阵

0	1	1	1
2	0	2	2
3	3	0	3
4	4	4	0

从数学定律出发，对四阶方阵的运算应该是各行相加之和等于各列相加之和，所以上两数表的表 2-1 各行相加为 3+6+9+12 和表 2-2 各列相加也为 3+6+9+12 均为 30。这就证明它们是变换分解成的两个相互转置的同型矩阵，则此命题确定。我们再把这两个分解开的同型矩阵变换还原，然后经二次型变换化简为标准型矩阵，即得表 3。在此表中的数字变化来源，是因为排列的 4 个原形数字是等价的序次，而不是绝对值，而且在标

表 3 二次变换标准矩阵

0	1	1	1
1	0	-1	1
1	-1	1	0
-1	1	1	0

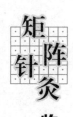

准排列中变换序次时，就会出现逆序和逆序数是自然的，同时有奇排列和偶排列之分别，所以把奇偶排列以正负号标示之。

为了求证方便，将表3按照高等数学中的矩阵分块法则，把大矩阵用纵横坐标划分成为A、B、C、D 4个等分的子块矩阵，如表4。在这4个子块矩阵中，A阵与D阵相互对称，B阵与C阵也相互对称。这就完全符合数学定理："任给一个二次型，就唯一地确定一个对称阵；反之，任给一个对称阵，也就唯一地确定一个二次型，所以说二次型与对称阵之间存在着一一对应的关系"。这就给矩阵针灸的矩阵穴方形成确定了数学科学的基本形式。

表4　4个子块矩阵

0	1	1	−1
A		B	
1	0	−1	1
1	−1	0	1
C		D	
−1	1	1	0

矩阵针灸的矩阵穴方，是应用子块矩阵的B和C这一对对称矩阵形成的。这是因为A和D两阵中均含有零元素，所以它们均线性相关。按照数学定理："线性相关的充分必要条件是矩阵的行列中含有零元素；反之，线性无关的充分必要条件是矩阵的行列中不含零元素。"在数学中又定理："矩阵可逆的充分必要条件是矩阵不等于零。"这就表明在矩阵B和C这一对对称方阵中均不含零元素，则线性无关，又为可逆方阵。由此推理，就确定矩阵针灸的矩阵穴方形成必然要应用B和C这对子块矩阵了。

从矩阵的运算求证：由于B+C=C+B；BC=CB，这就确定了B和C为同型矩阵，它们既是实数元素的矩阵，又可逆翻。在具体应用上，把人体上任何有病理损害的部位作为目标，用 B 阵设在目标之前，则 C 阵设在目标之后；或将 B 阵置于其上，则 C 阵置于其下，使矩阵的共轭性和逆翻性来围歼病理损害，从而改善病变和治愈疾病。

对矩阵的变换运算，既可以用线性代数的线性变换来求解，亦可以用解析几何之图形来求证。前者比较抽象，后者则较之形象直观。我们再试用解析几何的理论概念和仿效几何图形来探讨矩阵针灸的穴方形成。在解析几何中，设给定 x、y、z 三点，并以原点 O 为起点至坐标终点的有向线段所表示的向量，叫做三维向量，三维向量可以用有向线段的图形直观地体现出来。但是，三维以上的向量则没有直观的几何意义。从这一概念出发，我们把经线性变换二次型化简的标准形矩阵数表，依照几何图形制成几何图 7。图 7 用二次曲线的几何性质把坐标 y 向量旋转制成方形图样，于是方阵 $B=x_2y_2$，$C=x_1y_1$，$BC=x_2y_2z_1=x_1y_1z_2$。所以 $B=C$。由于 x_2、y_2、z_2 分别为 x_1、y_1、z_1 上的投影点，而 x_2-z_2 是平行于 x_1-z_1 平面上的投影线向量，这就构成了三维向量几何图，并形成三维向量空间。关于三维向量空间，按照数学定理：用加法和乘法两种运算封闭。所谓封闭是指三维向量的全体就是一个三维向量空间。而且任意两个三维向量相加之和，仍然是一个

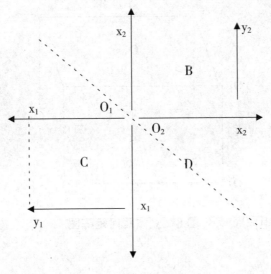

图 7　平面几何矩阵图

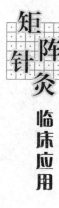

三维向量空间；任意数乘三维向量的积，亦仍然是一个三维向量空间。由于三维向量相加之和与相乘的积均属于一个向量空间，把这种运算结果称为运算封闭。但是，需要明确的是三维以上向量的全体，还是一个向量空间，而且三维以上的向量没有直观的几何意义，这就是运算封闭的定义。

图 7 是个平面几何图，要使平面几何图形变换成立体几何图形，求证是：因为给定的三点 x、y、z 等价，而且坐标原点 O 至它们三点终点向量线段亦为等价，故方阵 B 与 C 同型，所以把同型矩阵 C 和 B 正交折合就变换成四方上下的立体几何矩阵图（如图 8）。图 8 是把方阵 C 和方阵 B 重叠并连接成一个整体的立体几何矩阵图形。我们应用这些数学的基本概念来构思矩阵针灸和设计矩阵穴方，就是矩阵针灸的重要理论根据之一。亦就是说，虚用数学矩阵的基本概念，把机体上有病理损害任何部位，均可以作为定位目标，即作为坐标的原点设计矩阵穴方。具体做法上以病损为目标，在其前和后的上下左右，或其上和下的左右前后，选穴 8 点，以点角定位的对称排列，形成四方上下的立体框架结构矩阵穴方，以此阵容固而搁置地把病损部位包围起来，根据不同病情的需要，采取不同的对称针刺方向，把穴点与向径的向量联合共用，这样就成为三维空间的矩阵格局，进行合理的针灸调治，我们把这种治疗法则，称为"矩阵针灸"。

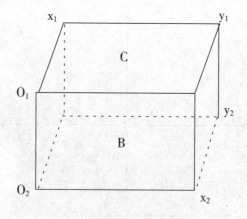

图 8　立体几何矩阵图

第七节　力学矩阵与矩阵针灸

为了广泛探讨矩阵针灸的理论，我们试图从力学概念里进行一些相关的研究。由于我们在其他章节中所作的探讨中，提到矩阵针灸的治病效能要比传统针灸高出数倍，这虽然是在医疗实践中观察到的事实，但是并未从理论上说明这一观点。本节就从力学概念里作一些相关的探讨。

一、力学的基本概念与矩力

力学是研究能量的科学，它的最基本概念是物质运动，即物质运动所需要的能量及其运动过程所产生的能量。在静止力学体系整体的能量，通常称为体系的内能。内能包括质点在体系相对运动的动能和质点之间相互作用的位能。这就表明，能量是两个本质不同的项，即动能加位能之和。力学体系在通常情况下，把动能以速度的函数描述，而位能则用坐标的形式表达。力学矩阵，是以坐标原点到所有三个分量的向量守恒定律而成立。在坐标里动能是速度的二次函数。但它也可能依赖于坐标。当两个物质相互作用时，这两个物质各有一个坐标，而两个坐标在相互作用时就形成两个动能，这两个动能相加的和成为第三项，这第三项不是别的，正是它们联合的位能，通常称为"有效位能"。关于有效位能的量，一般说来是坐标的函数，但究其本质则是体系动能的系数所构成的矩阵之逆矩阵元素。这种矩阵的系数全部是实数，或共轭复数，它的根有负的实数部分。这与我们在《数学矩阵与矩阵针灸》一节中讨论的经二次型化简的标准型矩阵完全一致。

矩力是由它的"固有矩"和"动量与向径"形成的矩所组成，前者是相对静止的坐标位能的矩，后者则是坐标整体运动的速度动能所产生的矩。由此可见，能量虽然是速度的动能与坐标的位能相加之和，但矩力的发生之处则在两物质的位能上确立。显而易见，矩力的形成正是在坐标位能上附加的速度动能之联合，也就是有效位能。在针灸医学上的矩阵穴方正是坐标的位能，而针灸操作技术则是速度的动能了。此位能加动能之和就是矩阵针灸治疗的效能。

关于有效位能的量，很难确定出一个精确的绝对值，因为运用不同的计算系统所得出的运动规律各不相同，其值也不一样。但有一个方面是一致的，当增大质点间的距离时，位能的量趋向于零。反之，当质点间的距离缩小时，位能的量增大。即质点间的距离越小，位能的量越大。这就提示在针灸医疗中把穴点设计的愈集中，其效能就应该愈大。矩阵针灸的设计就是从这个观点出发的。

二、矩阵针灸的治病效能

矩阵针灸是以"定位取穴"为基本原则，定位首先是确定病理损害的部位，以病灶为目标，把坐标原点选择在病灶处，根据病灶的范围大小确定坐标的三个分量及它的向径。从力学观点来看："一个物质在空间的位置，由该物质的向径决定，向径的分量与它的坐标原点至三个有向线段的向量终点相合"。在机体上的病理损害部位，同样是占有空间位置的，只不过是在机体本体上占有的位置。确定了这个位置就叫做"定位"。在定位的基础上，以此位置为中心结合经络循行选穴 4 点并按矩阵规则，点角定位的对称排列成方向阵容，或上下左右，或左右前后的形成矩阵穴方；根据病情需要，还可以把穴点增加一倍，即选穴 8 点，以其前和后的上下左右，或上和下的左右前后构成两个对称型的矩阵，形成四方上下的框架格局的立体矩阵穴方，用以包围病理损害部位。这就叫做"定位取穴"，定位取穴不仅瞄准病理损害部位，针对性强，而且穴点集中，密度性高，因此，其位能的量必然要比分散取穴的位能量增大，这一观点是符合力学理论定律的。但是，这位能仅仅是静止力学体系的能，即机体自身的"内能"，它还不能体现有效位能，而有效位能必须在矩阵穴方上附加针刺作用的动能后才体现出来。因此，矩阵针灸治病效能是矩阵穴方的位能加针灸操作的动能之和。

现在我们进一步探讨矩阵针灸的效能为什么要比传统针灸的效能高出数倍？这是因为矩阵穴方紧紧靠近病灶部位，而且是固而搁置地把病灶包围起来，在这样的穴方上进行合理的针灸技术，便能使病变得到直接调整，即具有"关起门来打狗"而就地消灭的可能；又能得到"立竿见影"的效应，即俗话说的远亲不如近邻，通过邻近的针灸效应，尽快改变病理损害部位的生化物质浓度，使病灶之不利因素尽快排出而减轻病损，并使有利因素进入病变处而致病损得到修复或重建。从力学观点来看，位能量的大小与质点间的距离大小成反比，即距离越大者位能的量越小，反之，距离越小者则位能的量越大。矩阵穴方的穴点不仅排列对称规则而且距离较小，同时针刺的深浅一般根据向径的长短决定，这样用 4~8 穴点组成的矩阵针灸的有效位能，要比传统针灸的验穴点式施治或经络的线性施治的有效位能至少要高出 4 倍。这个倍数可以用力学体系的"有摩擦存在的周期性强迫振动"的运动方程，通过比较复杂的形式和较长的运算程序推导得出。

三、讨论

在我们前面讨论的力学概念中，对物质运动的概念是在真空内进行的性质，就是说运动没有介质的影响。但是，物质在介质内运动时，介质要产生力图使运动减速的阻力。对这种阻力通常称为摩擦力，或者叫做耗散力。在力学体系里把这种运动状态称为阻尼振动。因为这种运动的力是朝着速度相反的方向作用，所以，运动的过程已经不是纯粹力学的过程了，就是说对这种运动的力很难得出一个精确的值。为了能够近似地描绘物质在介质中的运动状态，我们借用力学体系里"有摩擦存在的强迫振动"和"参数共振"的理论和术语来探讨针灸治病的作用力。在针灸治疗过程特别在针刺中，针作为一种物体要刺入机体的皮肉组织（介质）中时，针体与肌皮组织之间产生摩擦力是显而易见的。至于摩擦力的大小，决定于两方面的因素。一是患者的皮肌组织饱满而且张力较高者针易刺入，即可能摩擦力较小；反之，则针不易刺入，即可能摩擦力较大。二是决定于医生的气力与技术素质的优劣，因为针刺的外力源在于医生之手，而且针刺时针的联系物是医生，对针刺的方向和深浅完全由医生掌握，这在力学里针刺的运动过程叫做"完全约束"的运动。对这种运动的力学性质可以用"参数共振"的力学定律推导，但它很麻烦，也没有必要。因为病人与医生之间各自的差异性均很大，而且均无现成的方法克服这些差异，在这种情况下就算是能指定出一个力学性质的标准，亦无实际意义。但是，本节为了说明矩阵针灸的效能要比传统针灸高出数倍的观点，我们试图仿效力学体系里"有摩擦存在的强迫振动"的定理，用周期性强迫力情况下的共振曲线图来表达。如图9表示在一维运动的共振曲线，当强迫力引起共振时就出现一个共振区域，这个区域的宽度与阻尼指数相等，但它的高度与阻尼指数相反。即阻尼指数变小时，共振曲线变得更高更尖锐而且宽度变得狭窄；反之，当阻尼指数变大时，则共振曲线的高度降低而宽度增大。由此可见，在有摩擦力存在的强迫振动中，无论摩擦力的大小和共振曲线的如何变化，但曲线下面共振区域的面积总是保持不变的，只是形状的变化而已。这就表明当体系作强迫振动时它的能量保持不变。但是，振动和强迫力之间的相位差总是负的，因为振动总是落后于外力，所以离共振远时，它的向径与频率趋向于零。按照上述力学定理，我们分析矩阵形式的

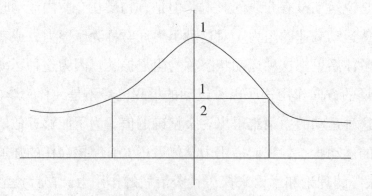

图9 一维运动共振曲线

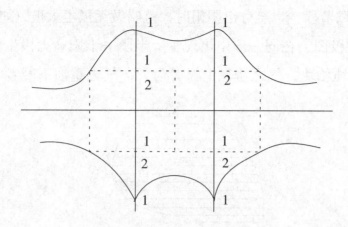

图10　四维运动共振曲线

四维或八维运动的共振曲线如何（如图10）。从图10清楚地看出，四维运动的共振曲线下面的区域面积，要比一维运动的共振曲线下面的区域面积增加4倍，如果矩阵形式四维运动则增加4倍，八维增加8倍。同时矩阵形式的共振区域集中，而且距离很近。从力学观点来看，在稳定运动情况下，当体系作强迫振动时，它的能量保持不变，而且体系不断地从外力源那里吸收能量。但是，这些能量由于摩擦的存在而耗散。因此，在针刺操作时如果能提高进针速度，减少提插捻转操作就能尽可能地保存能量。即减少摩擦所致的耗散，即所谓减少损气。所以，我们主张在一般情况下，要快速进针并一次刺入深度到位，至针下沉紧、得气即留针，留针期不必行针。如果进针后针下松缓、未得气者适当进行提插捻转操作，得气即止。

第八节　阴阳八卦与矩阵针灸

阴阳八卦对宇宙事物的发展变化规律，认为是从无到有，由简单到繁杂的演变过程。就是无极生太极，太极生两仪，两仪生四象，四象生八卦，八卦则生万物。无极是宇宙之初，原为虚无渺茫的即所谓"混沌"一团，在无极团中既非阴又非阳，而又开始育阴育阳的变化发展。太极则是经过育阴育阳节段，以至分出阴阳时，就叫做无极生太极（如图 11）。图 11 是一个太极图，在同一体中出现了一半阴一半阳。太极生两仪是"混沌初开，乾坤始奠，气之清轻上浮者为天，气之重浊下凝者为地"（《幼

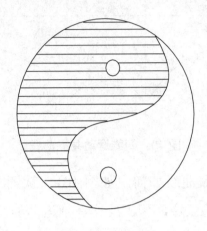

图 11　太极图

学》）。即为宇宙之始分出阴仪和阳仪。这正好是当今宇宙膨胀爆炸说在我国历史原有的理论根据。由于太极生两仪把阴和阳分开，这就出现了空间和时间的宇宙概念，并且在时空阴阳两仪上各有正负，这就产生了四象（如图 12）。图 12 是个阴阳正负面的宇宙坐标，其中占有空间位置的阴性物质组成的实体相应对称地存在于纵轴上，而不占空间位置的阳性时间信

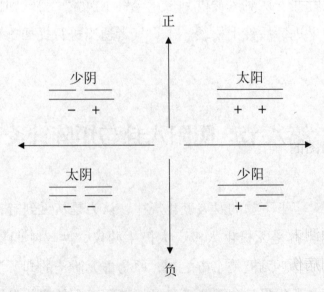

图 12　四象示意图

息也相应对称地表示在横轴上。太阳与太阴，少阳与少阴正好是宇宙坐标上的四个象限区，这四个象限区则是阴阳有条件、按一定量组合，产生生物生命体的时空组合位置。同时也表示自然界的东西南北的四个方位。从这一概念出发，我们应用宇宙坐标来表示机体和机体上任何部位的上下左右，或左右前后的四个方位，以便形成矩形列阵的矩阵穴方进行针灸调治的部位。四象生八卦可用三维宇宙时空的立体坐标系统来表述。如图13的八个立体坐标表示八个方位和八卦图象，每个方位的立体坐标都是长、宽、高的三维空间组成。

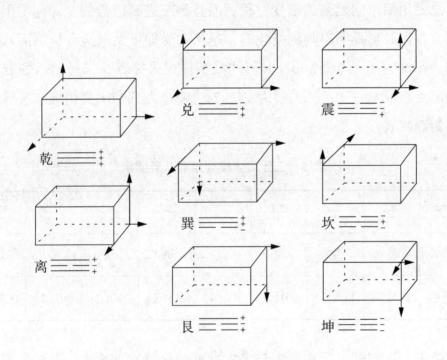

图13　八卦立体坐标方位图

请看上四图的下半部左后右后和左前右前各表示八卦的乾离兑震，下四图上半部左后左前和右后右前各代表八卦的巽坎艮坤，这是八卦的八个方位，又可以表示时间、空间、速度，用来描述事物的运动状态和方向，也可以用来预测未来可能出现的运动状态。运用八卦立体坐标系统图的方形原理，推测病伤顽疾可能与八卦中的坎离移位有相似的道理，通过应用八卦原理的方形布阵的针灸调治，力求达到坎离复位而治愈病伤或康复残

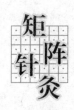

疾功能之目的。这就是构思矩阵针灸和设计矩阵穴方的重要理论基础之一。

八卦的图象是用阴爻 (--) 和阳爻 (-) 表示的,把三个阴爻和阳爻组合成事物的元素,并按阴阳的不同成分排列起来,就得出八卦的八种形象,如表5所列三元素组成的八卦形象,是按阴阳不同成分组合排列的。从八卦的横向分析事物的变化,八卦的初爻(下爻)为四阳四阴的一个大组,中爻为二阳二阴的两个中组,上爻为一阳一阴的四个小组。对八卦形象从上往下看,正是太极生两仪,两仪生四象,四象生八卦。事物发展的规律总是由简单向复杂的演变过程,而且是二进制进行的,即为阴阳二项定理,在以卦形推测事物的变化时,是从初爻即下爻向上分析。而八卦数字定为阳爻为1,阴爻为0,卦形的数字描述式见表5二进制,如乾卦为三个阳爻组成(☰),二进制为 III (7);坤卦为三个阴爻组成(☷),二进制为 000 (0)。

表5　三元素全排列组成八卦图象

卦形	☰	☱	☲	☳	☴	☵	☶	☷
卦名	乾	兑	离	震	巽	坎	艮	坤
二进制	111(7)	110(6)	101(5)	100(4)	011(3)	010(2)	001(1)	000(0)

关于二进制即二项式定理与宇宙发展变化层次如表6,表6是表明阴阳八卦二项式与宇宙发展变化的层次情况。如前所述,无极生太极是由虚无渺茫的无极团中,由非阴非阳发展为育阴育阳至阴阳各半时,即为膨胀节段;太极生两仪是经过爆炸出现了一分为二,分出了阴仪和阳仪;两仪生四象是阴中有阳,阳中有阴,其中二项为阴,二项为阳;四象生八卦是阴阳各半;四项为阴,四项为阳;64卦是展开式,仍然是阴阳各半。尽管层次由简致繁,但都是二项式,也就是二项式定理。

把两组八卦两两对应地组合起来,即8×8=64,就得出64卦。这64

028

表6　阴阳八卦二项式定理与宇宙发展变化层次对照

无极生太极	育阴育阳	宇宙未分	混沌未开	膨胀
太极生两仪 阴仪　阳仪	一分为二	时空阴阳	混沌初开	爆炸
两仪生四象 太阴　少阴　少阳　太阳	阴中有阳	阳中有阴	阴阳 各有正负	发展
四象生八卦 坤艮坎巽震离兑乾	展开式八项	正负阴阳各半		继续发展

卦反映事物发展中进一步复杂化了的运动规律。宇宙间万事万物的发展变化均离不开这种运动规律。在中医学和易学中都谓"天人相应"的理论，设想由时空阴阳组合而产生的生物生命体中，64 卦可能起着生命发展程序的密码作用。即可能 64 卦对应 64 条染色体组成的生命密码，每一条染色体（密码）都代表着父母先天赋予的某一生命活动中的某一方面情况——遗传因素，如生物生命体的身高、体重、血型、性格、智力、健康以及寿命等等。生命的发展过程可能就在它们的指令控制下进行。而对 64 条染色体的先天异常或后天变异所造成的顽病痼疾，能否应用八卦原理进行矩阵针灸治疗？这就是本节探索和讨论的重要实质问题。

　　一切生物体都是占有空间体积的生命体，而且生物体只要有简单思维和感觉能力，就会对占有空间体积的物体的大小、形状有识别辨认的能力。例如一只犬不仅能识别物体的大小，而且能辨认自己主人的形体和面容，还能鉴别出主人的声音；就连小小的蚂蚁也能感觉出一粒沙子的大小。动物识别物体的基本概念是对物体的长、宽、高三维空间组成的占有位置，如图 14 所示。图 14 虽然表示的无生命物体占有空间位置的三维体积，而有生命的生物体尽管形状各异，但占有空间位置的原理都是相同的。人类思维辨别的能力更高级而且准确，而且能够应用数学计算的方法算出物体占有的空间体积的精确大小数据和能描述确切的形状。因为有生

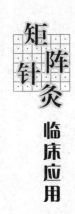

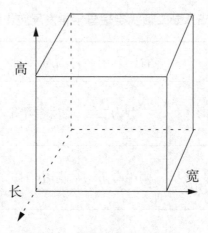

图 14　三维立体矩阵图

命的生物体同样都是三维世界里的生物，人类同样如是。既然人体是占有三维空间位置的，人体上受到病伤损害的部位同样如此，只不过是在人体本体上占有位置的病理变化部位罢了。

运用阴阳八卦的概念和二进制定理，进行矩阵针灸的矩阵穴方配伍组合，在具体应用上采用阴阳图象的宇宙坐标来确定穴方组合的方位，以人体的病损部位为中心，设成坐标如图15。选取上下左右的四个穴点，按照矩阵规则排列并一一对应组合在少阴、太阳、太阴和少阳四个方位区域中，构成16个穴位的矩阵格局，其中从左上角至右下角的4个重复者作

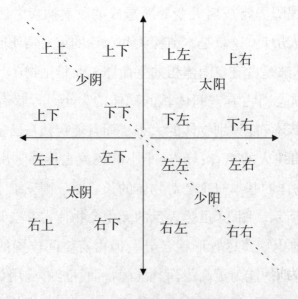

图 15　阴阳四象矩阵图

为无效而取消。

实际上在矩阵针灸的穴方实用，主要是应用太阳和太阴方位的各4穴，即这两个方位区域的共8穴组成立体矩阵的针灸穴方。太阴代表前（腹）面，太阳代表后（背）面。至于少阴和少阳两方位区则代表左和右两个侧面。因为少阴和少阳两个方位区各取消两个重复者外，虽然两区还各剩两点，但这各两点不作为针灸治疗穴，因为前后8穴治疗所起的作用能够扩散到左右两侧面的，而且前和后的上下左右8穴构成的立体矩阵穴方形成的三维空间，把病损部位已经包围了起来。

按照阴阳八卦的思维方法，认为一切事物的发生和发展，以及在发展进程中无论发展到什么程度、什么层次上，始终是阴阳两项式进行，即按二进制定理开展的。人体的生理活动也是如此，病理变化还是如此。所以说："独阴不生，孤阳不长"，只不过在生理活动中体现为阴阳协调，"阴平阳秘"的稳定状态中进行；在病理变化中则表现为"阴胜则阳衰，阳胜则阴衰"，即阴阳失稳态而出现偏移的变化过程。如果病况发展到终极而"阴阳离决"时，生命也就难以保存了。由此可见，事物发展的全过程，均离不开阴阳的相互依存，互为消长和相互转化的在稳定协调状态中进行，即所谓"阴阳互根"。疾病的本质是阴阳协调的关系失常，稳定态失衡，以至出现阴阳偏胜和偏衰而产生的。疾病发展到阳亢而阴耗散，或阴受损害而阳失用的阶段时，即形成顽病痼疾者，在针灸医疗上用传统方法的上取下、下取上，和左病右治、右病左治，以及单穴调平等已无济于事。这就需要研究建立既不失中医特色，又有科技创新的针灸医疗法则。创建矩阵针灸法术之目的，就是为了能够有效地防治顽病痼疾，即便是残疾、残障，也能使之康复其全部或部分功能，意图变不治之症为可治之症。因此，矩阵针灸的穴方选择在四象方位坐标的太阴和太阳两个方位区域，以便能够全方位地调整阴阳。既"从阳置阴"而极大限度地促进阴损的修复和重建；又"从阴置阳"而极大限度地促使阳失用的恢复以达到康复其功能。因为矩阵针灸的效能要比传统针灸高出数倍，其原因为矩降针灸的矩阵穴方是三维空间的、框架格局的阵容，能够把病理损害固而搁置

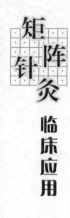

地包围，加上合理的针灸调治围歼。既使病损产生的不利因素排除而减轻病情和康复其功能，又能促使其有利因素进入病损处实现修复和重建的需求。这就是所探讨的矩阵针灸重要理论基础的一个方面。

第九节 子午流注与矩阵针灸

本节讨论"子午流注"针法与矩阵针灸法的关系。在针灸医学的配穴准则上，传统的有"辨证取穴"和"循经取穴"两种，同时发展起来的还有"按时取穴"，即子午流注针法，它可以称为世界上最早的时间概念的医学。如果时间的往复变迁对人体的生理病理和诊断治疗有重要意义，那么空间的固定环境对人体的影响更为重要。因此，提出了"定位取穴"针法，即矩阵针灸法。中国有句成语"不依规矩，不能成方圆"。其含义是要使人们的一切行为包括医疗活动都要遵守规矩，并用方圆即时空统一的衡量其行为的"循规蹈矩"。在针灸医学上，子午流注针法可谓是"循规"，而矩阵针灸法则为"蹈矩"了。因为宇宙形成了自然界，自然界是宇宙的一部分，生物界包括人类都在自然界生存，这就不可避免地受着宇宙自然的直接影响。对宇宙的解释为"四方上下为之宇，往古来今为之宙"（《辞海》）。这就表明宇为六面体方形，而且是稳定的实体，表示占有空间位置的客观存在；宙为古往今来，并且往复循环，如像圆形圈无端，象征时间的"周而复始"。所以，宇宙是空间和时间的统一总称。子午流注是推演时间的按时取穴、按时施治的法则；矩阵针灸则用空间的概念，以点角定位，固而搁置地包围病损部位的定位取穴，辨证施治的法则。下面分别讨论子午流注与矩阵针灸的基本概念及其关系。

一、子午流注针灸的基本概念

子午流注是论述人体气血循经脉，按时辰有规律地流通、灌注，并推演逐日阴阳经脉的气血盛衰时间的学说。"子午"是时间代词,把年、月、日、时均归纳为用地支的十二字表示,这是中国传统的记时法。如一日的记时为;子指夜半时辰,午指日中时辰。用子、午把一日分为时辰的阴阳各半。自子时起为阳生至阳极的六个时辰,从午时始为阴生至阴极的六个时辰;"流注"则指人体经脉气血的流通和阴阳经脉相互灌注的现象。由于十二经脉有阴阳、表里的分别,每一经脉流通的气血是由阴经流入阳经,再由阳经注入阴经的阴阳相贯,一经交接一经的流通灌注,使十二经脉气血流注为周而复始,如环无端的循环,象征圆圈形循环不息。子午流注的运用是结合天干地支、阴阳五行与脏腑经脉配合,并安排在四肢肘膝关节以下的五腧穴上,推演逐日开穴时辰,按时取穴、按时施治的针灸治疗的时间医学。如《针灸大成》载徐氏说:"刚柔相配,阴阳结合,推演干支,运算年月日时与经脉气血循环,推算时辰开合之说:'气血应时而至为盛,气血过时而去为衰,逢时为开,过时为合'。" 子午流注用于十二经脉者有纳甲法和纳子法之分。用于奇经八脉者则有灵龟八法和飞腾八法之别。纳甲法以天干为主,日配经,时配穴的推演五腧穴的时辰开合。但是,又能根据五行在自然界的变化规律推理,可以使闭穴变为开穴。纳子法以地支为主,把十二地支配属十二经脉,推演出时辰应经脉而不限具体腧穴,即时辰应何经脉者,该经脉自起始至终止的全经分布的腧穴都为开穴以应用。当然也可用五腧穴以"实则泻其子,虚别补其母"的方法。换句话说,就是母穴闭用其子穴,子穴闭用其母穴的变通办法。灵龟八法是以八脉交会八穴配合九宫、八卦,干支推演构成的一种按时取穴方法;飞腾八法则用天干、阴阳、八卦、八脉交会八穴配合,推演时辰开合的按时取穴法。所以说子午流注是针灸治疗的时间医学,即按时取穴和按时施治的法则。

二、矩阵针灸的基本概念

矩阵针灸的"矩阵"是指 4 点按一定规则排列形成的方形数表或 8

点排列组合成的四方上下的六面框架结构，并以点角定位的格局形成。在病理损害部位的前和后的上下左右，或上和下的左右前后定点选穴，对称排列并分别用 12 条线连接构成方形立体框架形式（如图 16），图 16 是个立体矩形图，这就是"矩"的形状，而对"阵"的理解是指阵容，或称阵地。矩阵针灸就是针灸治疗的矩形阵地。

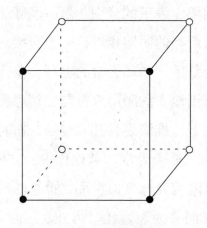

图 16　立体矩阵图

在两千多年前的《黄帝内经》里就有运用矩阵针灸的范例，例如《灵枢·官针篇》："豹纹刺者，左右前后针之"。表明豹纹刺法是在病理损害部位的左右前后对称排列针刺，其穴方组成就是点角定位的形成列阵格局。我们在豹纹刺法的基础上把穴方容量扩大了一倍，即用 8 穴点（圈）（如图 16）所示。4 个圈表示后面的上下左右的 4 穴；4 个点表示前面的上下左右 4 穴，共 8 穴组合成立体框架结构的矩阵穴方，以使固而搁置地把病理损害部位包围，进行针灸调治的法术，这就叫做矩阵针灸。这种矩阵穴方构成了三维空间的立体结构。实践证明在矩阵穴方上针灸治疗的效果是理想的。为了进一步表达矩阵的概念，采用图 14 和 15 的形式进行变通的表达。把穴方组合中的前和后的上下左右各 4 点，以纵和横的排列并一一对应地组合成图 17。图 17 是用宇宙坐标的形式和矩阵概念的方法形成，把上下左右的 4 个穴点排列成虚实相兼的 16 个部位数即穴点。其中从左上角至右下角的 4 个重复点作为无效数把它们取消，还剩虚实相兼的 12 个点数，用纵横坐标划分为①②③④的 4 个象限区域：①象限区表示

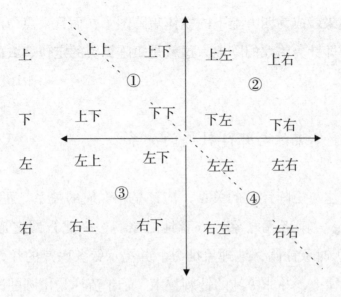

上　　　　上上　　　　上下　　　　上左　　　　上右

①　　　　　　　　②

下　　　　上下　　　　下下　　　　下左　　　　下右

左　　　　左上　　　　左下　　　　左左　　　　左右

③　　　　　　　　④

右　　　　右上　　　　右下　　　　右左　　　　右右

图 17　坐标矩阵图

左侧；②象限区域表示后面；③象限区表示前面；④象限区表示右侧。在后面的上下左右和前面的上下左右各 4 个部位点相加，即 8 个部位点就是组成矩阵针灸的穴方，也是进行针灸调治的实穴点，至于分布在左右两侧面上已各取消两个重复无效者外，还剩下来的各 2 点数是不进行针灸治疗的，所以是 4 个虚点了。

　　为了把矩阵概念表达得形象化，再用四方上下的六面立体框架结构的矩阵图表达（如图 18）。图 18 是用 4 个圈表示后面的上下左右 4 穴而用 4 个点表示前面的上下左右 4 穴，把前后各 4 个点（圈）的 8 个穴位用 12

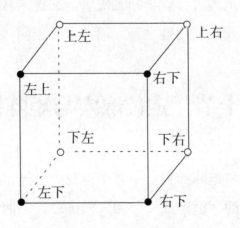

图 18　立体矩阵图

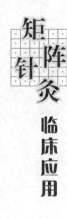

条线连接起来就成为四方上下的立体矩阵图了，而且穴点（圈）是对称排列的阵容，即针灸治疗的阵地。这就是矩阵针灸的定位取穴的描述形式和表达方法了。

三、子午流注与矩阵针灸的关系

子午流注与矩阵针灸的关系，应该是相对应的关系。正如《素问·八正神明论》："圆者天之象，方者地之象。……此方圆之道，非用针之妙"。表明天时象征圆，地理象征方。并提示针灸医疗的疗效主要在于运用方圆的规律上，并非单纯的针刺技术。子午流注是用圆的原理，表示经脉气血按时辰流注不息，象征着"周而复始，如环无端"的动态变化；矩阵针灸则是用方的原理，形成三维空间的框架结构以包围病理损害部位，为点角定位，固而搁置的静态状况。正如《素问·天元纪大论》："应天之气，动而不息；应地之气，静而守位。"表明子午流注针法为应天气而动的按时取穴，矩阵针灸则是应地气而静的定位取穴。两者为时空方圆，阴阳动静结合的统一整体，不应偏废，各有用场。因此，在针灸医学的发展上既要应天时的圆，更要用地理之方。才能全面发展和提高。正如《针灸甲乙经·阴阳大论》："故治不法天之纪，不用地之理者，则灾害至矣"。又"求阳（圆）不得，求之于阴（方）"。这就表明在针灸医疗上，如果不顺应天时，不应用地理者，就会招致灾害。又提示从阳治疗不得效者，从阴治疗。矩阵针灸就是"用地之理"而"求之于阴"的针灸医疗措施。

第十节　定位取穴与矩阵针灸

在《子午流注与矩阵针灸》一节中，我们已经讨论过中国针灸医学在取穴方法上有传统的"循经取穴"和"辨证取穴"两种，同时发展起来的还有"按时取穴"即子午流注针法。"定位取穴"是矩阵针灸的基础。矩阵针灸是根据《黄帝内经》、《针灸甲乙经》等运用宇宙方圆的时空阴阳规律的理论，结合针灸临床医疗和实验研究的实践经验中反复体会而提出的。

一、定位取穴的理论探讨与现代系统论

矩阵针灸的配穴处方的研究，也就是"定位取穴"的方法研究，对它的理论探讨，仍然是根据《黄帝内经》等古典医籍开展的。如前文中已引用过的《素问·天元纪大论》："应天之气，动而不息；应地之气，静而守位"。中医经典著作中非常重视"天气"和"地气"。这可能是受"元气论"的影响。所谓天气者，岁月之健运不息，故禀天气而长；地气者，生化万物之本，故受地气而生。这就是天气和地气的重要意义。而定位取穴的主要依据之一，是"应地之气，静而守位"。从现代系统论的观点出发，对人体的生理病理和诊断治疗的研究，应该始终着重从整体与环境，整体与部分的相互联系、互相作用和相互制约的关系中作综合的精确考察和研究。而"应地之气"就是指整体与环境的关系；关于"静而守位"，应该是整体与部分的关系，但又不仅仅是整体与部分即系统与子系统的关系，由于"人体是超型开放性巨系统，系统中分系统的复杂机体"，机体是严格地按照系统层次性有序地组织起来的。而有序性是系统论的基本原则之一，因此人体系统的层次性即系统的等级有序性是严格的。由于不能打破层次的有序性，在这个意义上理解，是"静而守位"的。系统论认为，生命是时空有序的复合，生命系统是作为过程而展开的动态稳定性，具有时间的过程，又是站在空间位置中存在。而且占有一定的空间位置中不停地交换着物质、能量、信息，保持着相对的稳定状态而生存。在与外部环境发生相互作用的过程中，如果出现稳态的失调时即疾病发生，对疾病的认识上如果能够把握系统层次的稳定失调所在，就能做出定位诊断及定位取穴，针对性进行合理针灸调治，便能达到系统的稳态恢复而病症痊愈，这就是系统的目的性。

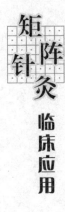
系统论还认为，系统具有自组织性，自组织系统的自我更新、自我复制、自我调整即自组织系统的本质特征，即自组织、自保持机能对外来干扰有抗御、选择、缓冲、吸收、耗散、转换等作用。这些均为自组织的本能。人体是个超级开放性的巨系统，巨系统中又有若干层次的分系统或叫做子系统，而子系统同样具有显著的自组织性。例如运动系统，是由肌肉舒缩带动了骨关节伸屈活动而产生运动功能的。但是，肌肉和骨骼是两种不同的组织，而且二者不会相互转化，不仅在形态上不会转化，各自的位置也不可能转换。这可能就是"静而守位"的道理。

从力学观点来看，能量在静止力学里，是子系统相对运动的动能和子系统之间相互作用的位能相加之和。而且当子系统的距离增大时位能的量趋于零。这就表明子系统之间的相互作用在其左右前后的邻近者明显，而离远者则不明显。这可能又是"静而守位"的意义。

总之，根据系统层次的稳态失调所在而定位取穴，是定位取穴的基本思想。

二、定位取穴的准则与现代控制论

定位取穴的原则是以病理损害部位为目标即以病灶为中心作为定位取穴的准则，但是，并不脱离经络理论的指导。因为"经脉者，内属于脏腑，外络于肢节"，是经络把人体内外构成了有机整体。《素问·缪刺论》："左注右，右注左，上下左右与经相干"。提示针灸的治疗效果，左侧会影响到右侧，右侧同样会影响到左侧，上下左右的整体贯通与经络的感传和气血流注相关。矩阵针灸的穴方配伍，同样根据经络循行以经穴为主地组合成矩形的治疗阵地，其功效要比左病右治和右病左治的效应增强数倍。子午流注是以经络的气血流注时辰推演开穴时间的，是时间概念的医学模式，无固定的穴方，所以为"动而不息"，矩阵针灸则是以病理损害部位为目标的四方排列定穴，是空间概念的医学范畴，所以为"静而守位"。

从现代控制论观点出发，认为机体内具有稳定器或称稳定系统。提出稳定系统有两个特征：一是如果系统中的某一部位偏移，这时它邻近的其他子系统的作用可以帮助它回到稳定状态。一旦这个偏移过大，邻近子系统的作用不能使它回到稳态，那么由于它的偏移影响，邻近的一个或两个子系统可能也偏移稳态；二是如果系统只有一个稳定态，那么不管系统开始处于什么状态，由于子系统间的相互作用，系统总为达到稳态，只要系统处于非稳态时，系统就要不断运转，好像在寻找稳定态直到实现稳态的自身控制机能。这就提示，系统中的某一部分偏移稳态即发生疾病者，似乎时间性无关紧要，要紧的是它邻近子系统的作用，或帮助它回到稳态；或受它的影响也偏移，具有明显的空间概念。控制论认为，无论系统中某一部分稳态偏移过大，或者自身控制机能失调形成疾病时，能够认识和掌握稳态偏移部位的所在，进行定向定位的调治，这就是定位取穴的一个准则。

控制论的认识方法，既有黑箱方法，又有反馈方法。黑箱法是既不破坏系统的结构，亦不影响干扰系统的正常功能来认识系统的特性行为和行为方式，通过分析行为表现来探索其结构和机能，这就为定位取穴提供了一个认识论的方法论。反馈法是将系统的输出通过一定通道反送到输入端，对系统的输入和再输出施加影响的过程叫做反馈。输入是原因，输出是结果，反馈是将结果反过来作用原因，强化原因的称为正反馈（病情加重），削弱原因的称为负反馈（合理治疗）。矩阵针灸是一种负反馈的治疗方法。把医生的输出作用于病人的输入端来调整控制系统的偏移状态。而选择病人的输入端将是负反馈成败的关键。由此可见定位取穴的重要性和其准则的关键性并非一般。

三、定位取穴以经络为主导与现代信息论

矩阵针灸穴方是在定位基础上组成的，但定位取穴不离开经络理论的主导，有时可以依"宁失其穴，勿失其经"的古人经验进行。因为"循经取穴"是针灸医学的基础，无论"辨证取穴"、"按时取穴"或随证取穴

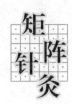

均不能离开经络理论的主导，定位取穴也是同样的。

从现代信息论观点出发，信息的输入与输出，都需要信息载体和信息流通的通道。而"经脉者，气血运行之隧道也"。同时经脉把人体的脏腑之间，脏腑与四肢百骸、感官五窍之间联系为有机的整体。气血在经脉中运行，由此推测气血可为信息的载体，而经脉则是信息流通的通道了。所以，经络气血是信息传递交换处理过程的物质基础。脏腑的信息传递是通过经络运行的气血实现的，而体表的腧穴是信息的输入端和输出端，认准输出端就是定位，在定位取穴的基础上，医生的针灸治疗手段，是给病人的输入，通过输入和再输出的过程，来观察疗效的有无，就是医生不打开人体这个黑箱来研究对内部结构（脏腑）疾病的调整或控制情况。因为信息论认为，把系统的过程抽象为信息传递和交换的过程，通过分析与处理的手段而得出规律性的认识，就叫做信息论。中医运用四诊方法的过程，是搜集病人输出的信息过程；运用八纲、经络等辨证过程，是归纳分析综合信息，做出定向定位诊断和定位取穴过程。就是说把病人输出的信息输入医生的思维过程。根据诊断订出治疗方案并加以实施，是医生输出信息输入病人达到系统的稳态偏移得到纠正的过程，就是信息论的方法论。

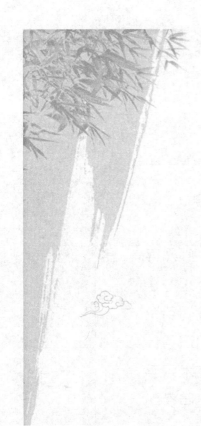

第二章

矩阵针灸治病机理的实验研究

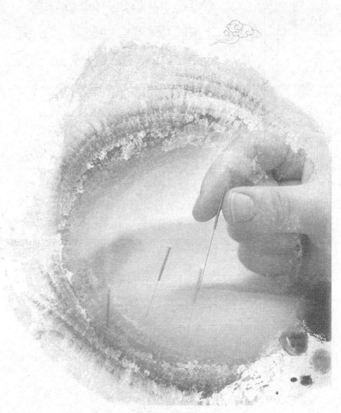

矩阵针灸能够治好疾病，必然存在与机体内在的联系。十多年来为了探讨矩阵针灸的治病机理，我们与有关单位合作，运用现代科学知识与针灸医疗结合，采用先进实验技术与手段观察矩阵针灸的疗效，对不同疾病患者；以及选用高等动物（猴、犬）上进行艰苦卓绝的实验研究，取得有显著意义的科学指标 60 余项，从中探讨矩阵针灸的治病机理。

第一节　矩阵针灸抗炎灭菌的
临床与实验研究

从 20 世纪 50 年代起运用针灸治疗急慢性扁桃腺炎、颌下淋巴结炎、中耳炎、皮肤疖肿、肠炎以及其他感染性和非感染性炎症疾病，大部分收到满意的效果。1960~1972 年间，单纯针灸治疗急性淋巴管炎（红丝疗）138 例，1979~1985 年的间断 3 年分别用针灸治疗急性菌痢 122 例，1982 年又治疗急、慢性结膜炎 103 例的临床疗效与实验指标观察，从三个资料中探讨针灸抗炎和灭菌的作用，结果如下：

一、矩阵针灸抗炎的临床研究

（一）针灸治疗急性淋巴管炎（红丝疗）138 例

用 1~1.5 寸 35 号毫针和艾卷。取穴在红丝附近两旁的经穴 4 处，另加红丝头部和根部的阿是穴各 1 处，按各穴部位的进针深度针刺得气后；再用点燃的艾卷施灸，灸火离开皮肤 3cm 左右至患者感热而舒适，从红丝的顶头部开始向根部缓慢移动灸 15~20 分钟，使原来较细的红丝灸成一条宽而红的带，随即起针。让患者休息 15~20 分钟至患处皮肤灸红的带消失后再离开诊疗室。

138 例急性淋巴管炎患者，全部为四肢末端外伤感染后产生红肿热痛，功能障碍的炎症症状，病程 4~16 天，大部分患者经抗生素治疗未愈，但通过上述方法针灸治疗，每日 1 次，经一次治愈者 109 例，占 78.9%；二次治愈者 18 例，占 13.04%；三次治愈者 7 例，占 5.07%；经 4~5 次治疗后，虽症状减轻红丝消失而原发创口未愈合者仅有 4 例，占 2.9%。经过 1~3 次治愈率为 97.1%。疗效比抗生素满意，这就表明针灸具

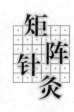

有满意的抗炎作用。

（二）针灸治疗急性细菌性痢疾的临床疗效观察

甘肃省中医院针灸科从 1979 年开始至 1985 年的间断 3 年间，各年初秋设专科病房收治，用腹部的下脘、天枢（双）、关元 4 穴形成的矩阵穴方加神阙、足三里针灸治疗急性细菌性痢疾 86 例，用痢特灵和庆大霉素分别治疗 36 例作为对照，共计 122 例。急性菌痢的诊断指标：①体温在 38℃以上；②腹痛、腹泻和里急后重典型；③脓血便和粪便镜检脓细胞、红细胞每视野在 15 个以上，④白细胞计数在 9000/mm³ 以上和粪便细菌培养痢疾杆菌阳性者。其疗效观察见表 7。

表 7　针灸与抗痢药分别治疗急性菌痢疗效比较

| 组别 | 年份 | 例数 | 临床症状恢复正常平均日 | | | | | | 治愈例数 | 治愈率（%） | 平均治愈日 |
			体温	腹痛	腹泻	里急后重	脓血便及镜检	细菌阴转			
针灸组	1979	33	3.0	5.3	4.46	4.6	4.6	5.6	31	93.93	4.32
	1980	34	2.36	6.5	4.2	4.03	4.03	5.91	32	94.12	4.06
	1985	19	2.19	5.06	5.55	4.42	4.42	5.25	16	84.21	3.94
痢特灵组	1979	27	3.4	7.15	6.22	6.23	6.14	6.6	22	80.19	5.41
庆大组	1985	9	2.29	5.38	5.56	3.86	3.6	5.6	7	77.78	3.98

表 7 所列 1979 年和 1980 年两年度的治疗，无论针灸和痢特灵，治疗时间均规定为 7~9 天，观察 13 天，结果针灸治愈时间平均为 4.32 和 4.06 天，痢特灵为 5.41 天，因两年度针灸治愈均 4 天左右，痢特灵为 5 天左右。在 1985 年度的治疗时间定为 5 天，观察 7 天。可能是治疗时间的缩短而治愈率有下降情况。3 年治愈率分别为 93.93%、94.12% 和 84.21%。1979 年用痢特灵对照，其治愈率为 80.14%，明显低于针灸组的 93.93%；1985 年度用庆大霉素对照，其治愈率为 77.78%，同样明显低于针灸组的 84.21%。这就表明针灸治疗菌痢的效果明显优于抗生素的疗效。对菌痢

的治愈标准，无论矩阵针灸还是抗病药物治疗，按诊断指标前四项恢复正常后并不等于治愈，而以细菌培养连续 3 次阴转判定治愈的。因此，122 例经不同治疗后，虽临床症状全部消失，但治愈率则为 77.78%~94.32%。为了观察矩阵针灸的抗炎作用，考虑到菌痢系痢疾杆菌传染所致的肠道炎症，从表 7 临床症状看，肠道炎症的症状消失和细菌阴转时间，矩阵针灸组均比抗生素缩短。

（三）针刺治疗马达加斯加非洲流行性结膜炎 103 例临床观察

均系流行区在流行期的马达加斯加人，男性 58 例，女性 45 例；年龄 2~69 岁，平均 20 岁；病程 2~18 天，平均 12.34 天。此病是肠滤过性病毒 A_4 感染所致。但也有部分患者革兰阴性双球菌混合感染，发病急骤，眼睑肿胀，大量溢出脓性分泌物，结膜充血或出血，头痛和眼痛，不能睁眼以及全身不适等特征，本病传染性极强。尚无针对病源的特效治疗药物，按一般结膜炎处理，往往需要 15 天左右才能部分痊愈，严重者致终生失明。针刺治疗选用太阳、攒竹下、瞳子髎内和外关 4 穴，每日 1 次，治疗 1~13 次全部治愈，平均治愈日为 4.36 天，显著优于抗生素治疗的 15 日。为了观察针刺的抗炎作用，对 19 例单纯非洲病毒和细菌混合感染的流行性结膜炎患者和 9 例细菌混合感染的非洲流行性结膜炎患者，分别在针刺治疗前后观察了血象变化列表 8 和表 9。

表 8　单纯病毒感染结膜炎患者针刺前后血象变化

项目	10 例正常人值	19 例结膜炎		
		针刺前	针刺 2~3 天	针刺 5~7 天
白细胞总数 / mm³	7050	5331.58	6092.44	6092.44
中性 / %	60.5	35.37	51.61	51.61
淋巴 / %	34.1	59.47	44.89	44.89
单核 / %	2.6	0.42	0.61	0.61
嗜酸 / %	1.7	4.53	3.18	3.18
嗜碱 / %	0.1	0	0	0

表 9　细菌混合感染非洲结膜炎患者血象变化

项目	10 例正常人值	9 例混合感染结膜炎针刺前后		
		针刺前	针刺 2~3 天	针刺 5~7 天
白细胞总数 / mm³	7060	11672	8767	7117
中性 / %	60.5	72.22	67.44	62.14
淋巴 / %	34.1	26.33	30.78	34.86
单核 / %	2.6	0	0	0.29
嗜酸 / %	1.7	1.44	2.11	3.19
嗜碱 / %	0.1	0	0	0

从表 8 所见，病毒性结膜炎患者的血象与正常人之间存在着明显的异常，通过针刺治疗后，无论升高或降低者均在 5~7 日内调整至正常范围，这就提示，针刺对病毒性炎症同样有理想的抗炎作用。从表 9 所见非洲病毒和细菌混合感染性结膜炎患者血象变化，又有革兰阴性双球菌混合感染者，其血象不仅与正常人值存在明显差异，而且与单纯病毒感染者出现相反变化，但通过针刺治疗 5~7 天后，同样将其异常的血象调整至正常范围，革兰阴性双球菌亦随着消失。这就表明针刺不仅对异常的血象具有双向调整作用，而且对包括病毒性和细菌性炎症均具有显著的抗炎作用。

二、矩阵针灸灭菌的实验研究

（一）对比实验

1980 年甘肃省中医院针灸研究所与中国医学科学院昆明医学生物研究所合作，选用该所饲养的恒河猴 75 只，雌雄兼用，年龄 5~8 年，体重 4~8kg，经检疫和体查健康者供实验，分批进行菌痢造型不针灸对照和造型矩阵针灸治疗。造型用强毒力株 FⅢ型痢疾杆菌，按体重每千克 950 亿个活菌，经胃管灌入胃肠，24 小时后全部发生典型的急性菌痢症状而发病，粪便细菌培养全部 FⅢ型痢疾杆菌阳性（造型前全部阴性）。发病后矩阵针灸组开始针灸治疗，每天 1 次，连续 5 天。细菌培养结果针灸组第 3 天开始阴转，第 9 天全部阴转，平均阴转日为 5.33 天；但对照组直至第 12 天才开始个别阴转至第 15 天只有 40%阴转，60%仍然阳性，第 15 天开始对阳性者也给同样的针灸治疗 6~13 次才阴转，平均阴转日为 18 天。这就提示矩阵针灸有灭菌的作用。为了探讨针灸灭菌的途径，又进行了以下的实验。

（二）血浆杀菌力试验

采新鲜血液 1ml，肝素抗凝，制备血浆。将 FⅢ型痢疾杆菌培养液稀释 10 万倍，取血浆和菌液各 0.1ml 混匀，培养 45 分钟。再取菌液和生理盐水各 0.1ml 对照。取实验管和对照管之混合物各 10μl，各接种在 3 个营养琼脂培皿中，涂布均匀，温箱培养 24 小时，观察细菌生长，计算菌落数，分别求出菌落百分率的平均数值。对 9 只菌痢造型针灸治疗猴在造型和针灸治疗前后的结果见表 10。从表 10 所见猴在正常时的血浆杀菌率为（52.19±1.05）%，菌痢感染发病后为（52.28±1.07）%，感染前后无差异（$P \geq 0.05$）。但在针灸治疗后 6 小时即迅速升高为（81.50±0.96）%，差异非常显著（$P < 0.001$），而且其升高一直保持在停止治疗后的第 7 天才回

表 10　恒河猴菌痢造型和针灸治疗前后血浆杀菌率（%）变化

	时间	均值	t	P
9 只菌痢造型与针灸治疗猴	正 常 时 值	52.19±1.05	1.02	>0.05
	造型发病值	52.28±1.07	26.93	<0.001
	治后 6 小时	81.50±0.96	10.73	<0.001
	治后 1 天	78.21±1.05	34.76	<0.001
	治后 3 天	81.39±0.65		
	治疗 5 天	90.02±0.36	36.05	<0.001
	停治疗 3 天	81.88±1.42	21.68	<0.001
	停治疗 7 天	62.50±1.43	3.8	<0.005

降，但第 7 天时仍显著高于正常值与发病时值。这就提示矩阵针灸能显著提高机体自身的血浆杀菌能力，并能保持较久的时间。为了验证矩阵针灸能提高机体自身血浆杀菌力的可靠性，在第二批实验中，重复此项试验，并将造型不针灸（对照）与造型针灸治疗两组分别进行，将培养皿细菌生长的菌落数绝对值计算求出平均值，结果见表 11。从表 11 所见，在经连续针灸治疗 5 天的末次治后 1 小时，与对照组同时采血，进行血浆杀菌力测定，结果虽然存在明显的个体差异，但从平均值分析，造型后针灸组与对照组之间比较，有着非常显著的差异性（$P<0.01$）。这就表明矩阵针灸具有提高自身血浆杀菌能力的效果。

表 11　猴菌痢造型与针灸后血浆（杀菌力菌落数/平均每培皿）

组别	例数	连续针灸 5 天末次后 1 小时
造型对照组	6	239.08±108.03
造型针灸组	8	33.85±23.78
t		3.41
P		<0.01

（三）中性粒细胞吞噬细菌活性试验

采用抗凝血与细菌混悬液在 37℃恒温条件下孵育 30 分钟，然后沉淀作白细胞涂片染色后镜检，计算出每 100 个中性粒细胞中被吞噬的细菌数。对 10 只猴进行了实验，结果猴在正常时的吞噬细菌能力平均值为 29.3 个。当接种细菌感染病后，其吞噬能力显著下降为平均值 14.4，经测验差异显著（$P<0.05$）。针灸治疗 3 天后的 30 分钟时，其吞噬活力又显著回升为均值 34.2 个。这也提示了矩阵针灸具有灭菌的作用。

矩阵针灸不仅对痢疾杆菌有消灭的作用，对其他细菌同样有消灭的作用。而且对病毒感染的急性结膜炎其中的 28 例，进行了眼分泌物涂片，革兰染色，镜检发现 9 例有阴性双球菌混合感染，对这 9 例每天 1 次针刺治疗，每天涂片查菌 1 次。结果从第 3 天开始至第 6 天时，其阴性双球菌全部消失。这也进一步表明矩阵针灸不仅对细菌有消灭的作用，而且对病毒亦有消灭的作用。

三、小结

针灸的抗炎、灭菌功能是多方面的，本节观察针灸治疗皮肤感染引起的急性淋巴管炎、痢疾杆菌感染所致的急性肠道炎症和病毒性急性结膜炎与阴性双球菌混合感染的结膜炎等疾病的临床炎症症状、体温、血象等比较抗生素治疗效果恢复正常时间短的结果探讨，发现矩阵针灸具有满意的抗炎（包括细菌性和病毒性）作用；从细菌培养的阴转时间缩短和细菌污染物涂片镜检细菌消失，血浆杀菌力提高和中性粒细胞吞噬细菌能力的加强等探讨了矩阵针灸具有显著的灭菌功能。由于炎症疾患虽然绝大部分是细菌微生物感染所致，但有些化学、物理等因素亦能造成炎症疾患，而针灸治疗同样对非微生物感染的炎症亦有理想的效果。

第二节　矩阵针灸防毒解毒作用初步探讨

在针灸治疗菌痢、肠炎和其他炎症疾病的研究中，发现针灸对缓解临床症状比任何抗菌药物均快。考虑到机体受感染后，细菌在体内大量繁殖与分泌外毒素，同时在不断崩解而释放内毒素，由于毒素的作用，不仅局部产生炎症反应，而且毒素被机体吸收进入血液循环，又引起和出现全身性毒性反应症状，如发烧、头晕头痛、全身不适等。通过针灸治疗，无论局部炎症，还是全身性毒性反应，均能迅速缓解和消失，这就提示针灸可能具有消毒解毒的作用，所以，初步进行了本节探讨的实验研究，研究结果如下：首先进行了细菌的毒性及毒力试验：将生理盐水 20ml，用导尿管插入菌痢造型急性发病猴的肛门深 15cm 处，灌入肠内保留 10 分钟，再缓慢地抽吸与注入反复 5 次，以冲洗肠道，使细菌游离毒素混溶于生理盐水中，然后吸取肠内溶液 5~6ml，置试管内放入冰箱存 2 小时，使其中

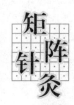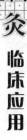

粪渣自然沉淀，再以每分钟3000转离心20分钟，取上清液涂片镜检，无细菌存在者作为原液。

毒性试验：选用体重13~15g的健康小白鼠10只，分为两组，量各组总体重后立即将原液0.5ml/只注入腹腔，分别在24、48、72小时观察小白鼠死亡或体重变化。若试验鼠未死亡又体重亦未减少，再继续观察到第7天，其体重不减而且健康存在者为毒性消失。

毒力试验：将原液用生理盐水分别稀释为2、5、10、20、40倍，各取13~15g体重的健康小白鼠5只，腹腔分别注入不同倍数的稀释液0.5ml/只，观察72小时，求出最小致死量。

观察结果：实验猴分造型对照和造型治疗两组，在接种强毒力株FⅢ型痢疾杆菌人工感染后的第二天，显示典型急性痢疾症状时，开始进行其毒性和毒力试验，结果治疗组和对照组两组试验小白鼠均在24~48小时内全部死亡，表明其毒性甚强，同时测出其最小致死量为10MLD。治疗组经过每日1次，第二次矩阵针灸治疗后，其毒力最小致死量为20MLD，但对照组在相同时间为10MLD强；毒性在治疗组72小时未死亡1只，但对照组死亡3只，提示治疗组毒性比对照组减弱2/5。治疗组经过连续5天针灸治疗后停治2天，即受感染的第8天，毒性试验完全消失，实验的5只小白鼠观察72小时，不但未死亡一只，而且总体重增加了4.7g（由68.5g增加到73.2g），观察到第7天时仍然健康存活。而对照组在受到感染后的第10天，实验的5只小白鼠观察72小时，总体重下降3g（由72g下降到69g），而且受试小鼠的毛乱失色泽，活动减少，观察7天内死亡1只，提示仍有毒性存在。这就表明矩阵针灸具有防毒解毒作用。为了进一步探讨其防毒解毒的可靠性及某些机理，继续进行了如下实验：

一、矩阵针灸防毒作用的实验研究

（一）红细胞通透性能测定

考虑到机体感染细菌致病后，细胞膜壁通透性能的改变，致使大量细菌分泌和崩解释放的毒素透入，从而引起中毒症状。为了探讨针灸的防毒作用，进行红细胞通透能力试验——用放射性同位素 Ca^{45} 作示踪试验。对10只健康恒河猴分别在菌痢造型前、造型发病后和每天针灸治疗1次，连续治疗3天后的2小时，从静脉采血，除去纤维蛋白，随即加入 Ca^{45}，在37℃下孵育90分钟，然后离心检测进入红细胞的 Ca^{45} 和血清中的 Ca^{45}。向红细胞沉淀中注入生理盐水洗涤，再离心弃去上清液，反复洗涤至计数测定的本底时，随即在红细胞沉淀中加蒸馏水至原来体积后混匀，取定量测定进入红细胞的放射量，并与未沉降的去纤维蛋白液中的放射量作比较，算出示踪剂透入红细胞的百分率。

实验结果：恒河猴的红细胞通透性能正常时均值为 3.38（3.2~3.5），当接种细菌感染发病后，放射性钙（Ca^{45}）透入到红细胞的量显著升高达 4.73（4.4~5.7），$P<0.05$，差异显著。当矩阵针灸治疗3次后，随即下降至 3.96（3.5~4.2）。即接近于正常时的比值，这就提示针灸具有防止菌毒和毒素大量吸收和减少吸收的作用。

（二）白细胞（中性粒细胞）硝基蓝四氮唑（NBT）吸收阳性率试验

作为中性粒细胞在机体抗炎抗毒过程能量消耗是首当其冲的，因而对外来物质（NBT）吸收为阳性率必然增高。实验方法：取生理盐水 10ml 加 NBT 20mg，搅拌1小时或加温溶解，过滤，冰箱保存备用，用 0.15mol/L 磷酸盐缓冲液 pH7.2。在凹玻片将 10ml 静脉血样与 5μl 肝素（0.05%）混匀，加入现配的 0.1%NBT 10μl 混匀，在37℃下孵育25分钟，然后置室温中15分钟，收集细胞制成血膜片瑞氏染色，镜检计数 200 个中性粒细胞，求出阳性百分率。

实验结果：对37例急性肠炎和菌痢患者进行了观察，在矩阵针灸治疗前的阳性率为（14.14±8.38）%，通过治疗第3天时急骤下降，均值为（8.48±6.01）%，差异非常显著（$P<0.001$），治疗到第7天时继续显著下降，均值为（4.57±3.04）%（$P<0.001$），提示矩阵针灸能非常显著地降低中性粒细胞吸收硝基蓝四氮唑的功效。当然，NBT 是一种组织化学中的无色染料，被酶还原，后变成非溶性甲潜，被中性粒细胞吸收在细胞浆中

还原为蓝黑色颗粒或块状的甲潜，称为 NBT 阳性细胞被检出。机体在感染细菌后，细菌在繁殖过程分泌毒素或崩解释放毒素，造成局部炎症和炎症的全身反应症状时，由于白细胞在抗炎中的消耗而代谢紊乱，能将外加的无色 NBT 染料吸收还原为甲潜，沉积在中性粒细胞浆中的充积，联想到其可能亦将毒素吸收。通过矩阵针灸治疗，NBT 阳性率显著降低，推测吸收毒素同样会降低和防止吸收，从而发挥出针灸的防毒作用。

二、矩阵针灸解毒作用的实验研究

（一）血清巯基总量（T-SH）测定

含巯基的化合物较多，包括蛋白质、多肽、酶及非蛋白质；它们广泛存在于机体各组织器官中，除体内解毒功能外，还起调节氧化还原、能量代谢、蛋白合成、细胞吸收、细胞生长、免疫遗传等重要的生理功能。含巯基的化合物分为蛋白质巯基和非蛋白质巯基（如谷胱甘肽）两种。血清巯基总量是蛋白质巯基，有的是酶的活性基因，有的起激素样药理作用。测定方法：采用 Ellman 氏法。根据 5，5′-2 硫双-2-硝基苯酸巯基还原成 2-硝基-5-巯基苯甲酸，其酸性离子呈黄色的原理，使其在缓冲系统 0.2mol/L 的 Tris 溶液 pH8.2 条件下与血清反应，并以无水甲醇作稳定剂，然后在 721 型分光光度计波长为 412nm 下测定消光值，结果换算成 100ml 血清中含谷胱甘肽或半硫氨酚巯基的毫克数（mg/100ml）。

实验结果：对 16 例急性肠炎患者在矩阵针灸治疗前，连续治疗 3 天和 7 天各检测 1 次，与《工业卫生与职业病》1979 年第 1 卷第 100 页，陈震阳所测定的正常值 2.19 ± 0.3 作对照，结果 16 例肠炎患者针灸治疗前 T-SH 含量均值为 1.65 ± 0.42，显著低于正常值（$P<0.05$）。治疗 3 天的均值为 1.89 ± 0.40，比治疗前提高 10.21%；治疗 7 天均值为 2.03 ± 0.39，已接近正常值，提示矩阵针灸具有提高机体内自身解毒功能的 T-SH 水平的作用。

（二）全血谷胱甘肽（GSH）测定

谷胱甘肽是非蛋白质巯基，含有极其活泼的巯基（-SH），能进行可逆的氧化还原的反应而与毒物结合，保护其他同类物质免受毒物的破坏而起解毒作用，所以谷胱甘肽（非蛋白巯基）含量反应机体自身适应性防卫功能的水平，并作为解毒功能状态及代谢功能受损状况的指标。GSH 含量测定：采用亚硝基铁氰化钠显色法。吸取定量溶血的悬液 1ml，加入等体积 10%三氯醋酸，其溶血悬液内的全部蛋白结絮沉淀，上清液即为无蛋白滤液，此液中所含 GSH 在氢氧化铵存在下可与亚硝基铁氰化钠发生巯基反应，生成红色化合物，然后在 721 型分光光度计波长 525nm 下测定消光值，结果换算成 100ml 全血含 GSH 的毫克数（mg/100ml）。

实验结果：对 16 例急性肠炎在矩阵针灸治疗前，每日治疗 1 次连续治疗 3 天和 7 天各测定 1 次。结果治前平均为 63.4±0.79，治疗 3 天时的均值为 67.82±2.11，比治前上升 7.31%，到治疗 7 天时均值为 71.16±4.80，比治前上升了 12.59%。提示矩阵针灸有提高全血谷胱甘肽含量的作用，促进其进行可逆的氧化还原反应，与毒物竞争结合，保护其他同类物质免受毒物的破坏，从而起到机体内的自身解毒功能。由于非蛋白巯基（GSH）的含量水平能够反映机体自身的适应性和防卫功能的水平。所以在临床医学和医学研究上借测定机体非蛋白巯基的含量，作为机体解毒状态和代谢功能受损状况的重要指标。矩阵针灸治疗急性肠炎患者能提高 GSH 含量水平，提示具有增强机体内自身解毒的功能。

三、小结

实验猴感染菌痢后，其肠道灌冲液中的毒性和毒力试验，通过对小白鼠腹腔注入后，观察死亡和体重变化。结果表明其毒性和毒力均极强。通过对针灸治疗组与不针灸对照组分别试验，表明针灸具有显著降低和消失其毒性和毒力的作用。提示针灸有防毒、解毒功能。为了探讨矩阵针灸防毒解毒的某些机能，又进行了矩阵针灸防毒的实验，通过红细胞通透性能和白细胞硝基蓝四氮唑阳性率试验，借其通透性和阳性率因感染性疾病时显著升高，经过针灸治疗 3~7 天时又显著下降至接近正常值的结果，考

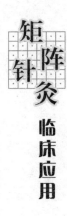
虑到针灸具有降低细胞通透性及吸收能力而起防毒作用；还进行了矩阵针灸解毒的实验，对机体内起自身解毒功能的血清巯基总量和全血谷胱甘肽含量进行检测，结果表明因感染引起的 T-SH 和 GSH 含量比正常值显著降低，通过针灸治疗 3 天和 7 天时，又显著回升并接近正常值，这就提示针灸具有提高机体自身解毒功能的作用。

第三节 矩阵针灸对内分泌激素的调整功能

本节应用的矩阵针灸穴方有：治疗 2 型糖尿病者分阴经穴方和阳经穴方，阴经在腹部选用中脘、气海、腹衰（双）4 穴组成的矩阵穴方加三阴交；阳经在背部选用膈俞（双）、脾俞（双）4 穴构成的矩阵穴方加足三里。治疗急、慢性肠炎和菌痢者，选用腹部的下脘、关元、天枢（双）4 穴形成的矩阵穴方加足三里。对患者采用矩阵针灸治疗前后，或对实验动物在矩阵针灸处理前后，均在早晨 8~9 时，分别静脉采血检测血浆皮质醇和胰岛素含量的动态变化，探讨矩阵针灸对上述激素的影响及调整功能。观察结果如下：

一、矩阵针灸对血浆皮质醇含量影响

（一）测定方法

采用 ^{125}I 皮质醇放射免疫——二氯甲烷提取法（双抗体法）分析。试剂盒由卫生部上海生物制品研究所提供。用 FT-603 型闪烁计数器测定总放射性和沉淀物放射性强度，换算出 100ml 血浆中所含皮质醇的微克数（μg/100ml）。

（二）测定结果

为了衡量血浆皮质醇含量变化，首先检测了 19 例正常人值，其均值

12.08±5.89（范围在 5.1~27.75）作为正常值对照。对 14 例急性菌痢患者进行了矩阵针灸前后检测含量，其治疗前均值为 9.74±12.26（范围 2.05~40.0），菌痢患者血浆皮质醇含量虽存在明显个体差异，但其均值明显低于正常人值，通过矩阵针灸治疗每日 1 次，连续 3 天时，其含量明显升高，均值为 15.88±7.73（范围 1.30~32.95），这就表明矩阵针灸能提高菌痢患者降低的血浆皮质醇含量。在连续治疗 5 天后又停止治疗两天节段，即治后第 7 天时，其含量均值为 13.87±11.64（范围 0.6~33.5），虽有回降，但仍然在正常人值水平以上。

为了证明矩阵针灸提高血浆皮质醇含量的可靠性，对 24 只 3~5 年、雌雄兼用、体重在 8~12kg 的健康家犬上作了观察，在每日早晨 8 时静脉采血测定皮质醇含量，连续 3 天，作为正常值，其均值为 2.104±1.24，第 4 天开始用腹部矩阵穴方针灸处理 15 分钟后，其含量显著升高，均值为 3.534±1.04，再过 30 分钟后的含量明显下降，均值为 2.571±1.04。这就表明矩阵针灸对正常家犬也能提高血浆中肾上腺皮质激素的水平，但其升高后的含量保持时间只是 30 分钟左右。

为了探讨矩阵针灸治疗 2 型糖尿病的机理，把家犬造成高血糖模型，进行不针灸和预先分别用腹部矩阵穴方与背部矩阵穴方针灸 15 分钟后，分三组观察。高血糖模型用 50% 葡萄糖按体重每千克 1mg 在 1 分钟内快速静脉注入，然后分别按时相检测血浆皮质醇含量与正常值 2.104±1.24 对照，结果列表 12。从表 12 发现，第一组单纯注糖不针灸，结果血浆皮质醇含量在 15 分钟时即显著升高（$P<0.05$），并持续 1 小时以上直到 2 小时后才开始下降；但预先针灸后的两组则显著不同，第二组为预先用腹部矩阵穴方针灸处理 15 分钟注糖，其血浆皮质醇含量不仅未升，反而显著下降（$P<0.05$），至 1 小时下降更显著（$P<0.01$）；第三组为预先用背部矩阵穴方针刺处理 15 分钟注糖，其血浆皮质醇含量虽有少许上升，但在 1 小时后显著降低（$P<0.05$）。上述结果提示，矩阵针灸既能使菌痢降低的血浆皮质醇含量升高，又能使注糖应激升高的血浆皮质醇含量降低，这就表明矩阵针灸对血浆皮质醇含量具有显著的双向调整功能。

表 12　三组实验犬血浆皮质醇含量变化（μg/100ml）

实验项目	犬只数	试验各时间（$\bar{x}±SD$）				
		15′	30′	45′	60′	120′
注糖不针灸	8	3.462 ±2.19	3.499 ±2.74	2.833 ±1.43	3.566 ±3.41	2.260 ±0.58
腹部针灸注糖	8	1.201 ±1.64	1.604 ±1.29	0.942 ±0.42	0.367 ±0.16	0.772 ±0.43
背部针灸注糖	8	2.323 ±0.93	2.583 ±0.89	2.242 ±1.54	1.776 ±0.93	0.933 ±0.54

二、矩阵针灸对血浆胰岛素含量的影响

（一）测定方法

采用 ^{125}I 胰岛素放射免疫分析法（双抗体法），试剂盒由卫生部上海生物制品研究所提供，用 FT-603 型 TC 晶体探头闪烁器测定放射性强度，换算出每毫升血浆中胰岛素含量的单位（μu/ml）。

（二）测定结果

首先对 10 例 2 型糖尿病患者，在矩阵针灸治疗前后测定血浆胰岛素含量，其治前均值为 22.53±7.46，每日 1 次，共治疗 30 次。在治疗中期测定的均值明显升高为 29.47+17.38，比治前上升了 30.8%，治疗结束时测定其均值为 30.29±16.91，比治前上升 34.44%。这就提示矩阵针灸治疗 2 型糖尿病患者，能明显提高其血浆胰岛素含量。

为了能进一步证明矩阵针灸升高血浆胰岛素含量的可能性，我们又进行动物实验。实验选用 5~8 年龄的健康恒河猴 18 只，体重在 3.5~6.5kg，雌雄兼用，造成急性菌痢模型前后观察胰岛素含量变化，结果列表 13。从表 13 所见，猴在急性菌痢发病后，血浆胰岛素含量急剧下降（$P<0.01$）。

表 13　矩阵针灸治疗菌痢猴前后血浆胰岛素含量（μg/ml）

| 正常时值 | 菌痢发病值 | 矩阵针灸治疗后值 | | $\bar{x}\pm SD$ |
		24 小时	第 6 天	
60.64±16.6	42.58±22.77	80.86±23.94	91.94±23.54	51.15±23.15
t	3.61	5.42	5.75	1.18
P	<0.01	<0.01	<0.01	>0.05

在矩阵针灸治疗后 24 小时又急剧升高（$P<0.01$），而且其升高的含量一直保持在整个治疗过程，在停止治疗后第 4 天时才回降，这就表明矩阵针灸能使机体受不同因素降低的胰岛素含量升高。

为了进一步探讨矩阵针灸对胰岛素含量的调整功能，在 18 只健康家犬上进行高血糖应激胰岛素反应实验。结果家犬血浆胰岛素含量正常均值为 21.80±14.49，再经过矩阵穴方针灸处理后，每 15 分钟测定 1 次至 2 小时内共测 5 次，其血浆胰岛素含量变化在 20.01±12.60~25.95±16.34 之间波动，这就提示矩阵针灸对正常家犬的血浆胰岛素含量无明显影响。但是，不经针灸治疗犬静脉快速注入 50%葡萄糖液，按体重每千克 1mg 后 15 分钟时，其血浆胰岛素含量急剧升高，其均值为 116.33±26.50，持续至 45 分钟时才开始下降为均值 71.81±35.67，1 小时均值 41.22±19.81，至 2 小时均值为 28.04±5.68，仍然明显高于正常时值。经过矩阵针灸处理后再注糖者则显然不同，注糖 15 分钟时其含量均值为 99.88±15.18，虽然也显著升高，但明显低于未进行矩阵针灸者，而且在注糖 30 分钟时即显著回降为 33.65±8.05，45 分钟为 28.89±2.48，1 小时为 22.87±6.96，2 小时为 21.78±6.61（如曲线图 19）。

从曲线图分析，矩阵针灸对正常家犬血浆胰岛素含量无明显效应；而静脉快速注糖后，能应激反应性急剧升高并使升高的含量保持在 2 小时以上；但矩阵针灸处理后注糖者，虽其含量升高而有受到抑制的趋势，且有

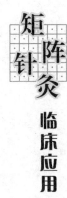
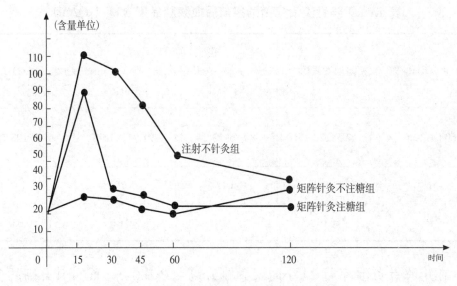

（含量单位）

注射不针灸组

矩阵针灸不注糖组

矩阵针灸注糖组

时间

图 19　三组家犬胰岛素含量变化曲线图

30 分钟即显著下降，至 1 小时时降至正常时值。这就表明矩阵针灸既能使 2 型糖尿病患者和急性菌痢模型猴所致降低的血浆胰岛素含量升高，又能使注糖应激反应升高的含量迅速降低。表明矩阵针灸对血浆胰岛素含量具有双向调整功能。

三、讨论

机体的内分泌激素有多种多样，本节探讨矩阵针灸对肾上腺皮质激素和胰岛素两种激素的调整功能。结果发现矩阵针灸既能使菌痢患者显著降低的血浆皮质醇含量显著升高至正常水平，又能使人工高血糖应激反应性升高的含量提前降低至正常水平；同样既能使 2 型糖尿病患者的血浆胰岛素含量显著升高，也能使急性菌痢模型猴急剧下降的含量又急剧升高至正常范围，又能使人工高血糖应激反应性急剧升高的含量，尽快回降至正常范围。这就表明矩阵针灸对肾上腺皮质激素和胰岛素具有显著的双向调整功能。

本研究是在急性菌痢患者和 2 型糖尿病患者与急性菌痢模型猴、家犬以及人工高血糖模型家犬上进行的。从两种疾病患者与两种实验动物相互验证的结果基本一致。但是，矩阵针灸对正常动物的皮质醇含量具有显著升高的作用，而对胰岛素含量则无明显的效应。这可能与肾上腺皮质激素是直接参与机体神经体液调节中不可缺少的重要物质有关，而胰岛素则一般不直接参与神经体液调节的关系。从生理学角度探讨内分泌激素的动态，认为交感神经兴奋，通过末梢释放去甲肾上腺素，而迷走神经兴奋时，则引起胰岛素和胃肠道激素的释放。矩阵针灸治疗虽然在体表进行，但能调整内脏功能，其物质基础可能是体表经络与脏腑经络相互联系而实现的，也可能神经–体液调节是其作用的物质基础。总之，矩阵针灸治疗疾病，可能是促进其中枢神经和周围神经（尤其是植物神经）相互起了因果关系，从而起到有选择性和有针对性的调整功能，所以针灸能够治疗多种病伤残疾，又无不良的副作用，这正是针灸医学的无比优越性。

肾上腺皮质激素不仅是机体神经体液调节不可缺少的重要物质，而且是机体的重要内分泌激素，能够影响机体的脂肪、糖和蛋白质代谢与水电解质分布，特别是具有抗炎、抗毒、抗过敏、抗休克等药理作用。胰岛素是胰腺的内分泌激素，对体内合成代谢和分解代谢尤其对血、糖的动态平衡具有重要作用。在合成代谢方面能增强糖原、脂肪、蛋白质和核酸的合成，有利于细胞建造和组织修复，又是能量储存形式；在分解代谢方面，主要对糖的酵解消化被组织细胞利用。因为多种激素能影响血糖使其升高，但能降低血糖的激素只有胰岛素。由于内分泌激素对机体多方面的重要作用，在矩阵针灸治疗前后检测其含量的动态变化，对探讨针灸治病机理具有重要意义。

四、小结

1. 本节讨论了针灸治疗急慢性菌痢和 2 型糖尿病的矩阵穴方，并在矩阵针灸治疗前后检测了血浆皮质醇和胰岛素含量的动态变化。

2. 对两种内分泌激素含量测定的结果表明，矩阵针灸对正常实验动物的皮质醇含量能显著提高，但对胰岛素无明显效应，这可能是肾上腺皮

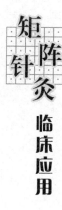

质激素对机体神经-体液调节中起重要作用的关系。

3. 治疗患者和实验动物结果表明，矩阵针灸对肾上腺皮质激素和胰岛素均具有显著的双向调整功能。

4. 讨论了两种激素的生理病理及其重要作用，并对针灸治病机理进行了初步探讨。

第四节　矩阵针灸对环核苷酸物质调整的研究

1973 年 Goldbergnd 提出生物控制论，发现并认为广泛存在于生物细胞中的环核苷酸类物质——环磷酸腺苷（CAMP）和环磷酸鸟苷（CGMP）是机体内两个对应调节系统的小分子有机化合物。已有报道提示利用 CAMP 和 CGMP 作为中医理论中判断阴和阳的客观指标，认为 CAMP 和 CGMP 可能是阴和阳的物质基础。我们从 1980 年开始进行了此项工作。试验结果如下：

一、观察对象与方法

（一）观察对象

1. 首先对 10 例 23~39 岁的男性健康输血员进行血浆 CAMP 和 CGMP 含量测定，作为正常人值对照。

对 15 例急性肠炎患者和 6 例 2 型糖尿病患者进行观察，其中男性 13 例，女性 8 例，年龄最小 19 岁，最大 62 岁。病程：肠炎 1~5 天，2 型糖尿病最短 2 年，最长 15 年。在分别用矩阵针灸治疗前后，观察血浆 CAMP 和 CGMP 含量变化。

2. 选用健康恒河猴 14 只，雌雄并用，年龄 5~8 年，体重 4~7kg。造成急性菌痢模型前后和矩阵针灸治疗前后观察血浆 CAMP 和 CGMP 含量变化。又选用健康家犬 12 只，雌雄并用，年龄 1~2 年，体重 8~14kg。在正常状态采用矩阵针灸前后和造成人工高血糖前后分别测定血浆 CAMP 和 CGMP 含量变化。实验的两种动物均做自身对照。

（二）观察方法

1. 矩阵针灸穴方：治疗急性肠炎和急性菌痢模型猴者采用下脘、关元、天枢（双）4 穴组成的腹部矩阵穴方加足三里。针灸并施。治疗 2 型糖尿病和人工高血糖犬者用膈俞（双）、脾俞（双）4 穴组成的背部矩阵穴方加足三里，针刺平补平泻。动物取穴均按与人体相应解剖部位定点命名。

2. 血浆 CAMP 和 CGMP 含量测定：按科学出版社的《放射免疫分析法手册》进行。

（1）血浆 $3', 5'-$CAMP 含量测定：采用放射性保和分析法。血浆制取采用 0.5mol/L EDTA-Na（pH7.5）的生理盐水抗凝，1000 转/分离心分离制取血浆。试剂制备用标准 CAMP320pmol/瓶，H^3-CAMP 层析纯，比强度 20~30mmol/L，放化纯 98% 以上，在 50% 乙醇溶液中保存。CAMP 依赖蛋白激酶，活性炭吸附剂。以上试剂均在使用时采用 0.05mol/L 羟甲基氨基甲烷（Tr：S）缓冲液、pH7.5，内含 0.004mol/L EDTA 缓冲系统配制。试剂盒由中国科学院原子能研究所提供。

操作方法：在 0℃~4℃ 环境中分别向标准曲线管和样品管顺序加入 0.01μCi 的 H^3-CAMP20~30μg 蛋白激酶，经轻微摇动后冰浴培养 2 小时，然后加入活性炭吸附摇匀，立即在 1000 转/分离心 6~7 分钟，吸取上清液 120μl，置链霉素瓶内，加 1.5ml 无水乙醇摇匀，再加入由 2, 5-二苯基噁唑（PPO）和 1, 4-双- [5-苯基噁唑基-2] -苯（POPOP）和二甲苯配成的闪烁液，盖严摇匀，在暗箱内过夜，最后在 FT-2101 型双道液体闪烁计数器中测定放射性强度（pmol/ml）。

（2）血浆 $3', 5'-$CGMP 含量测定：采用放射免疫分析法。血浆制取采用 0.5mol/L EDTA（pH7.5）生理盐水抗凝，1 小时后，3000 转/分离心 20 分钟，分出血浆 1ml 加 3ml 无水乙醇摇匀，70℃加热 4 分钟，以抗凝蛋白，离心取上清液沉淀，以 1ml75% 乙醇洗 1 次，离心，合并上清液，予 60℃ 水浴上烘干。干渣加适量的醋酸钠溶解，离心去不溶物。取上清液 50μl 用于测定。试剂制备用 CGMP 标准品 320pmol/瓶。H³-CGMP 工作液浓度 2000±100cpm/50ml。CGMP 抗体，用时以 pH6.2 的醋酸溶液转移稀释。微孔滤膜孔径 0.3μ、φ25mm。以上试剂在使用前用 pH6.0、10mmol/L 磷酸钾缓冲浸泡。试剂盒由中国科学院原子能研究所提供。

操作方法：标准曲线管和样品管均在 0℃~4℃ 环境中分别加入 H³-CGMP50μl，抗体或血清 100μl 摇匀，予 2℃~4℃ 保温 4 小时，再加 1ml 预冷的磷酸缓冲液（pH6.0）以终止反应，然后滴至微孔滤膜上减压抽滤，并以 25ml 缓冲液洗去膜上游离的 H³-CGMP。膜片在 70℃~80℃ 下烤 20 分钟，然后置闪烁液中，最后用 FT-2101 型双道液体闪烁计数器上测量放射性强度（pmol/ml）。

二、观察结果

（一）对正常人和肠炎与糖尿病患者检测

首先检测 10 例健康输血员的血浆 CAMP 和 CGMP 含量分别为 15.8±2.8 和 4.75+0.32，作为正常值对照，对 15 例急性肠炎患者在矩阵针灸治疗前和治疗后（3~5 天）分别进行检测；又对 6 例 2 型糖尿病患者在矩阵针灸治疗前和治疗中期（15 天）、治疗后（30 天）分别测定，结果见表 14 所列。从表 14 分析，无论急性肠炎还是 2 型糖尿病患者，其血浆 CAMP 含量均显著高于正常人值（$P<0.05$），通过矩阵针灸治疗后又均回降至接近正常人值，但两种疾病治疗后的数值与治疗前的自身比较则差异非常显著（$P<0.01~0.05$），这就表明矩阵针灸对 CAMP 含量具有显著的调整作用。关于血浆 CGMP 含量变化，肠炎患者治疗前含量与正常人值非常接近，治疗后虽增高 62%，但由于出现较大的个体差异，所以无显著性意义（$P>0.05$）；而糖尿病患者在治疗前 CGMP 含量明显低于正常人值（低 17.27%）治疗后缓慢上升，至治疗结束时升高到与正常人值一致的水平。

表14 矩阵针灸治疗肠炎和糖尿病前后血浆 CAMP 和 CGMP 舍量(pmole/ml)

病症	例数	CAMP（$\bar{x}$+SD）			GGMP（$\bar{x}$+SD）		
		治前	治中	治后	治前	治中	治后
正常人值	10	15.8 ±2.8			4.75 ±0.32		
急性肠炎	15	19.86 ±7.54		14.14 ±2.72△	4.43 ±4.42		10.49 ±9.43△△
2 型糖尿病	6	20.09 ±14.26	6.52 ±5.31	14.37 ±10.16	3.93 ±2.51	3.48 ±1.04	4.73 ±3.68

注：△P<0.01，△△P>0.05。

（二）对 14 只菌痢模型猴在矩阵针灸治疗前后检测

血浆 CAMP 和 CGMP 含量变化列表 15。从表 15 所见，猴在菌痢发病后其 CAMP 含量急剧升高（P<0.01），而 CGMP 含量则显著下降（P<0.01）。通过矩阵针灸治疗 3 天时间，前者非常显著下降（P<0.01），后者有上升趋势，与临床患者变化规律一致。

表15 矩阵针灸对菌痢猴血浆 CAMP 和 CGMP 含量（pmol/ml）变化

时间	CAMP（$\bar{x}$±SD）	P	CGMP（$\bar{x}$±SD）	P
正常时值	53.75±34.72		21.17±6.68	
造型及病值	141.88±54.46, 6.32	<0.01	7.20±2.90, 7.91	<0.01
治疗 3 天时值	82.50±25.40, 4.72	<0.01	8.28±3.10, 1.02	>0.05
停治疗后 4 天	71.25±11.04, 1.51	>0.05		

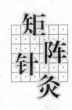

（三）对 28 只正常家犬分别在矩阵针灸处理前后检测

其血浆 CAMP 和 CGMP 变化，其中 14 只针灸，另 14 只针灸 15 分钟后在静脉快速注糖，按体重每千克 1g 葡萄糖液 1 分钟内注入，造成人工高血糖状态下，分别观察血浆环核苷酸含量变化，结果列表 16。从表 16 分析，矩阵针灸对家犬正常血浆 CAMP 含量变化为开始下降，然后明显升高，对血浆 CGMP 含量变化为一直呈升高趋向；而对矩阵针灸处理 15 分钟再造成人工高血糖状态时，其血浆 CAMP 含量变化规律与单纯矩阵针灸处理组一致，但是血浆 CGMP 含量变化则不一致，即由高逐渐降低趋势，这可能是人工高血糖应激反应所造成的。综上结果表明，矩阵针灸对血浆 CAMP 和 CGMP 含量，无论是患者还是实验动物（猴、犬）用不同方式试验的结果分析，对机体对应存在的 CAMP 和 CGMP 两种环核苷酸类物质含量，具有双向调整功能。

表 16　矩阵针灸对正常和人工高血糖家犬血浆
CAMP 和 CGMP 含量（pmole/ml）变化

组别	例数	CAMP（$\bar{x}\pm$SD）			CGMP（$\bar{x}\pm$SD）		
		实验前	15 分	120 分	实验前	15 分	120 分
矩阵针灸不注糖	14	23.16 ±20.65	19.91 ±5.29	40.24 ±24.57	4.42 ±3.94	5.59 ±3.30	10.23 ±2.10
矩阵针灸后注糖	14	13.26 ±16.62	8.40 ±5.76	14.63 ±8.17	17.65 ±13.86	16.35 ±10.99	12.56 ±11.09

三、讨论

在矩阵针灸治疗前后检测环核苷酸类物质的 CAMP 和 CGMP 含量变化，对探讨矩阵针灸的治病机理具有重要意义。由于二者在机体内呈相反比例存在，又在不同情况下呈相反方向改变，为生物控制的两个对立调整系统。有文献报道：CAMP 在代谢调节中，对内分泌系统的激素分泌和神经递质释放可能有控制作用。内分泌激素的分泌与 CAMP 的浓度相关。在我们的工作中亦发现急性肠炎、菌痢和 2 型糖尿病患者，其血浆 CAMP 含量比正常值增高，同时其血浆胰岛素和皮质醇含量则低于正常值，通过矩阵针灸治疗后，CAMP 含量下降，胰岛素和皮质醇含量随之上升，这种文献报道基本相符。文献还报道："CGMP 能促使 T 淋巴细胞对靶细胞的杀伤能力，使 B 细胞→浆细胞产生抗体，使单核细胞→巨噬细胞增加吞噬能力和中性粒细胞的吞噬能力。并认为淋巴细胞内 CAMP 增加，对 E-玫瑰花结形成有抑制作用，而增加 CGMP 则能促使 E-玫瑰花结形成。我们的工作中也初步发现了 CAMP 和 CGMP 与免疫机能的关系，如肠炎、菌痢和其他炎症疾患的白细胞吞噬活性、E-玫瑰花结合率、淋转率、淋巴细胞酯酶染色阳性率等下降，CGMP 含量亦下降，通过矩阵针灸治疗 2~3 天后，细胞免疫机能提高，CGMP 含量回升。

　　CAMP 和 CGMP 是靶细胞的"第二信使"，除了传递信息外，还有其他多方面的机能。在机体内广泛存在的这两个对立调节系统的物质的实验研究报道较多，有不少报道利用它们作为探讨中医理论中阴阳的客观指标。因为 CAMP 和 CGMP 是机体内一对相互拮抗的生物学效应的物质，其功能几乎涉及生命活动中疾病过程的各个方面。从阴阳的基本概念上探讨，阴为体，阳为用，即阴为物质基础，阳为功能表现。但是物质也有其自身的机能，这种功能又有其自身的物质基础，所以阴中有阳，阳中有阴，如果机体阴阳不相干时，那就是"阴阳离决，精神乃决"了。在我们的研究结果提示：当 CAMP 含量增高时，胰岛素和皮质含量与胆碱酯醇活性均下降，通过矩阵针灸治疗，随着激素和神经递质水平提高，而 CAMP 含量下降；当 CGMP 含量降低时，免疫机能随着下降。矩阵针灸治疗后，免疫机能增强，CGMP 含量亦升高。这种疾病过程中 CAMP 水平升高时，机体往往表现出一派阴虚症状，而 CGMP 水平降低者即机体呈现阳虚的症状。通过矩阵针灸治疗升高者下降，降低者回升，临床症状也随之减轻或消失。这可能就是矩阵针灸具有调整阴阳功能的物质基础，而为针灸治疗疾病机理的一个重要方面。从 CAMP 和 CGMP 两者本身的含量水平的动态变化分析，它们始终呈负相关状态。即在多种疾病过程，CAMP 含量升高，CGMP 含量降低，通过矩阵针灸治疗后，CAMP 含量下降，CGMP 含量回升，这就初步反映了矩阵针灸对机体阴阳的矛盾得到调整的统一，使之实现了阴阳的生理平衡关系。

第五节　矩阵针灸对免疫机能的调整功能

矩阵针灸治病的调整功能是多方面的，对免疫功能的调整是其中的一个方面，为了探讨矩阵针灸的调整功能，本节从免疫学实验指标的变化，进行一些分析。现将所做细胞免疫和体液免疫两部分工作，整理报道如下：

一、矩阵针灸对细胞免疫的调整功能

（一）淋巴细胞转化率测定

采用 TC "199" 液加 PHA 培养，收集细胞悬浮液，涂片染色，镜检计数，计算每个样本 200 个淋巴细胞，求出淋巴细胞转化率（%）。为了比较，首先检测了 50 例正常人转化率，均值为 72.39 ± 5.60 作为对照。对 25 例急性菌痢患者，矩阵针灸治疗前为 57.0 ± 9.46，非常显著低于正常人值（$P > 0.001$）。治疗后 8 小时为 80.12 ± 7.56，又非常显著高于正常人值（$P < 0.001$）。为了进一步判断矩阵针灸对提高淋巴细胞转化率的可靠性；又检测了 15 例各种慢性病患者在用不同针灸穴方前后的变化，针灸前为 75.53 ± 9.77，与正常人值间没有显著性差异（$P > 0.05$），治疗后 6 小时的数值则显然不同，迅速提高为 87.08 ± 4.29，这不仅与治疗前相比，差异非常显著（$P < 0.01$），与正常人值比较也非常显著（$P < 0.001$）。为了排除针灸刺激和其他刺激一样能提高淋巴细胞转化率的可能，又检测了 9 例刺伤患

者和小手术后 6 小时的淋巴细胞转化率，他们的均值则为 66.50±9.56，显著低于正常人值（P<0.05），它完全不同于矩阵针灸和传统针灸对机体的特殊功能，其特殊功能在针灸治疗中则有普遍的意义，而且这种作用可以保持 5 天以上的效应，在 15 例慢性病患者停针灸治疗后的第 5 天。其平均值仍为 79.85±8.08，与正常人值比较差异仍然显著（P<0.05）。这就表明无论矩阵针灸和传统针灸的调整功能，均能使机体的免疫机能和自身稳定功能都获得显著改善和增强。

（二）淋巴细胞绝对值测定

采用伊红冰醋酸稀释液按白细胞计数法计算出每微升的淋巴细胞绝对值。对 11~15 只菌痢模型家犬在正常时、发病时和矩阵针灸治疗第 1 天、第 2 天、第 5 天和停治疗后的第 2 天、第 11 天测得结果比较。正常值为 3187±114.19，发病值为 1200±644.2，发病后的淋巴细胞绝对值非常显著地下降（P<0.001）。矩阵针灸治疗后又非常显著地升高，第 1 天和第 2 天分别为 2466.7±1138.9 和 2866.7±1211.5，与发病值相比差异非常显著（P<0.001）。在停止矩阵针灸治疗后淋巴细胞绝对值仍然持续保持在很高水平，停矩阵针灸治疗后的第 11 天时为 4058±1607.9，不仅非常显著地高于发病值（P<0.001），而且非常显著地高于正常时值（P<0.001）。结果和人体矩阵针灸对淋巴细胞转化率结果相一致。表明针灸治疗确能提高免疫活性细胞之一的淋巴细胞功能。这对提高和增强机体的免疫机能是有非常显著的意义。

（三）E-玫瑰花结合率（%）测定

采用常规方法对 33 例急性菌痢患者在矩阵针灸治疗前，连续治疗 3 天和 7 天共检测了 3 次，结果治前的总花和活花结合率分别为 42.74±9.29 和 25.26±4.94，治疗 3 天两者均非常显著升高，分别为 50.22±9.51 和 32.31±5.65（P<0.001）；治疗 7 天时继续增高分别为 58.13±8.28 和 36.0±3.99。获得与淋巴细胞转化率和绝对值一致的结果。

（四）淋巴细胞酯酶染色（简称 ANAE）阳性率测定

采用常规方法对 60 例急性菌痢患者，在矩阵针灸治疗前的阳性率为

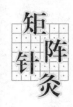

76.22±11.0，连续治疗 3 天时显著升高为 80.43±6.88，治疗前后比较，差异显著（*P*<0.0l），同样显示了针灸治疗能提高细胞免疫机能的调整功能。

（五）硝基蓝四氮唑（简称 NBT）中性粒细胞吞噬率（%）测定

采用常规方法对 37 例急性菌痢患者在矩阵针灸治疗前和后的 3 天、7 天检测的结果，分别为 14.14±8.38、8.43±6.01 和 4.57±3.01，治疗前后比较，差异非常显著（*P*<0.001）。NBT 吞噬率升高，意味着中性粒细胞吞噬细菌活性降低，相反，NBT 吞噬率降低，则吞噬细菌活性升高。在以前的实验中，对 10 只急性菌痢模型猴中性粒细胞吞噬痢疾杆菌的活性，其正常时值为 29.3 个细菌/100 个粒细胞，菌痢发病后显著下降为 14.4 个细菌/100 个粒细胞，通过连续针灸治疗 3 天时又显著回升为 34.2 个细菌/100 个粒细胞。前后相比，差异显著（*P*<0.05）。

二、矩阵针灸对体液免疫的调整功能

（一）血清免疫球蛋白测定

采用单向琼脂扩散法，检测血清中 IgG、IgA 和 IgM 三种球蛋白含量（mg/ml）。对 28 例急性菌痢患者在矩阵针灸和庆大霉素两组分别治疗对照，前后测定的三种免疫球蛋白含量变化，在针灸组治疗后三种含量均明显升高，比治疗前上升率分别为 5.32%、8.35%和 8.91%，但庆大霉素治疗后前两种反而下降，分别下降率为 3.29%和 0.92%，只 IgM 含量少许上升（1.93%）。这就表明矩阵针灸治疗菌痢具有调动机体的体液免疫功能；而庆大霉素虽然能够抑制病原菌，但不能提高机体的免疫功能。为了正确估计矩阵针灸调整体液免疫的可靠性，又对 36 例慢性炎症和非炎症疾病在矩阵针灸和传统针灸治疗前后，测定血清中三种免疫球蛋白含量变化，结果发现炎症性疾病普遍明显升高，而非炎症性疾病则普遍下降。如风湿性关节炎治后分别上升率为 4.03%、7.25%和 17.6%；慢性肠炎治后分别上升率为 15.9%、4.20%和 20.32%。但面神经麻痹针灸治疗后则分别下降率为 13.6%、10.83%和 0.80%；类风湿关节痛治后也分别下降率为

45.3%、36.0%和87.5%。表明矩阵针灸和传统针灸治疗急慢性炎症疾病均能普遍提高免疫球蛋白含量，增强机体抗炎症功能的作用是可靠的。但对非炎症疾病的针灸治疗，不仅未能提高免疫球蛋白含量，甚至使其下降，这就考虑到针灸对非炎症疾病的疗效，除调整免疫球蛋白含量外，可能是通过其他方面的调整功能实现的。表明针灸的调整功能是根据疾病病因不同，起着不同的有针对性的调整作用，可以认为针灸的调整功能是多方面的，而且是有选择性地进行调整，这正是针灸能治疗多种疾病，又无毒副作用的宝贵之处。

（二）血清补体3（C$_3$）测定

采用单向琼脂扩散法，对34例急性菌痢患者在矩阵针灸治疗前和连续治疗3天、7天进行了3次检测，发现其含量变化为明显上升趋势，在连续治疗3天时比治疗前上升38.34%，治疗7天时又上升了11.66%，共计升高50.0%。这就提示矩阵针灸对菌痢患者补体系统的C$_3$具有调整功能。

（三）血清（和粪）抗体形成及效价测定

采用血清凝集效价和菌痢粪便凝集法，对10只急性菌痢模型猴测定血清抗体效价。结果：造型前全部为阴性，造型后矩阵针灸组在治后第2天抗体形成，不针灸对照组则在第6天才形成；抗体效价在矩阵针灸治疗组最高为1:464，而对照组最高为1:210。对粪便抗体检测结果，对12只急性菌痢模型猴在造型前和造型后每日进行1次，连续9日，结果矩阵针灸组治疗后第1天就呈阳性者占66.6%，而不针灸对照组至第5天才出现阳性者只占41.0%。表明矩阵针灸能使抗体提前4天形成，效价也比对照组高出一倍多。这就表明矩阵针灸治疗菌痢对抗体具有调整的功能。

（四）血浆杀菌率（%）测定

采用同等量的血浆（新鲜）和生理盐水分别加入定量细菌，培养24小时，观察细菌生长，分别计算菌落数，求出平均值的百分率。对23只恒河猴在急性菌痢造型前后和矩阵针灸治疗与不针灸对照组前后，分别在相同时相进行血浆杀菌率测定，结果：正常时值为（52.79±1.05）%，菌痢发病后仍为（52.28±1.07）%，但矩阵针灸组在治疗后 6 小时迅速提高到（81.50±0.96）%，与正常值和发病值相比，差异均非常显著（$P<0.001$）。其杀菌力升高一直到停止针灸治疗后的第 7 天时，仍为（62.50±1.42）%，与治疗前比较仍很显著（$P<0.001$）。但不针灸对照则完全不同，在相应时间不仅没有升高而且呈现降低趋势，将矩阵针灸治疗 3 天时每培养皿生长的菌落数与对照组进行比较，针灸组生长菌落为 33.85±32.78 个，而不针灸对照组则生长菌落为 239.08±168.03 个。是矩阵针灸组的 7 倍多，经显著性测验，差异非常的显著（$P<0.01$）。这就表明矩阵针灸治疗菌痢具有显著提高自身血浆杀菌率的功能。

三、小结

针灸治病的原则是"虚则补之，实则泻之"，补正气之不足，泻邪气之有余。本节通过矩阵针灸和传统针灸治疗前，对免疫系统各实验指标的分析，探讨针灸的调整功能，结果表明在治疗前免疫功能降低，即所谓"邪之所凑，其气必虚"，治后在短时间（6 小时）内免疫功能增高，疾病（特别是感染性炎症）也随之好转或痊愈。因此，认为无论矩阵针灸和传统针灸均有对免疫系统机能提高的调整功能。既是扶正的物质基础，又是除邪的物质条件，表明针灸"补虚泻实"、"扶正除邪"的理论具有客观的物质基础和条件，是科学的，其调整功能是可靠的。

第六节　矩阵针灸对淋巴细胞
免疫功能的调整作用

为了探讨矩阵针灸和传统针灸对淋巴细胞免疫功能的调整作用，甘肃省中医院针灸科与甘肃省工业卫生实验所免疫实验室张浩良主任合作，观察了机体在针灸治疗前后血液中淋巴细胞转化率（%）的变化，以资探讨针灸治疗急慢性疾病免疫机理问题。为使针灸治病不只在临床实践的疗效上，同时在针灸治病机理的实验研究上有所发展和提高。现将实验结果报告如下：

一、材料与方法

（一）临床资料

本节观察急慢性患者共 49 例，其中急性病患者 25 例（急性菌痢 21 例和急性肠炎 4 例）；慢性病患者 15 例（坐骨神经病 7 例，脑卒中偏瘫 4 例和风湿性关节炎 4 例）。另 9 例为软组织损伤患者（锥、剪刺伤 6 例和外科小手术创伤 3 例）作为本次实验的对照。为了比较，还观察了 50 例正常人。共计 99 例，194 份血液样品的淋巴细胞转化率实验。

25 例急性肠道炎症患者均为发病 9~48 小时内来院治疗，经粪便细菌培养 21 例痢疾杆菌阳性（19 例为福氏菌型，3 例为宋氏混合菌型），另 4 例确诊为急性肠炎。应用矩阵针灸治疗，即下脘、天枢（双）、关元为主穴方，配足三里针刺，并配合神阙穴隔盐艾灸 3 壮，每状用艾绒 2g。每日 1~2 次，每次留针 30 分钟，连续治疗 5 天，除个别患者病情严重脱水者给予必要的补液作为支持疗法外，都不用任何药物。

15 例慢性病患者均为患病 2~6 个月的病程，其中 7 例根性坐骨神经痛患者系腰椎骨质增生或椎间盘脱出引发者，针灸穴方采用痛侧椎旁或椎间隙压痛点，环跳、委中、阳陵泉、跗阳各穴针刺得气后，留针 30 分钟，4 例中风偏瘫用矩阵穴方针刺治疗；4 例风湿性关节炎循经取穴针灸治疗。均每日治疗 1 次。连续治疗 5 天，并休息 5 天共 10 天观察期。10 天后根据病情需要再作针灸治疗。

9 例软组织损伤患者均系门诊外科就诊的伤后 8~24 小时内来诊者。

50 例正常人均系血站献血者。无论急性病患者、慢性病患者、软组织损伤患者还是正常人，他们的年龄均限在 25~45 岁阶段选用，男女性别未限。

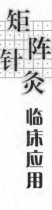

血样采集时间，对正常人和软组织损伤者只采样 1 次；对急性病患者在针灸治疗前和治疗后 8~24 小时、48~72 小时各采样，共 3 次；而对慢性病患者则在针灸治疗前和治疗后 6 小时、第 5 天及停止针灸治疗后的第 5 天采样，共 4 次。

（二）血液淋巴细胞转化率（%）测定

从静脉采血 0.3ml，肝素抗凝，培养于 TC "199" 培养液中，每个样品培养 2 瓶，每瓶用培养液 3ml。其中 1 瓶加 PHA（植物血凝素），1 瓶不加以作对照。37℃恒温培养 68~72 小时，培养后收集细胞，做成血样细胞悬浮液，进行血膜涂片，甲醇固定，用 pH7.4 磷酸缓冲液稀释的 Giemsa's 液染色 20 分钟，自来水冲洗晾干。在显微油镜下观察，每个涂片样品计数 200 个淋巴细胞，包括转化的淋巴母细胞和未转化的淋巴细胞，求出淋巴细胞转化率和标准差。对患者针灸治疗前和后、患者与正常人，针灸治疗的患者与软组织损伤的患者淋巴细胞转化率都进行显著性测验，并查出 P 值的高低。

二、结果与分析

本实验检测结果：50 例正常人的淋巴细胞转化率其平均值为（73.39±5.6）（68~78）%；而 9 例软组织损伤者平均值为（66.5±9.5）（52~78）%。用上述两方面的数值来对照分析针灸治疗患者的淋巴细胞转化率。

25 例急性菌痢和肠炎患者通过连续 5 天的腹部矩阵针灸治疗后，24 例痊愈，另 1 例临床症状全部消失，但粪便细菌培养阳性。对这 25 例在矩阵针灸治疗前和治疗后的三次淋巴细胞转化率变化列表 17。从表 17 所见，急性肠道炎症病人无论急性肠炎和急性菌痢，在矩阵针灸治疗前的血液淋巴细胞转化率均值为（57.0±9.49）%，非常显著地低于正常人值（73.39±5.6）%，$P<0.001$。通过矩阵针灸治疗后 8~24 小时阶段，其淋巴细胞转化率迅速增高为（80.12±7.56）%，又非常显著地高于正常人值和矩阵针灸治疗前值，这就表明矩阵针灸能迅速提高急性肠道炎症疾患降低

表 17　25 例急性肠道炎症矩阵针灸治疗前后淋巴细脆转化率（%）比较

正常人值	矩阵针灸前	矩阵针灸后	
		8~24 小时	48~72 小时
73.39±5.6	57.00±9.46 t=7.99 P<0.001	80.12±7.56 t=6.68 P<0.001	82.29±7.03 t=6.87 P<0.001

的淋巴细胞转化率，因而迅速提高了机体的免疫机能而对抗肠道炎症。

　　为了能直观地看出矩阵针灸对淋巴细胞转化率具有迅速提高的良好作用，我们制图 20 以表示。从图 20 清楚地看到每个点不仅显示 1 例病人的淋巴细胞转化率的百分数值，而且由矩阵针灸治疗前的低线分散状况，到矩阵针灸治疗后的上线集中分布状况，由此示意图表明矩阵针灸治疗后，所有患者的淋巴细胞转化率普遍地升高了。

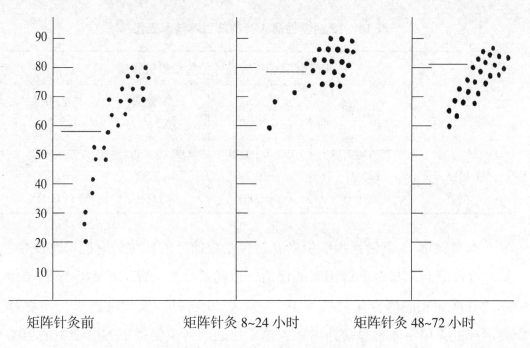

　　　矩阵针灸前　　　　　　矩阵针灸 8~24 小时　　　　矩阵针灸 48~72 小时

图 20　矩阵针灸促进淋转率示意图

为了估计针灸能提高急性炎症疾患的淋巴细胞转化率的可靠性，和能否提高慢性炎症与非炎症疾病的淋巴细胞转化率的可能性。我们又观察了15例坐骨神经痛、脑卒中偏瘫和风湿性关节炎三种疾病在针灸治疗前后的淋巴细胞转化率变化。15例通过针灸治疗5天又停针灸观察5天的期间，临床治愈5例，好转8例，尚未见效果2例。在这期间其淋巴细胞转化率的动态变化列表18。由表18所见，15例慢性病人在针灸治疗前的淋巴细胞转化率为（75.53±9.73）%，这可能与他们在针灸治疗前已经接受过多种治疗，而以前的某种治疗对其淋转率有过效应。故与正常人值的（73.39±5.6）%无差异性（$P>0.05$）。但通过矩阵针灸和传统针灸治疗后短短6小时的淋巴细胞转化率，则与针灸治疗前值和正常人值截然不同，而和急性肠道炎症患者同样的非常显著提高到（87.08±4.29）%，$P<0.001$。这就提示针灸提高淋巴细胞转化率的作用，无论对急性和慢性疾病，还是对炎症和非炎症患者都有普遍意义。而且在治疗过程一直保持在高水平，直至停止针灸治疗后第5天仍然显著高于治疗前值和正常人值（$P<0.01$）。

表18　15例慢性病人针灸前后淋转率变化

正常人值（%）	矩阵针灸和传统针灸治疗前后淋转率（%）			
	针灸前	针灸后 6小时	连续针灸 第5天	停止针灸 5天
73.39±5.6	75.53±9.73 t=0.81 P>0.05	87.08±4.29 t=10.29 P<0.001	89.4±3.89 t=12.52 P<0.001	79.85±8.08 t=2.72 P<0.01

本实验对15例慢性疾病患者在针灸治疗前后的转化的淋巴母细胞中，第一次注意到典型淋巴母细胞的比值，也随着针灸治疗后的淋巴细胞转化率的升降而相应的变化（如表19）。从表19所见，典型淋巴母细胞在针灸治疗的作用下非常显著地增加，这不仅表明针灸促进了淋巴细胞的免疫功能，而且提出了典型淋巴母细胞与生物效应因子之间有什么关系的问题？这个问题是值得进一步研究的。

表 19　15 例慢性病人针灸前后典型淋巴母细胞的百分比（%）变化

针灸前	针灸后 6 小时	连续针灸第 5 天	停止针第灸 5 天
44.53±7.64	56.85±6.77 t=7.57 P<0.001	59.67±5.64 t=8.71 P<0.001	41.92±6.66 t=0.36 P>0.05

　　为了证明针灸对提高机体淋巴细胞转化率的独特作用，我们又检测了 9 例锥刺伤、剪刺伤和外科小手术等软组织受创伤患者的淋巴细胞转化率。结果他们的平均值为（66.5±9.5）%，显著的低于正常人值（t=2.09，P<0.05）。这完全不同于针灸对机体的治疗作用。

三、讨论

　　血液中淋巴细胞转化率检测，已广泛用于检测机体的免疫功能，其转化率的高低与机体免疫功能好坏成正比。即淋巴细胞转化率升高，表明免疫功能增强，反之，淋巴细胞转化率降低，则机体免疫功能减退。因此，它可作为对许多疾病的诊断指标和估计预后情况的手段。

　　矩阵针灸和传统针灸治疗的结果一样表明无论对急性肠道炎症疾病，还是慢性非感染性疾病，均在针灸治疗后的短时间内即 6 小时，其淋巴细胞转化率就非常显著地升高，而且在针灸治疗的过程中一直保持在很高的水平上，直至停止针灸治疗后的第 5 天才逐渐回降到正常人值范围，这就表明针灸提高的淋巴细胞免疫功能，其独特作用至少能保持 5 天以上。

　　人类的特异性免疫包括两个方面，即细胞免疫和体液免疫，而这两个方面都受淋巴细胞控制，即由 T 淋巴细胞和 B 淋巴细胞决定的。两者既相互联系又相互制约。但是，由 T 淋巴细胞产生的细胞免疫是最基本的防御和抵抗疾病的重要物质基础。T 淋巴细胞已知者有十多种亚型，发挥着不同的和协同的主要免疫机能，有协助 B 淋巴细胞产生抗体，使之具有体液免疫作用；有协助巨噬细胞、粒细胞等发挥免疫功能；有的又能抑制细胞免疫和抑制 B 淋巴细胞产生不利于自体的抗体；还有的能制造并释放多种免疫因子（淋巴因子）以增强和扩大机体的免疫能力。因此，血液淋巴细胞在 PHA 诱导下转化成淋巴母细胞的实验，是测定 T 淋巴细胞免疫功能正常与否的主要手段。

矩阵针灸和传统针灸分别作用于机体后，淋巴细胞转化率均非常显著地升高，表明机体的免疫功能在针灸治疗上迅速得到改善和增强，因而使机体能够防御和摧毁病原微生物的侵害和免除其毒素的危害，使机体尽快恢复和保持稳定状态。本节观察的 25 例急性肠道炎症经 5 次针灸治疗后全部治愈就是证明。这是针灸治病的作用机理之一。

矩阵针灸和传统针灸分别治疗后，机体的免疫功能改善和增强还体现在机体自身稳定功能的改善和增强方面。在针灸治病的作用下，机体逐渐恢复和增强了自身调整、控制和清除体内物质变化的异常作用，以纠正发生的偏移和功能紊乱，以保持机体内外环境的生理稳定状态。如本节观察的 15 例患三种病的慢性病患者，通过连续针灸治疗 5 天后，大多数病人疗效显著，同时淋巴细胞转化率也非常显著地升高。这就是可能通过调整和控制机体自身稳定的途径来治病的。无论是抗体免疫防护功能的增强，还是自身稳定功能的改善，都与针灸治疗的作用改善和增强 T 淋巴细胞的免疫功能是密切相关的。

通过一系列的实验研究，我们体会中医针灸治病的理论："蠲邪扶正，协调阴阳，疏通经络，调和营卫"等，均有其深刻的科学性。针灸能够比较特异地改善和提高免疫功能，就是其中的物质基础之一。但是，针灸通过何种物质或途径促进了 T 淋巴细胞很快发生应答反应，这还需要在今后的工作中更进一步地研究。

第七节　矩阵针灸对红细胞及淋巴细胞免疫功能的影响

我们在针灸治病机理的实验研究中，对免疫系统进行了大量的研究工作。特别在细胞免疫功能上做了针灸对淋巴细胞转化率、E-玫瑰花结合率、淋巴细胞酯酶染色阳性率以及淋巴细胞绝对值和大颗粒淋巴细胞比值等的影响。获得多项有显著意义的客观指标，证实针灸治疗能尽快地提高机体的免疫功能，为针灸治病重要机理的一个方面。但是，我们以前的工作都在 T 淋巴细胞上下功夫，而在淋巴细胞分类观察上则很不够，特别是对红细胞免疫功能尚未进行。本节就矩阵针灸对红细胞及淋巴细胞分类免疫功能的影响作一些探讨，现将资料整理报告如下：

一、材料与方法

（一）观察对象

金安德等矩阵针灸课题组成员于 1986 年 3~5 月间在历年菌痢流行的高发区进行菌痢普查时，检查出痢疾杆菌带菌者 17 例作为矩阵针灸治疗对红细胞免疫及淋巴细胞分类变化的实验对象，其中男性 9 例，女性 8 例；年龄最小者 7 岁，最大者 53 岁，平均年龄为 22.2 岁。17 例用标准痢疾杆菌因子血清鉴定结果，均系福氏菌型。同时进行抗生素药敏试验，在 13 种抗菌药物中以磺胺增效剂敏感度最高。17 例带菌者均符合以下四项诊断条件：①无腹痛、腹泻等肠道临床症状；②无全身感染性疾病症状；③近 3 个月无痢疾病史；④粪便细菌培养呈痢疾杆菌阳性者作为观察对象。

（二）分组与治疗方法

将 17 例随机分为两组。矩阵针灸组 10 例（男、女各 5 例），磺胺增效剂组 7 例（男 4 例，女 3 例）。

1. 矩阵针灸组穴方为下脘、神阙、关元和天枢（双）、足三里双。针灸条件为前三穴隔盐艾灸 3 状，每状用艾绒 2g；后两双穴针刺，用 30 号 1.5 寸毫针快速进针至适当深度，行紧按慢提的提插捻转手法得气，留针 30 分钟，每隔 10 分钟行针 1 次。每日治疗 1 次，至细菌培养连续 3 次阴转为止。

2. 磺胺增效剂投服，剂量为 0.2g，每日 2 次，服至细菌培养连续 3 次阴转后停服。

（三）免疫指标测定方法

1. 红细胞免疫功能测定，采用郭峰等报道方法进行，检测红细胞 C_3b 受体花环率和红细胞免疫复合物花环率。

2. 淋巴细胞分类免疫功能测定：采用郭峰等报道 E、Y 混合玫瑰花微量法进行，并计算出 T、B、D、N 四种类型的淋巴细胞百分比值。

二、结果与分析

（一）粪便细菌培养阴转时间

两组分别治疗对照，在矩阵针灸组 10 例平均 6.8±1.25 天阴转；而磺胺增效剂组 7 例则平均 8.0±0.58 天阴转。两组比较显然以矩阵针灸组为短（$P<0.05$）。

（二）两组治疗前后红细胞和淋巴细胞免疫功能变化

共进行 3 次，即治疗前 1 次，连续治疗 7 天 1 次和治疗 14 天 1 次（如表 20、21）。

从表 20 矩阵针灸组和表 21 磺胺增效剂组的红细胞免疫功能和淋巴细胞分类免疫功能所见：

1. 红细胞免疫功能变化。红细胞 C_3b 受体花环率，在矩阵针灸组通过治疗 7 天时即显著升高（$P<0.05$），粪便细菌培养也随之阴转，治疗后 14 天时，恢复并接近治疗前值；磺胺增效剂组治疗 7 天时则无显著性变

表 20　矩阵针灸组红细胞及淋巴细胞免疫功能变化

免疫功能项目（%）	治疗前 ($\bar{x}$)	治疗第 7 天 ($\bar{x}$+SD)	治疗第 14 天 ($\bar{x}$+SD)
红细胞 C_3b 受体花环率	18.39	4.3±1.48	0.77±2.51
红细胞复合受体花环率	3.38	4.24±1.68	5.01±1.85
T 淋巴细胞	53.14	6.07±4.5	13.14±4.6
B 淋巴细胞	6.64	3.57±1.12	1.43±0.54
D 淋巴细胞	1.21	1.5±1.16	1.43±0.66
N 淋巴细胞	39.0	−12.0±4.06	−16.0±4.52

表 21　磺胺组红细胞及淋巴细胞免疫功能变化

免疫功能项目（%）	治疗前 ($\bar{x}$)	治疗第 7 天 ($\bar{x}$+SD)	治疗第 14 天 ($\bar{x}$+SD)
红细胞 C_3b 受体花环率	15.76	−1.33±1.64	8.49±2.26
红细胞复合受体花环率	3.84	9.82±1.62	5.77±0.92
T 淋巴细胞	59.93	−7.02±1.26	−3.28±0.62
B 淋巴细胞	9.0	3.79±0.73	4.86±0.94
D 淋巴细胞	2.0	5.07±1.33	1.57±0.8
N 淋巴细胞	29.07	−1.79±0.32	−4.14±0.7

化，细菌培养仍呈阳性，治疗 14 天时显著性提高（$P<0.01$），同时细菌培养亦阴转，这就反映出痢疾杆菌携带者的细菌阴转与红细胞 C_3b 受体花环率的升高，似乎成正比关系，同时提示矩阵针灸治疗痢疾杆菌携带者能提前和加快红细胞 C_3b 受体花环率的升高。红细胞免疫复合物花环率，在矩阵针灸组经过治疗 7 天和 14 天时，均显著升高（$P<0.05$），而且表现为稳定上升趋势；而磺胺增效剂组在治疗 7 天时有升高现象，但在治疗 14 天

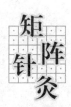
时则又显著地下降了。这就反映出矩阵针灸治疗痢疾杆菌携带者能促使其红细胞免疫功能稳定提高的作用，但磺胺增效剂治疗则无此明显作用。

2. 淋巴细胞分类免疫功能变化。从检测 E、Y 混合玫瑰花结合率中计算出的 T、B、D、N 淋巴细胞百分比值。在矩阵针灸组 T 淋巴细胞治疗后持续升高（$P<0.05$），磺胺增效剂治疗组则相反，治疗后持续而且非常显著地降低（$P<0.01$）。B 淋巴细胞在两组治疗后均显著升高（$P<0.05$）。D 淋巴细胞也在两组治疗后上升，但矩阵针灸组上升后保持在稳定状态，而磺胺增效剂组显著上升后又急骤下降。N 淋巴细胞两组在治疗前就非常显著地高于正常人值（21.0%±6.5%），在矩阵针灸治疗组 7 天时显著降低（$P<0.05$），14 天时降至正常值水平，而磺胺增效剂组治疗后虽有下降趋势，但下降不显著。

三、讨论

本节观察痢疾杆菌携带者 17 例，随机分为矩阵针灸治疗组 10 例，磺胺增效剂治疗对照组 7 例。在两组同步分别治疗前后采用 E、Y 混合玫瑰花环结合率试验，检测了 T、B、D、N 四种淋巴细胞类型的百分比值，从中探讨矩阵针灸对淋巴细胞分类免疫功能的影响。结果表明在治疗前两组的 T、B 两类淋巴细胞均显著低于正常人值，矩阵针灸治疗组治疗后 T、B 淋巴细胞均显著升高，而磺胺增效剂治疗组治疗后 T 淋巴细胞显著持续地继续降低，这与我们以往的实验结果基本一致。这就进一步表明矩阵针灸治愈带菌者的作用机理之一，主要是提高淋巴细胞免疫功能实现的。N 淋巴细胞在两组治疗前均显著高于正常人值，矩阵针灸组治疗后显著降低，并接近正常人值，但磺胺增效剂对照组治疗后也虽有下降，但远不如矩阵针灸组的下降数值。已知在各类淋巴细胞中，T、B 两类是机体内主要的免疫活性淋巴细胞，它们分别担负着细胞免疫功能和体液免疫功能，而 T 淋巴细胞的免疫功能更主要，除发挥细胞免疫功能外，还协助和调节 B 淋巴细胞转化浆细胞而产生抗体。D 淋巴细胞的功能我们尚不完全清楚，可能是产生多种免疫效应因子。N 淋巴细胞是一种异质淋巴细胞，在免疫监视和杀伤肿瘤细胞等方面有重要作用，并且能抑制 B 淋巴细胞的活性，又能调节 T 淋巴细胞的功能。由此可见，痢疾杆菌携带者是由于他们的 T、B 两类淋巴细胞降低，免疫功能低下而无力消灭细菌所致带菌的一个主要原因；至于其所以不发病，未显出临床症状，可能与 D、N 淋巴细胞显著升高从而抑制了细菌的活力有关。

关于红细胞免疫功能，1981 年 Siegel 等提出"红细胞的免疫系统"的新概念，引起学术界的极大关注。最近研究成果初步表明，红细胞免疫功能主要表现在识别和储存抗原，清除循环免疫复合物，增强 T 淋巴细胞免疫反应，防御感染及效应细胞样作用等方面。目前均以红细胞免疫黏附活性为指标，即测定红细胞 C_3b 受体花环率和红细胞免疫复合物花环率，来评价红细胞免疫功能。我们首先用此项指标作为矩阵针灸治疗痢疾杆菌携带者的研究，结果表明带菌者矩阵针灸治疗前红细胞 C_3b 受体花环率接近正常人值，但红细胞免疫复合物花环率显著低于正常人值。矩阵针灸治疗后两项红细胞花环率均稳定升高，而磺胺增效剂对照治疗后，红细胞 C_3b 受体花环率开始下降而后上升，而红细胞免疫复合物花环率开始升高而后下降，其作用无规律性也不稳定。这就显示了矩阵针灸治疗带菌者具有稳定持续提高红细胞免疫功能的作用，并且这种作用与淋巴细胞免疫功能的增强相协调。

通过对痢疾杆菌携带者的矩阵针灸和磺胺增效剂的对照治疗，不仅表明矩阵针灸对带菌者的细菌阴转时间提前，疗程缩短，而且提高红细胞免疫功能和淋巴细胞免疫功能的作用均比磺胺增效剂强。特别是通过矩阵针灸与磺胺增效剂对照治疗带菌者后，该地区菌痢发病率大大降低。据调查该地区 1981~1985 年间每年夏秋季菌痢发病人数为 450~550 人次，而1986 年通过菌痢普查检出带菌者 21 例，对 17 例进行治疗后，当年夏秋季菌痢发病人数下降至 140 人次，发病率比往年降低了 70%。提出矩阵针灸对流行病的预防有进一步研究和推广的价值。

第八节　矩阵针灸对瘫疾患者细胞免疫影响

兰州瘫疾康复医院于 1988 年 7 月~1991 年 7 月，应用矩阵针灸治疗外伤性瘫疾 61 例，获得满意的康复效果，总有效率为 85.24%；在此之前我们总结的 46 例总有效率为 86.99%。为了探讨矩阵针灸医疗外伤瘫疾的作用机理，我们对其中的 27 例外伤性瘫疾患者在矩阵针灸治疗前和治疗过程中分别检测周血 T 淋巴细胞酯酶染色阳性率（ANAE）及其亚群中的主要成分，辅助 T 淋巴细胞（Th）、抑制 T 淋巴细胞比值，以及大颗粒淋巴细胞（LGL）数值的变化，从中探讨矩阵针灸对机体 T 淋巴细胞免疫功能的机理。

一、材料与方法

（一）临床资料

在收治的 61 例外伤性瘫疾患者中，对其中的 27 例在矩阵针灸治疗前，连续治疗 3 个月和 6 个月的三个阶段，进行 T 淋巴细胞及其亚群中的主要成分检测。这 27 例患者中男性 19 例，女性 8 例，男女之比为 2.5:1；年龄最小者 4 岁，最大者 56 岁，平均年龄为 28.7 岁；病程在 1 年以内者 16 例，2~3 年者 8 例，3~5 年者 1 例，5 年以上者 2 例。受伤部位和瘫情：颈段脊髓损害致四肢瘫者 5 例，胸段脊髓损害致高位截瘫者 4 例，胸 10 以下至腰段脊髓损害致低位截瘫者 17 例，脑外伤致偏瘫者 1 例。所有患者入院时瘫疾肢体的运动功能和感觉功能都为完全性障碍，且肌肉严重萎缩和关节畸形并以踝关节明显。其中 22 例带保留导尿管。合并大面积压疮者 14 例，尿系感染严重者 13 例，严重呼吸系感染者 6 例，27 例患者均心理压力沉重，营养失调。所有患者入院后均采用以矩阵针灸为主的康复医疗，每日治疗 1 次，6 日休息 1 日，4 个月为 1 疗程。每个疗程中前 3 个月用矩阵针灸，后 1 个月用经络导平仪治疗。27 例均通过两个疗程的治疗后，基本治愈 4 例，显效 5 例，明显好转 14 例，总有效率为 85.19%。

（二）周血 T 淋巴细胞试验方法

1. 酸性 α-醋酸萘酯酶（ANAE）测定，耳垂采血制血膜样品，以 2.5% 戊二醛液冷固定 3 分钟，然后用蒸馏水洗净待干，在干透的血膜上加满反应液，置 37℃ 环境中 1 小时，再用蒸馏水洗脱。重复染色后待干，用油镜显微镜下计数 200 个淋巴细胞，依细胞图像特征求出 ANAE 阳性率（%）。

2. 辅助 T 淋巴细胞（Th）及抑制 T 淋巴细胞（Ts）检测：用 ANAE 检测法，把检测出来的 ANAE 阳性的 T 淋巴细胞，再鉴别分离为 "点状颗粒" 与 "弥散颗粒" 两个类型，前者即为 T 辅助淋巴细胞（Th），后者则为 T 抑制淋巴细胞（Ts）。

3. 大颗粒淋巴细胞（LGL）检测：同上制作血膜，油镜下计数 200 个淋巴细胞，依大颗粒特征求出 LGL 比值（%）。

二、观察结果与分析

27 例外伤性瘫痪患者，通过矩阵针灸治疗至 3 个月时，不仅促使其运动功能、感觉功能和括约肌功能的瘫痪三大症候开始逆转而得到改善，肢体的肌肉萎缩也明显发育生长，而且其并发症中压疮都基本愈合，尿系与呼吸系感染也得到控制，特别是在未补充营养物质的条件下，患者的整体营养状况有明显改善。这就表明矩阵针灸治疗外伤性瘫痪，具有促进其康复的效果。这种效果在治疗到 6~8 个月时更加显著。与此同时检测的 T 淋巴细胞及其亚群的变化也显著（如表 22、23）。从表 22 发现，27 例外伤性瘫痪患者，在应用矩阵针灸治疗前的 ANAE 及其 Th 数值明显低于正常值，而 Ts 数值又明显高于正常值，形成 Th/Ts 比值降低，表明矩阵针灸治疗前，患者的免疫机能不仅降低而且呈现紊乱。但是，在矩阵针灸治疗后，ANAE 及其 Th 呈现缓慢的上升趋势，至治疗到 6 个月时非常显著地升高了，两者与治疗前相比 $P<0.01$，差异非常显著，这就表明矩阵针灸治疗外伤性瘫疾具有促进其机体免疫活性细胞的功能，增强了抗病能力。而且改善和治愈原有的病症，如压疮愈合，感染控制和营养改善，都与免疫功能提高是平行的。与此同时，原先升高的 Ts 缓慢下降，使 Th/Ts 比值提高，既调整了免疫机能的紊乱状态，又减少了抑制免疫细胞发挥的因素，这是很有利于机体内稳定状态的实现并增强了防御去病能力。周血大颗粒淋巴细胞（LGL）的变化，如表 23 所见，在治疗前后一直在正常值范围波动。但从矩阵针灸治疗 3 个月时的数值看有升高趋势，上升率为 19.4%，而瘫疾患者功能改善也出现在治疗 3 个月时，其升高和疗效是否有关，还需进一步探讨。

表 22　矩阵针灸治疗外伤瘫疾前后 Th 和 Ts 变化

时间	例数	辅助 T 淋巴细胞（$\bar{x}+SD$）	例数	抑制 T 淋巴细胞（$\bar{x}\pm SD$）
治疗前	27	44.11±11.43	27	13.48±7.33
治疗 3 月	27	48.37±13.66	27	11.45±8.01
治疗 6 月	20	52.15±10.12	20	11.12±4.29

$P>0.05$

表 23　矩阵针灸治疗外伤瘫疾前后 ANAE 和 LGL 变化

时间	例数	ANAE/ $\bar{x}\pm SD$	例数	LGL/$\bar{x}\pm SD$
治疗前	26	57.62±12.54	27	4±2.62
治疗 3 月	26	60.04±14.24	27	5.26±4.34
治疗 6 月	26	65.24±10.96	20	3.65±2.21

$P>0.05$

三、讨论

前节讨论过机体的特异性免疫机能体现在细胞免疫和体液免疫两方面，而在这两方面中细胞免疫是最基本的免疫物质基础。T淋巴细胞是一群活性免疫细胞，它参与机体免疫机能的各个方面的免疫功能发挥。以ANAE计数T淋巴细胞，观察外伤性瘫痪在矩阵针灸治疗前和治疗的整个过程，T淋巴细胞及其主要亚群的变化，探讨矩阵针灸对外伤性瘫痪免疫功能的影响。结果发现27例外伤性瘫痪在矩阵针灸治疗前ANAE及Th显著地低于正常值，而Ts又显著高于正常值，造成Th/Ts比值明显降低。这就表明外伤性瘫痪患者由于外伤造成的严重伤痛，以及长期失去运动能力而卧床，加之多种并发症的消耗与胃肠功能紊乱带来的营养失调等等。致使患者T淋巴细胞及其亚群的免疫机能紊乱。所以，不仅T淋巴细胞酯酶染色的阳性率显著降低，特别是辅助T淋巴细胞显著降低而抑制T淋巴细胞显著升高。出现Th/Ts比值下降，从而导致免疫系统机能出现紊乱。外伤性瘫痪患者的免疫功能低下和紊乱，又造成患者的抗病能力下降和防御机能降低，这样不仅使患者感染机会增多，而且使患者的原有并发症——感染、压疮加重或长期不愈，而形成恶性循环，这个恶性循环则严重地影响着瘫痪患者的康复。通过矩阵针灸的较长时期治疗，到3~6个月阶段，T淋巴细胞ANAE阳性率显著回升，至6个月时升高非常显著，与矩阵针灸前相比 $P<0.01$。特别是辅助T淋巴细胞同时非常显著地上升，而抑制T淋巴细胞又非常显著地下降，这就非常有利于机体细胞免疫功能的增强和调整。外伤瘫痪患者随着机体免疫功能的调整和加强，体质得到改善，抗病能力提高，各种功能障碍也同时改善。由于抑制T淋巴细胞的显著下降，反映了细胞免疫机能能够充分地发挥，因为抑制T淋巴细胞的下降，标志着为细胞免疫机能减少牵制和障碍。尽管在治疗6个月时它有少许回升现象，但辅助T淋巴细胞的显著升高率足以抵销它的回升效应。Th/Ts比值由矩阵针灸治疗前的3.27，治疗后显著升高到4.31，

而其比值的升高提高了患者的免疫机能紊乱得到纠正。从矩阵针灸治疗外伤性瘫痪过程、T淋巴细胞ANAE阳性率的升高及其主要亚群的升降变化来分析，矩阵针灸对外伤性瘫痪患者具有调整T淋巴细胞及其亚群数量变化，纠正免疫系统的机能紊乱，提高机体的免疫功能的作用。

1. 矩阵针灸治疗外伤性瘫痪对T淋巴细胞酯酶染色阳性率的提高，不像矩阵针灸治疗急性菌痢那样迅速，对急性菌痢3天就能非常显著地提高。但是，治疗外伤性瘫痪则不然，直至治疗3个月时才缓慢上升，由治疗前的均值57.6±12.54升高为60.04±14.24，到治疗6个月时上升为65.24±10.96，与治疗前比较，差异非常显著$P<0.01$。需要经过这样长的治疗过程才能增高，这可能是外伤性瘫痪患者的病程很长，在1年至1年以上，又经过伤残折磨而致机体的整体机能低下，因而治疗使其机能恢复就需要一个长时间的过程。我们在矩阵针灸治疗外伤性瘫痪过程中，观察发现瘫痪患者的整体状况改善，并发症的控制以及功能障碍的康复，是从2~3个月时出现效果，6~8个月时疗效显著。而对其T淋巴细胞功能的调动，亦就需要一个过程即同样长的时间。本节观察结果表明T淋巴细胞免疫功能的提高，细胞免疫机能紊乱的纠正，与康复医疗效果的出现是一致的，即免疫功能增强和康复疗效实现的时间是平行的。提示了矩阵针灸治疗外伤性瘫痪的疗程、疗效与T淋巴细胞免疫功能调动之间有着密切的相关性。

2. 矩阵针灸治疗外伤性瘫痪的过程，在治疗3个月时，周血LGL比治疗前升高了19.4%，而治疗到6个月时又有下降，即由5.26±4.34下降为3.65±2.21。而治疗前为4±2.62。因为正常值为2~6，所以治疗前后的三次数值均在正常值范围内波动。我们假设大颗粒淋巴细胞可能有清除体内有害物质的功用，即机体受病伤损害后可能产生某些有害因素，影响着病伤损害的修复和新生。经矩阵针灸治疗3个月时，那些有害因素可能被清除，只是被损害的组织新生或重建的问题，LGL的任务完成而退却。其数值下降。提示矩阵针灸对免疫系统的调整功能，低者升高，高者降低，在正常水平者增强其稳定性，并使之发挥出机体需要的效应。

第九节 矩阵针刺对瘫疾患者
生化物质的影响

我们在应用矩阵针刺治疗瘫疾的临床实践中，不仅对其治疗外伤瘫疾的康复医疗效果进行了分析研究，而且从生化、放免角度观察了部分生化指标在治疗前后的变化，从中探讨矩阵针刺治疗瘫疾的某些机理。

一、临床资料

在收治的 61 例瘫疾患者中，对其中的 27 例患者在治疗前后进行了有关生化和放免指标的观察。受检患者中男性 19 例，女性 8 例；最大年龄 56 岁，最小年龄 4 岁。病程在 1 年以内者 16 例，2~3 年者 8 例，3~5 年者 1 例，5 年以上者 2 例。受伤部位在颈后脊髓损伤致四肢瘫者 5 例，胸段脊髓损伤致高位截瘫者 4 例，胸部以下脊髓损伤致低位截瘫者 16 例，神经干损伤致下肢单瘫 1 例，脑外伤致偏瘫者 1 例。27 例中有 22 例合并大小便失禁，14 例合并陈旧性压疮，13 例合并尿系感染，6 例合并呼吸道感染。

二、治疗方法与效果

27 例瘫疾患者均采用矩阵针灸治疗，每周治疗 6 次，120 天为 1 疗程，疗程间休息 3~7 天，进行 1~4 个疗程的治疗。通过矩阵针灸治疗后，61 例外伤瘫疾患者的运动、感觉和括约肌功能获得不同程度改善，压疮和感染等并发症在治疗 3 个月内全部痊愈，全身营养状况均有好转，总有效率为 87%。

三、生化、放免指标的变化

27 例外伤性瘫疾患者在采用矩阵针刺治疗前后 TC、LDL-Ch、HDL-Ch 的变化。在矩阵针刺治疗前患者的 TC、LDL-Ch、HDL-Ch 均低于正常人值，经显著性测定，后两者降低非常显著（$P<0.01$）。表明外伤性瘫疾患者体内胆固醇含量不足，其中以 LDL-Ch 降低更明显（如表 24）。从表 24 可见，27 例外伤性瘫疾患者，通过采用矩阵针刺治疗后，血清 TC、LDL-Ch 逐渐回升，尤以治疗 90 天时升高显著（$P<0.05$），有显著性差异。而 HDL-Ch 在治疗 90 天时和 180 天的检测数值，似有波动，但与治疗前的数值相比无明显意义（$P>0.05$）。而与正常人值相比差异非常显著 $P<0.01$。

表 24　矩阵针刺治疗前后生化、放免变化（mmol/L，$\bar{x}\pm SD$）

时间	例数	TC	LDL-Ch	HDL-Ch
治疗前	27	3.39±0.75	2.05±0.55	0.91±0.19
治疗 90 天	27	3.74±0.67	2.25±0.49	0.92±0.15
治疗 180 天	21	3.56±0.17	2.11±0.46	0.9±0.11

27 例外伤性瘫疾患者在矩阵针刺治疗前后 CHE、SP 物质含量变化列表 25，从表 25 所见外伤性瘫疾患者的全血胆碱酯酶（CHE）含量显著低于正常人值（60~100）。通过矩阵针刺治疗后明显回升，治疗 90 天和 180 天各检数值与矩阵针刺治疗前值相比，两次差异均显著（$P<0.05$）。这就表明矩阵针刺治疗外伤性瘫疾具有提高患者 CHE 含量的作用。外伤瘫疾患者的 SP 物质含量，在矩阵针刺治疗前就显著高于正常人值（200~300），在治疗后 90 天时又有所上升，治疗 180 天时回降到略低于治疗前值，但治疗前后无显著性差异（$P>0.05$）。

表 25　矩阵针刺治疗前后 CHE、SP 物质含量变化

时间	例数	CHE (u，$\bar{x}$±SD)	例数	SP 物质 (fm/me、$\bar{x}$±SD)
治疗前	26	37.6±15.72	24	613.54±379.86
治疗 90 天	26	43.46±12.63	24	716.42±372.55
治疗 180 天	19	44.0±7.08	18	603.33±201.52

四、讨论

外伤性瘫痪的患者，由于长期卧床而脾胃功能失调，消化能力降低，加上各种并发症的耗散和干扰，造成患者的全身营养状况不良。所以，治疗前的 TC、LDL-Ch、H-IDL-Ch 均显著低于正常人值，尤其 LDL-Ch、HDL-Ch 降低得更为显著，经统计学处理 $P<0.01$，差异非常显著，这就表明外伤性瘫痪患者，由于多种原因的干扰和消耗，已经明显影响了胆固醇的正常代谢。而两者互为因果的相互影响，进一步加重临床诸症并不断恶化。通过矩阵针刺治疗以后，血清 TC 和 LDL-Ch 逐渐回升，在治疗到 90 天时，两者的含量显著升高。两者分别与治疗前比较，均 $P<0.05$。而与正常人值相比则 $P>0.05$。这就提示矩阵针刺治疗外伤性瘫痪患者，使其降低的 TC 和 LDL-Ch 升高到正常值水平，从而促进了机体对脂类物质和脂蛋白类物质的代谢并恢复到正常的生理稳定状态，且纠正其病理性代谢过程，提高了机体的生理功能。有学者指出，HDL-Ch 可以促进胆固醇从外周组织细胞中泌出，并将其转移到肝脏经胆汁中排出。我们观察 27 例外伤瘫痪患者在矩阵针刺治疗前，血清 TC、LDL-Ch 和 HDL-Ch 含量均显著低于正常人值。而经过治疗后血清 TC 和 LDL-Ch 两种含量升高并恢复到正常值水平。唯 HDL-Ch 含量在治疗后虽有少许波动但无明显的变化，而仍显著低于正常值，与正常值比较 $P<0.01$，这就提示矩阵针刺治

疗外伤性瘫疾，对机体胆固醇的调整作用在于抑制 HDL-Ch 的含量，同时促进 TC 和 LDL-Ch 含量升高并达到正常水平，从而维持了瘫疾患者机体细胞的正常生理需要。

27 例外伤性瘫疾患者，在矩阵针刺治疗前的全血胆碱酯酶含量显著低于正常人值（60~100u），瘫疾患者的均值仅为 37.6±5.72u，与正常值相比 $P<0.01$，差异非常显著。经过矩阵针灸治疗 90 天和 180 天两次检测，其含量显著回升。两次分别为 43.46±12.63u 和 44.0±7.08u，两次与治疗前比较均有显著性差异（$P<0.05$）。这就表明矩阵针刺治疗外伤性瘫疾患者，具有升高其降低的胆碱酯酶含量的作用。而机体内胆碱酯酶的功用在于水解乙酰胆碱并降低它的浓度。有报道指出乙酰胆碱是一种致痛的物质，是重要的神经递质，故 ACh 含量增高就会引起疼痛。还有报道认为 ACh 对骨骼肌、心肌、平滑肌以及腺体均有重要的影响，并且已有较多的实验和临床资料所证实。我们对 26 例外伤性瘫疾患者在应用矩阵针灸治疗过程中，他们本来降低的全血 CHE 含量逐渐而持续地升高，而且其升高时间与瘫疾患者的运动、感觉和括约肌功能开始改善的 90 天和 180 天平行。不仅功能改善而且瘫疾患者的机体整体状况亦在这一时期明显改善。初步提示在矩阵针灸治疗过程检测全血 CHE 的变化，对探讨针灸治疗疾病的机理是有意义的。

SP 物质是含有 11 个氨基酸的脑肠肽，它广泛地分布在神经系统中，被公认为是一种重要的神经递质，主要与一级传入系统的疼痛感觉有关。有学者指出，SP 物质除了是一级伤害性传入神经递质外，对运动的控制上也可能有重要作用。在我们观察的 24 例外伤性瘫疾患者中，在矩阵针刺治疗前血液中 SP 物质含量显著地高于正常人值，这可能是瘫疾患者由于伤残的影响而 SP 物质代谢受到障碍所致。在矩阵针刺治疗过程其含量虽有波动，但均在高水平，治疗前后相比，其波动无显著性差异（$P>0.05$），未发现规律性变化，有待进一步探讨。

第十节　矩阵针灸治疗患者
血清免疫球蛋白变化的分析

甘肃省中医院针灸科与针灸研究所免疫实验室协作，于 1984 年 8~10 月间，对新入院的患者在针灸治疗前和治愈或好转后即将出院时，各进行 1 次血清中 3 种免疫球蛋白含量测定，用以比较分析其动态变化与针灸治疗关系。

一、观察对象与方法

(一) 临床资料

观察了 36 例患者，其中男性 31 例，女性 5 例；年龄在 20 岁以上，最大者 62 岁，平均年龄为 38.3 岁；病程最短者 1 个月，最长者 8 年，平均病程为 1 年又 8 个月。36 例分别患 8 种疾病，其中：根性坐骨神经痛 12 例，脑卒中偏瘫 5 例，风湿性关节炎 5 例，慢性头痛 4 例，脊椎骨质增生 4 例，面神经麻痹 3 例，慢性结肠炎 2 例和类风湿肌肉关节痛 1 例。

(二) 治疗方法和结果

对 8 种疾病的 36 例患者全部应用针灸治疗，其中对脑卒中偏瘫和慢性结肠炎两种病采用矩阵针灸，其他 6 种病用循经取穴辨证施治的针灸治疗方法。均以每日针灸 1 次，6 日休息 1 日，最少治疗 6 次，最多者治疗到 40 次。结果：痊愈 18 例，好转 17 例，无效者 1 例。总有效率为 97.22%。

二、免疫球蛋白测定

(一) 检测方法

采用免疫实验的常规方法进行。均在早晨空腹时静脉采血 1ml，分离

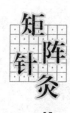

血清，测定采用单向琼脂扩散法。所用免疫球蛋白抗血清及工作标准均由兰州生物制品研究所提供，标准曲线用直线回归法处理后绘制而成。

（二）检测结果和分析

对 36 例患有 8 种不同疾病的患者，通过针灸治疗后，他们的血清免疫球蛋白含量，都有一定的升降变化。虽然其升降变化大都在正常值范围内浮动，但上升者大部分幅度较小，而下降的有几项幅度很大。为了分析方便，把 3 种免疫球蛋白分别以 IgG、IgA、IgM 列表如下：

表 26　针灸治疗前后血清 IgG 含量变化

病种	例数	IgG（mg/ml）		
		治疗前	治疗后	增减率（%）
坐骨神经痛	12	11.36	11.478	+1.1
脑卒中偏瘫	5	11.16	11.82	+5.9
风湿性关节炎	5	12.88	13.40	+4.03
慢性头痛	4	12.375	13.65	+10.34
脊柱骨质增生	4	10.388	10.838	+4.33
面神经麻痹	3	15.66	13.53	−13.06
慢性结肠炎	2	11.00	12.75	+15.9
类风湿关节炎	1	15.00	8.20	−45.3

从表 26 所见，IgG 在针灸治疗后，有 6 种病的患者不同程度地升高，虽然上升的幅度并不大，但也提示了针灸有提高免疫机能的作用，而有两种病在针灸治疗后血清 IgG 显著地下降，降低的幅度较大，如面神经麻痹和类风湿性肌肉关节痛，由针灸治疗前的含量分别为 15.66 和 15.0mg/ml，针灸治疗后的含量分别下降为 13.53 和 8.20mg/ml。

表 27　针灸治疗前后血清 IgA 含量变化

病种	例数	IgA (mg/ml)		
		治疗前	治疗后	增减率（%）
坐骨神经痛	12	1.93	1.905	+1.2
脑卒中偏瘫	5	1.724	1.30	+4.4
风湿性关节炎	5	2.04	2.188	+7.25
慢性头痛	4	2.11	2.37	+12.3
脊柱骨质增生	4	1.59	1.515	−15.8
面神经麻痹	3	1.66	1.493	−10.83
慢性结肠炎	2	1.42	1.48	+4.2
类风湿关节炎	1	3.00	1.92	−36.0

　　从表 27 所见，IgA 含量在针灸治疗后有 4 种病上升，4 种病下降。在上升的疾病中，只有慢性头痛患者由针灸治疗前的 2.11mg/ml 在针灸治疗后上升为 2.37mg/ml，上升率为 12.3%，其他 3 种疾病的患者均上升的幅度不大。但下降的 4 种疾病中有 3 种降低幅度很显著，如脊椎骨质增生、面神经麻痹和类风湿肌肉关节痛三种，由针灸治疗前的血清 IgA 含量分别为 1.59、1.66 和 3.0mg/ml，针灸治疗后分别下降为 1.515、1.493 和 1.92mg/ml，分别下降率为 15.8%、10.83%和 36.0%。

　　从表 28 所见，血清 IgM 含量变化，通过针灸治疗后，有两种疾病明显升高，其中风湿性关节炎和慢性结肠炎由针灸治疗前分别为 1.064 和 1.255mg/ml，针灸治疗后明显升高到分别为 1.252 和 1.52mg/ml，上升率为 17.6%和 20.32%。其他 6 种疾病则均不同程度下降，而显著降低者如慢性头痛、脊椎骨质增生和类风湿性肌肉关节痛 3 种，从针灸治疗前分别为 2.228、1.245 和 3.84mg/ml，针灸治疗后分别下降到 1.89、0.943 和 0.48mg/ml。下降率为 15.2%、24.8%和 87.5%，特别是 IgM 在类风湿肌肉

第二章 ◇ 矩阵针灸治病机理的实验研究

093

表 28 针灸治疗前后血清 IgM 含量变化

病种	例数	IgM (mg/ml)		
		治疗前	治疗后	增减率（%）
坐骨神经痛	12	1.186	1.185	−0.08
脑卒中偏瘫	5	1.124	1.08	−3.9
风湿性关节炎	5	1.064	1.252	+17.6
慢性头痛	4	2.228	1.89	−15.2
脊柱骨质增生	4	1.245	0.943	−24.8
面神经麻痹	3	1.383	1.380	−0.03
慢性结肠炎	2	1.255	1.52	+20.32
类风湿关节炎	1	3.84	0.48	−87.5

关节痛上，治疗前是超出正常人值 1 倍以上，而针灸治疗后急剧下降并低于正常人值 50% 左右。对这一变化情况是值得探讨的。

从分别患有 8 种病的 36 例患者在针灸治疗前后的血清免疫球蛋白升降变化的动态分析，综合 IgG、IgA 和 IgM 三种动态变化看，三种均升高者有两种疾病——风湿性关节炎和慢性结肠炎；而三种均降低者也有两种疾病——面神经麻痹和类风湿肌肉关节痛。

三、讨论

从分别患有 8 种疾病的 36 例患者在通过针灸治疗后他们的血清免疫球蛋白含量的升降动态变化分析，在 IgG 上升者有 6 种病，下降的只有 2 种病，在 IgA 则升降的各半，即 4 种病上升，4 种病下降；而 IgM 则呈现与 IgG 完全相反的变化，下降者有 6 种病，上升者只有 2 种病，从其升降变化的幅度上看，在针灸治疗前只有类风湿关节痛者的 IgM 超出正常值的一倍多外，其他均在正常值范围内。而在针灸治疗后亦只有类风湿性关节痛者的 IgM 急骤下降到低于正常值 50%，其他下降者虽然下降幅度比升高者的幅度大，但仍然在正常范围内浮动。这就表明针灸治病的作用，虽然对机体的免疫球蛋白含量有调整作用，但对非感染性即非炎症疾患的血清中免疫球蛋白含量水平的相对稳定性能影响不大。由于机体的免疫球蛋白合成完全受抗原刺激的控制，针灸并不是抗原，而是起着有效治疗作用的良性刺激。对于感染性炎症疾病，如风湿性关节炎和慢性结肠炎等，由于自身免疫机能受到某种原因的抑制而未能充分发挥的情况下，给予针灸治疗后，使其自身免疫球蛋白含量增强而升高，以利于炎症的控制和病情转好；对于有些疾病，如面神经麻痹和风湿性肌肉关节疼痛等，虽然机体的自身免疫功能已经充分发挥，其免疫球蛋白含量在高水平，但仍然不能抗御疾病的情况下，给予针灸治疗后，随着病情好转或痊愈，其免疫球蛋白含量水平亦下降，这就表明针灸治病的作用对免疫球蛋白的影响是双向性调整的功能。

　　针灸治病的作用，能够尽快地提高免疫活性细胞的机能，如淋巴细胞转化率、淋巴细胞酯酶染色率、E-玫瑰花结合率和淋巴细胞绝对值等的升高，以及中性粒细胞噬菌率的升高和硝基蓝四氮唑阳性率的降低等，已被我们以往的工作所证实。在我们过去的工作中还发现针灸治疗对血清中各类蛋白比例失调者，具有很好的调整作用，主要证明针灸治疗对血清中白蛋白与球蛋白的比值失调，具有显著的调整作用。即在针灸治疗前异常升高者，针灸治疗后下降到正常范围，反之，异常降低者，针灸治疗后使其升高到正常范围。但未发现使升高的蛋白下降到正常值以下或降低者升高到正常值以上的负转现象，所以，我们曾判断出针灸治疗对血清各类蛋白具有良性双向性调整作用的结论。本节对血清蛋白中的三种球蛋白部分的 IgG、IgA 和 IgM 三种免疫球蛋白含量，在针灸治疗前和治疗后的变化动态进行比较分析，虽然分析的各种疾病的例数均较少，尚难做出肯定性判断，但也能看出一些变化是符合规律性的，例如异常增高的 IgM 在类风湿性关节痛的病人身上出现，是完全符合理论的（见《医用微生物学》.上

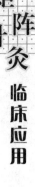

海第二医学院.人民卫生出版社，1983年）。因为类风湿因子是属于 IgM 型抗体。通过针灸治疗随着病情好转，类风湿因子阴转，IgM 含量也大幅度下降，这就客观地反映了针灸治病的效果。其疗效还反映在对炎症疾病中免疫球蛋白偏低者如风湿性关节炎、慢性结肠炎等，通过针灸治疗后明显提高，而对偏高者如面神经麻痹和类风湿性肌肉关节痛等，通过针灸治疗后均有大幅度降低，这就显示了针灸治疗对免疫球蛋白具有双向调整的功能。由此，考虑到针灸治疗的作用可能既对免疫球蛋白异常增高症（免疫增生性疾病）和对免疫球蛋白异常降低症（体液免疫缺陷性疾病）均有良好的治疗作用。

第十一节　矩阵针灸对血清各类蛋白失调的调整功能

　　甘肃省中医院针灸科与兰州大学生物系生化教研室原室主任张尔贤教授合作，于1980年1~2月间，对新入院的病人全部进行血清中各类蛋白质检测分析，探讨各类蛋白的比例失调与疾病的联系，和针灸治疗对蛋白比例失调的调整功能与针灸疗效的关系，进而探讨针灸治疗的作用机理问题。由于血清蛋白是血清中含量较多的成分，不仅具有重要的生理功能，而且是生命存在的关键性物质。采用生物化学实验方法，对针灸治病机理的探讨从分子生物学水平进行将是一项有力的推动。因此，积极组织病人并认真（统一针灸治疗标准）进行临床观察，并按时提供静脉血样即时送检，观察分析结果如下。

　　一、临床资料

　　（一）观察对象

　　对分别患有三类疾病如各部位神经痛10例，高血压和脑卒中8例和风湿性关节炎 6 例，共 24 例。其中男性 20 例，女性 4 例；年龄 28~68 岁，平均为 42.4 岁；病程最短者 2 个月，最长者 18 年，平均病程为 1 年 4 个月。为了有比较，另选体检合格的健康献血者 10 例作为对照。

（二）针灸治疗方法与结果

除对高血压和脑卒中患者用矩阵针灸外，对神经痛和风湿性关节炎采用循经取穴辨证施治的针灸方法。均每日针灸治疗 1 次，6 次休息 1 日，连续治疗 12~40 次。结果：痊愈 17 例、好转 5 例、无效 2 例。总有效率为 91.66%。另 10 例健康对照组一次性在早晨 8 时空腹静脉采血 5ml 送检，不作针灸处理。24 例患者分别在针灸治疗前、治疗中期（明显出现效果时）和治疗结束后的三个阶段，各在早晨 8 时空腹静脉采用 5ml 即时送检。

二、血清各类蛋白比例测定

对血清各类蛋白比例的测定，采用近代最新方法的醋酸纤维素薄膜和聚丙烯酰胺凝胶盘状两种电泳行为的比较分析方法，以现代生物化学实验方法进行，具体技术操作规程由兰州大学生物系生化教研室完成。

三、实验结果与分析

1. 对 10 例健康人的血清各类蛋白比例的百分比值作为正常值，与患有三类疾病的 24 例患者作对照。10 例正常平均值在醋酸纤维素薄膜电泳区带光级吸收值为：清蛋白 72.84%，α_1 球蛋白 1.27%，α_2 球蛋白 3.99%，β 球蛋白 8.82%，γ 球蛋白 13.09%，以上比例符合资料报道，而其 A/G 比值即清蛋白（A）与球蛋白总和（G）之比值为 2.68。在聚丙烯酰胺凝胶盘状电泳（简称 disc）结果采用图谱的分析方法，如图 21 和图谱 22，图谱 22 是盘状电泳测定的 O、D 值作为纵坐标，电泳区带切片顺序作为横坐标做曲线形成，而盘状电泳区带测得的血清各类蛋白比值与醋酸薄膜测

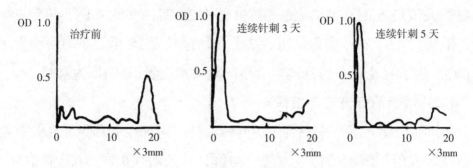

图 21　84 号病例样品 disc 电泳胶柱 3mm 切片 640nm 光吸收曲线

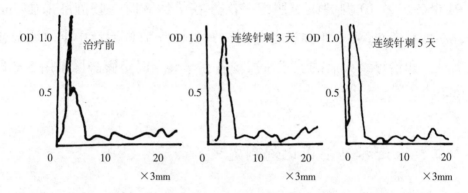

图 22　85 号病例样品 disc 电泳胶柱 3mm 切片 640nm 光吸收曲线

得比值基本一致。

　　2. 24 例分别患三类疾病的患者血清各类蛋白醋酸纤维薄膜电泳区带光吸收分析，分别计算出血清中的清蛋白和球蛋白（在球蛋白中分为 α_1、α_2、β 和 γ 几部分）的百分含量，同时计算其 A/G 比值。24 例结果列表 29，从表 29 分析，24 例患者的血清各类蛋白比例与 10 例正常人值的比例有明显的差异，其中清蛋白明显地普遍低于正常人值，而 α_1、α_2 球蛋白则显著高于正常人值。特别是 γ 球蛋白又显著地普遍低于正常人值。这表明机体不管罹患什么疾病，属于生命本质性的物质基础——蛋白质都会发生变化。这就提示疾病的内在变化与各类蛋白质比例失调分不开。通过针灸治疗，对炎症疾患随着病情好转或痊愈，其蛋白比例失调趋向于正常人值的比例，表明针灸对蛋白比例失调具有调整功能。其 A/G 比值与正常人比较见表 30，从表 30 发现，针灸治疗前在炎症和神经痛两类疾病的 A/G 比值均高于正常人值，但通过针灸治疗后，三类疾患的比值均普遍降

表 29　针灸治疗对血清各类蛋白比例变化

病种与例 数	治疗前后	清蛋白（A）	球蛋白（G）			
			α_1	α_2	β	γ
正常人 10 例		72.84	1.27	3.99	8.82	13.09
炎症 6 例	治前	69.88	4.55	6.67	8.16	11.16
	治中	69.53	3.73	6.22	9.06	12.34
	治后	71.99	3.19	5.79	9.02	13.04
神经痛 10 例	治前	77.83	4.24	4.66	8.99	11.28
	治中	66.32	3.88	4.75	4.54	12.06
	治后	73.06	2.84	3.86	9.04	11.13
心脑血管 8 例	治前	68.83	2.64	6.28	8.49	12.88
	治中	68.37	6.21	6.64	8.87	10.04
	治后	68.81	3.24	6.24	8.34	10.35

低并低于正常人值。特别是炎症患者针灸治疗后比治疗前分别下降了 16.03% 和 18.46%。A/G 比值的下降，意味着球蛋白浓度升高，这就表明针灸治疗具有调动机体免疫功能的作用。

表 30　针灸治疗对血清蛋白 A/G 比值变化

病种	例数	治疗前	治疗中	治疗后
炎 症	6	69.38/25.69=2.72	69.53/31.35=2.22	71.99/31.24=2.30
神经痛	10	83.97/29.17=2.87	61.47/25.23=2.44	71.37/26.81=2.66
心脑血管病	8	68.83/29.75=2.54	68.37/31.25=2.41	68.81/31.56=2.37
正常人	10		72.84/27.17=2.69	

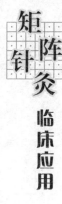
10 例神经痛患者在针灸治疗前的清蛋白含量高于正常人值的 6.32%，针灸治疗后下降了 7.32% 而接近正常人值。总之 24 例患者血清各类蛋白比例失调，无论升高或降低，均通过针灸治疗后调整到正常人值的比例范围，其比值未出现倒置现象，进一步表明针灸治疗的作用具有良性双向调整功能，而不损害机体。

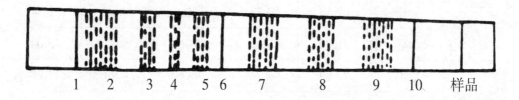

1.前清蛋白　2.清蛋白　3.α球蛋白　4.α球蛋白　5.β球蛋白
7.β球蛋白(IgM)　8. 球蛋白(IgM)　9.球蛋白(IgG)　10.纤维蛋白原

图 23　正常人醋酸薄膜电泳各类蛋白区带

3. 针灸对血清各类蛋白聚丙烯酰胺凝胶圆盘电泳（简称 disc 电泳）行为分析。首先从胶带各区片分别洗脱出蛋白，在 640nm 波长 72 型分光光度计测定 OD 值，计算各类蛋白含量数值及百分比例值，结果与醋酸薄膜电泳所得数值及百分比例值非常接近。

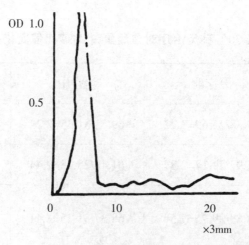

图 24　正常人 disc 电泳曲线

为了比较先将 10 例正常人的各类蛋白含量比例制成图 23 和曲线图谱 24 以作对照，并将用矩阵针灸治疗的 8 例高血压和脑卒中病例中的 5 例，按治疗前、治疗中期和治疗结束后三个阶段检测的各类蛋白比值，分别制成图 25~27 与正常人值对照分析，结果发现在矩阵针灸治疗前，disc 电泳洗脱越线 5 例均为显著的异常，通过治疗后曲线均趋于正常值的情况，表明针灸对血清蛋白比例失调具有显著的调整功能。图 25 为针灸治疗前显示清蛋白异常降低，而球蛋白出现异常高峰。通过连续针灸治疗 3 次和 5 次后，清蛋白出现正常高峰，而球蛋白亦恢复为正常曲线；图 26~27 在针灸治疗前清蛋白出现两个以上的异常高峰，通过针灸治疗后其蛋白比例均被调整到正常状态，这些病人的病情也得到好转或痊愈。由此可见，蛋白比例失调得到调整能平行地反映针灸的医疗效果。

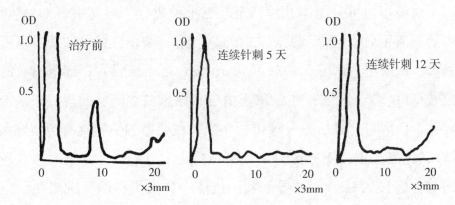

图 25　86 号病例样品 disc 电泳胶柱 3mm 切片 640nm 光吸收曲线

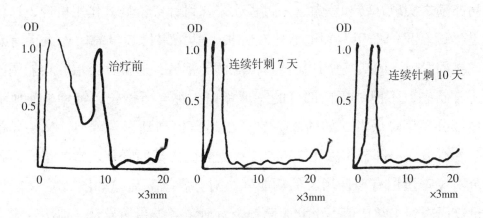

图 26　87 号病例样品 disc 电泳胶柱 3mm 切片 640nm 光吸收曲线

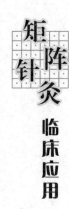

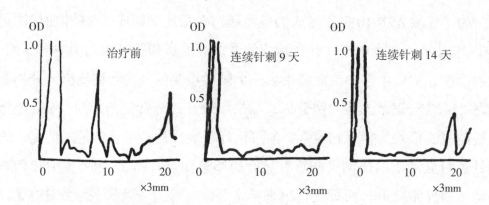

图 27　97 号病例样品 disc 电泳胶柱 3mm 切片 640nm 光吸收曲线

四、讨论

　　人血清蛋白可分出十几种乃至二三十种成分，但其主要部分包括有：微弱的前清蛋白，区带（见图 23 的最前端）；清蛋白的主要成分占百分比例最大；α 球蛋白部分，一般可见 α_1 和 α_2 两个区带；β 球蛋白有时也可分出 β_1 和 β_2 两个区带；在 β 球蛋白与 γ 球蛋白之间常出现一条区带，称为运铁蛋白区带；最后是 γ 球蛋白序列，在此序列中包括有免疫球蛋白 A（IgA）、免疫球蛋白 M（IgM）、免疫球蛋白 G（IgG），分辨率高者还可能分出其他区带如 IgE、IgD 等。利用血清中各类蛋白的比例变化，分析各种病理条件对机体功能的影响及针灸治疗使血清蛋白比例失调得到调整，疾病亦随之实现好转和痊愈这一过程，来探讨针灸治病的作用机理，这仅仅是尝试。我们采用两种电泳比较分析，其结果比较可靠，而且很有意义。我们发现不同疾病所致血清蛋白比例异常者，通过针灸治疗均能调整到正常状态，不但球蛋白部分的 γ 球蛋白大都有所增长，特别是使血清蛋白部分显著降低者（如图 25）针灸能迅速提高到正常范围，又使异常增高的血清蛋白部分（如图 26~27）针灸能促使其回降到正常状态。而且针灸对 γ 球蛋白有普遍增长的功能外，对异常增高者（如图 25）又能使其迅速回降到正常比值，由此表明针灸对血清各类蛋白异常，即不管哪个成分的蛋白质比例失调均具有调整的功能，这是一个重要的发现。因为蛋白质对机体的重要性，无论对病理损害的修复或重建，还是组织新生均离不开蛋白质，正如恩格斯在《辩证法与自然科学》中所说："生命是蛋白质存在的方式，这个方式的重要因素是在于与其周围的外部自然界不断地新陈代谢，而且这种新陈代谢如果停止，生命也就是随着停止，结果便是蛋白质解体"。按照病理学观点，蛋白质代谢障碍会造成多种病理性改变或发生疼痛。而蛋白质比例失调如清蛋白异常会形成肝病或水肿已为医生们熟悉；γ 球蛋白异常发生免疫性疾病亦为医生们了解。针灸能够调整各类蛋白比例失常，正是能够治疗多种疾病的重要的物质基础之一。中医学对针灸治病的作用机理认为是通过经络腧穴，达到"疏通经络"、"均衡气血"、"调和营卫"等来实现治疗脏腑经络病症的，卫、气、营、血都是体内于经脉中流通着的重要物质，属于体液也包括血液在内，以及某些复杂的功能部分。卫、气着重体现在功能或动力上，营、血则是机体不可缺的营养物质，联想到人血清各类蛋白质是机体内的重要物质，既是营养成分的重要部分，又是形成免疫机能的重要成分。和中医理论中所指的卫、气、营、血的内容很有接近之处。卫气主要表现在防御机能方面，营气着重在于营养功能，如《难经三十二难》："血为营，气为卫，相随上下，是谓营卫"。营是营养，繁荣；卫是保卫、捍卫。这与蛋白质的功能亦有近似之处。由此可见针灸治疗上的"调和营卫"作用，和我们实验讨论的调整蛋白比例异常的功能可能是一致的。

第十二节　矩阵针灸对全血胆碱酯酶活力的影响

为了探讨针灸治病的作用机理，甘肃省中医院针灸科于 1979 年 10 月和兰州大学生物系生化教研室原室主任张尔贤教授合作，对部分住院和门诊的病人在进行针灸治疗前后检测其全血胆碱酯酶活力变化，来观察胆碱酯酶活力变化与疾病的关系及针灸治疗对其变化的影响，进而用以探讨针

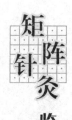

灸治病的机理问题。为了有比较，我们首先测定了 10 例健康献血员的全血胆碱酯酶活性作为本次研究的对照。

一、材料与方法

（一）临床资料

共计观察 44 例患者，其中男性 33 例，女性 11 例；年龄 24~69 岁，平均年龄为 39.72 岁；病程最短者 3 天，最长者 6 个月，以 1~3 个月者 32 例，占 73%。疾病分类：44 例中住院病人 18 例，疼痛性疾病 15 例包括坐骨神经痛、风湿性肌肉关节痛、腰椎骨质增生所致腰腿痛、肠炎所致腹痛和消化性溃疡引起胃痛等，非疼痛性疾病 3 例包括高血压中风偏瘫和神经衰弱；门诊病人 26 例中，非疼痛性疾病 18 例，包括面神经麻痹、高血压、性功能障碍等，疼痛性疾病 8 例包括三叉神经痛、因血管舒张性头痛等。针灸治疗：除对胃痛、腹痛、头痛等采用矩阵针灸外，其他的以循经取穴、辨证施治的方法治疗。住院病人每日治疗 1 次，连续治疗观察 9 日，结果：痊愈 6 例占 33.33%，显效 2 例占 11.11%，好转 5 例占 27.28%，尚无效 5 例占 27.28%。9 日总有效率为 71.22%。对疗效差者还继续治疗。对门诊病人仅观察 1 次针灸治疗的效果，结果：显著好转者 7 例，症状反跳性加重 4 例，其他 15 例尚无变化。

（二）全血胆碱酯酶（简称 CHE）活力测定

采用羟胺比色法。用 pH7.2 的磷酸缓冲液溶血，经 37℃预热后准确加入 1ml 0.07μmol/L 氯化乙酰胆碱（ACh-cL）作为胆碱酯酶的催化底物，37℃恒温水溶水介 30 分钟后，迅速准确地加入新鲜碱性羟胺，摇匀，使未被水解的乙酰胆碱生成肟胺化合物，然后在酸性环境中加入 10% 三氯化铁后形成棕红色的络合物。蛋白混浊经用滤纸滤去，滤液在 72 型分光光度计 540nm 波长比色，获得 O、D 值，最后经数学处理，以乙酰胆碱 20μl 全血，30 分钟，37℃表示全血胆碱酯酶的活力，并以胆碱酯酶活力高低结合临床比较分析针灸治疗的效果。

（三）血样采集

供测定的血液样品，均应用血色素吸管，准确吸取全血 20μl 并立即滴于滤纸上，每次每例采集 6 个同样的样品供做平等测定和分析用，每次取 6 个样品的平均值。把载有血样的滤纸贮存于干燥硅胶器内置于冰箱内待测定用。

采血样的次数与时间：采样时间均在上午 9 时 30 分进行；采集次数对住院病人作长时间的观察分析，分别针灸治疗前，每日治疗 1 次，连续治疗 3~5 次，和治疗 6~9 次的三个阶段治后 30 分钟各从静脉采血 1 次，共计 3 次；对门诊病人只对初诊患者第一次接受针灸治疗前和治疗后的 30 分钟各从耳垂采周围血样 1 次。为了比较，选用了 10 例健康献血员静脉和耳垂两种方式同时采血测定，采血时间同样在上午 9 时 30 分进行。所测结果作为正常值对照。

二、结果与分析

（一）10 例健康人全血 CHE 活力

为了比较静脉血样和耳垂血样对 CHE 活力所存在的本底差异，并与住院病人的静脉血和门诊病人的耳垂血分别对照。所以，我们取了不同部位的两种血样。结果表明，健康人静脉血样的 CHE 活力平均值为 3.025±0.42；耳垂血样的 CHE 活力平均值则为 2.608±0.38。两种部位的血样结果存在明显的差异。用这两项数据作为正常人值对照，并比较分析针灸治疗前后 CHE 活力变化，用以探讨针灸治病机理的一个方面。

（二）18 例住院病人从静脉采血进行 9 日针灸治疗

9 日针灸治疗的整个疗程时间内 CHE 活力变化分三次的血样分析见表 31，从表 31 分析 18 例住院病人静脉血 CHE 活力在针灸治疗前均值明显低于 10 例正常人均值，病人为 2.77±0.12，而正常人则为 3.02±0.19，通过针灸治疗 3~5 天阶段，病人的 CHE 活力回升为 2.85±0.09，上升了 10.29%，治疗到 6~9 天时，继续升高为 2.89±0.2，比治疗前上升了

10.43%。这就提示针灸治疗有使降低的 CHE 活力升高的作用。结合临床医疗效果分析，在 18 例住院病人中的 15 例是疼痛性的疾病，这 15 例的 CHE 活力尤为低下，在治疗前的平均值为 2.47±0.17，这可能是由于某些原因导致体内乙酰胆碱释放过多而集聚，不仅引起疼痛，而且使水解乙酰胆碱的胆碱酯酶消耗致其活力降低。通过针灸治疗 3~5 天时，15 例中的 6 例疼痛显著缓解，他们的 CHE 活力也显著升高，6 例平均值为 2.98±0.19，与治前比较差异显著（$P<0.05$）。相反，有 4 例治疗后出现反跳性疼痛加重，这 4 例的 CHE 活力也显著下降到 2.37±0.14，这就表明胆碱酯酶活力是与镇痛有关的物质之一，即针灸治疗的镇痛作用和全血胆碱酯酶活力升高是一致的平行关系，反之，胆碱酯酶活力降低则疼痛加重。但是，3 例非疼痛性病，对针灸治疗的效果似与胆碱酯酶活力增减关系不大，如 3 例中的 1 例中风偏瘫后遗症，针灸治疗后全血胆碱酯酶活力显著升高，但未出现临床疗效；而 1 例神经衰弱患者针灸症状明显改善，但他的 CHE 活力呈下降趋势。

表 31　18 例静脉血 CHE 活动在针灸前后

类别	例数	例数	针灸前均值±SD	针灸后均值±SD	
				3~5 天	6~9 天
病人	18	18×6	2.77±0.12	2.85±0.09	2.89±0.2
正常人	10	10×6	3.02±0.19		

（三）26 例门诊病人从耳垂采血样测定

第一次针灸治疗前后的全血 CHE 活力变化列表 32，从表 32 看出，26 例门诊病人第一次针灸治疗前后，从耳垂采血测得的 CHE 活力不仅两次没有多大变化，而且两次均明显高于正常入耳垂血的 CHE 活力。但是，从不同病种的临床疗效分析，一次针灸治疗前后的耳垂血 CHE 活力变化在 26 例中的 8 例疼痛病患者中，症状明显减轻，他们的 CHE 活力从治前的 2.62±0.68，治后 30 分钟显著上升为 3.04±0.76（$P<0.05$）。相反，有 3

例疼痛略有加重，他们的 CHE 活力也略有降低，从治前的 2.66±0.14 治后降为 32.32±0.19（但不影响以后的疗效）同样反映了胆碱酯酶活力是与镇痛有关的物质之一。但对非疼痛性疾病的 CHE 活力增减与临床疗效关系不大，如对 11 例面神经麻痹病人中针灸治疗后有 4 例收到显著好转的效果，但他们的 CHE 活力由治前的 2.95±0.27 治后降低为 2.85±0.3。反之，1 例中风偏瘫针灸治后 CHE 活力明显上升，但未见临床效果。这就提示针灸对机体内活性物质的调整功能，因疾病不同而有选择性和针对性的调整功能。

表 32　针灸治疗前后耳垂斑 CHE 活力变化与正常人值比较

类别	例数	样品数	针灸前均值±SD	针灸后均值±SD
病人	26	26×6	2.81±0.14	2.82±0.11
正常人	19	10×6	2.61±0.2	

三、讨论

胆碱酯酶（CHE）是一种广泛存在于机体各个部分（在体表尤为丰富）的催化调节物质，它既和神经功能密切相关，又有体液的特点，它是神经、体液调节系统中的重要物质之一。一切神经组织和神经末梢的兴奋，都必须有乙酰胆碱和胆碱酯酶的作用，否则就不能保持生物机体的动态稳定。特别是交感神经的兴奋需要乙酰胆碱的作用，而副交感神经的兴奋则必需胆碱酯酶的功能。所以交感神经的生理活动受它们的控制。

胆碱酯酶的活力，在于使乙酰胆碱水解而降低乙酰胆碱的作用，但是，某些抑制因子或病理因素会使胆碱酯酶的活力减弱。有资料表明乙酰胆碱本身是一种致痛物质，病理因素又能导致水解乙酰胆碱的酶——胆碱酯酶的活力下降，于是乙酰胆碱就会较多的释放，到达一定限度时，就可能引起疼痛。在针灸治疗的作用下，疼痛缓解或消失者，基本上都是胆碱酯酶活力增高者。这与本节观察和实验结果完全一致。中医理论中针灸医疗的镇痛作用，认为是"疏通经络"（不通则痛，通则不痛）实现的；也有认为"痛为气血不和，营卫不行故也"，所以针灸止痛则需"调和气血"、"运行营卫"来实现。中医对痛原因的认识有："一方气聚，则为一方实，其实者为痛"，这与上述文献报道的乙酰胆碱释放过多，集聚浓度升高引起疼痛的观点非常接近。所以，乙酰胆碱可能是中医所指"气"的内容之一。我们认为经络与神经密切相关，而介质、体液与气血也密切关联。虽神经不等于经络，但经络的作用却包括神经功能在内，经气指的营卫气血，其中的卫气与介质，营气与体液，虽然是两种理论体系，但分析其功能有近似之处。我们运用中医理论指导下进行针灸治疗，特别是对痛症的针灸镇痛作用较好的病例，都提高了他们的全血胆碱酯酶活力，反之，针灸治痛有时出现反跳现象的疼痛加重时，其胆碱酯酶活力也呈下降，这就表明胆碱酯酶是与镇痛有关的物质之一。

第十三节　矩阵针灸对人体无机盐类物质的影响

无机盐类物质，虽然不是直接供给机体的热能性营养物质，它们是机体不可缺少的物质。因为无机盐类物质对机体具有很高的生理、病理反应性。其中有的（钾、钠）可使神经肌肉的兴奋性增高。有的（钙、镁）能使神经肌肉的兴奋性降低。它们还对心血管系统具有明显的影响。因此，它们的含量浓度过高或过低，都会影响到生物的动态稳定性，或造成疾病，或加重原有的病情，甚至危及生命，导致死亡。它们还体现在对机体能够调节和维持体液的酸碱平衡；调节与维持体内渗透和水分的平衡。所以，医生们都非常重视对无机盐类含量浓度的生物化学检测，借以了解病情和指导治疗。为了探讨针灸治疗的作用机理，甘肃省中医院针灸科与检验科合作，于 1989 年 10 月对新入院的患者在针灸治疗前和治疗过程中分阶段进行了血清中钾、钠、氯、钙、磷五种物质的含量检测，观察其动态变化。

一、材料与方法

（一）临床资料

观察新入院的病人共 25 例，其中男性 18 例，女性 7 例；年龄最小者 21 岁，最大者 64 岁，平均年龄为 36.16 岁；病程最短的 8 天，最长的 180 天，平均 56 天。所患病种有：急性坐骨神经痛，风湿性关节炎，脑卒中偏瘫，以及肠炎等病，入院确诊后，在同一生活饮食控制条件下，进行针灸治疗每日 1 次，连续 5 天。在治疗前、治疗 3 天和治疗 5 天的三个阶段，早晨空腹静脉采血 5ml 送检。

（二）血清无机盐类测定

应用检验科常规试验操作法进行：钾、钠采用火焰光度计测定；氯用硝酸汞滴定法；钙用浊皂液比钾法；磷用硫酸亚铁比浊法。

（三）对照组设立

选用健康献血员 15 例，每天早晨空腹采用 1 次，连续 3 天测得的结果取平均值，作为实验的正常值对照。

二、结果与分析

对 25 例患有四种急慢性疾病的患者，通过循经取穴，辨证施治，其中的脑卒中和肠炎用矩阵针灸治疗连续 5 天后，临床症状基本缓解者 7 例，占 28%，有不同程度好转者 16 例，占 64%，尚未见效的 2 例，占 8%。总有效率为 92%。

对 25 例患者在针灸治疗前和连续治疗 3 天、5 天的三个阶段，分别测定了血清中钾、钠、氯、钙、磷五种无机盐类物质的含量。为了比较首先测定 15 例健康献血员的数值作为正常值。用正常值对照 25 例患者在针灸治疗过程的血清钾、钠、氯、钙、磷的动态变化，其测定结果列表 33、34，从表 33、34 可以看出，25 例患 4 种急慢性疾病的患者，他们血清中无机盐类物质的含量与正常值比较，存在着显著的差异性，即钾、钠、磷 3 种显著地低于正常人值，但氯和钙两种则明显高于正常人值。这就表明任何疾病，无论感染性疾病还是生理功能损害性障碍的疾病，都能影响到机体内在的生化物质含量变化。通过针灸治疗 3 天时，治疗前低于正常值的钾、钠、磷三种无机盐明显回升，平均回升率分别为：钾增加 0.33，钠增加 0.72，磷增加 0.1，至连续针灸治疗 5 天时，它们在继续上升，平均增加分别为：钾 0.36，钠 5.67，磷 0.36，以上三种的升高数值经统计学处理，与治疗前相比均 $P<0.05$，有显著性意义。在针灸治疗前高于正常值的氯和钙两种，在针灸治疗 3 天，氯有少许升高现象，增加了 0.16，至治疗 5 天时显著降低，下降了 7.79。与治疗前比较 $P<0.05$，差异显著；而血清钙的含量，虽然在针灸治疗前明显高于正常值，但从针灸治疗开始后一直处于下降趋势，针灸 3 天时下降了 0.31，5 天时继续下降比治前降低了 0.34。而在钙含量继续下降的同时，与钙有拮抗作用钾含量继续升高，这是符合机体内在生化物质动态平衡需要的，正好表明针灸治病的机理之一，为调整生物化学方面的无机盐类含量的生理平衡。

表 33　15 例健康人血清钾、钠、氯、钙、磷含量

项目	例数	钾、钠、氯、钙（mg 当量/L）、磷（mg%）			
		第一次	第二次	第三次	平均值
钾	5	4.8	5.6	5.2	5.2
钠	15	140	145	135	140
氯	15	100	96	106	100.66
钙	15	4.5	5	5	4.83
磷	15	4	3.5	4	3.83

表 34　25 例患者针灸治疗前后血清钾、钠、氯、钙、磷含量变化

项目	例数	针灸前	针灸治疗后（mg 当量/L）		P
			第三天	第五天	
钾	25	4.18±1.29	4.97±0.66	4.98±0.75	<0.05
钠	25	109.44±62.5	110.24±6.88	110.50±8，65	>0.05
氯	25	106.78±14.5	108.82±17.02	104.37±0.64	<0.05
钙	25	5.54±0.45	5.23±1.7	5.20±0.64	>0.05
磷	25	3.74±1.25	3.84±1.01	4.0±1.5	<0.05

在针灸治疗过程中，其无机盐类物质含量变化，降低者升高，升高者下降的情况，与外界因素无关，因为在治疗前就规定了治疗饮食及摄入量在观察一周期间不增减，而其无机盐类物质的升降变化，完全是针灸的治疗作用在机体内在物质生理稳定需要的调整功能达到的。在临床观察中，25 例患四种疾病的患者中，普遍食欲提高，感到治疗前的饮食量已吃不饱；睡眠亦有改善，特别是精神状态普遍好转，浑身比治疗前有劲，四肢力量增加，这些整体状况的改善，和体内无机盐类物质得到显著的整体调整是分不开的。

三、讨论

对无机盐类物质的生物化学检测，早已被临床应用于检测病理情况下的生理平衡状态，并指导治疗用药。但针灸治疗对无机盐类含量变化的影响，在国内少有报道。我们对 25 例患神经痛、风湿病、脑中风偏瘫、肠炎等四种急慢性疾病的成年男女患者，在针灸治疗前和针灸治疗观察 5 天的过程中，分别治疗前、每天针灸 1 次连续治疗 3 天和 5 天的三个阶段，各测定血清中钾、钠、氯、钙、磷五种盐类物质的含量变化，用于探讨针灸治疗对其变化的影响，结果表明 25 例患者，在针灸治疗前，他们的血

清钾、钠、磷 3 种物质显著低于正常人值，而血清氯、钙则又明显高于正常人值。通过针灸治疗 3 天时，低于正常值的钾、钠、磷明显回升，而高于正常人值的钙也明显回降。针灸 5 天时，仍然是钾、钠、磷含量继续上升，而钙含量继续下降。只有氯含量在针灸前就略高于正常人值，而在治疗 3 天时又有少许上升，但在治疗到 5 天时显著降低到正常人值范围。这就表明一旦机体罹患疾病，不管患了什么病，都有可能造成机体内生物化学物质变化失调，致使生理状态失去稳定状态而产生不适、乏力、失眠、精神不振、食减以及出现疼痛或情绪不稳定等。通过针灸的治疗作用致使体内的生化物质失调情况得到调整后，患者的食欲增加、睡眠改善、精神振奋、情绪也稳定下来等。这些变化与机体内降低的钾、钠、磷升高和升高的氯、钙降低是平行的。这就考虑到针灸治病的作用机理的一个方面，是调整了体内无机盐类含量变化而实现的。因为在临床症状得到改善的同时，血清中无机盐类含量变化也趋向于正常值范围的或升或降是相关的。特别是它们或升或降的范围没有超出正常人值，显示了针灸治疗作用的特点是良性反应的生理调整功能，而无不良副作用的有力证明。

在中医药学中，早就把自然界盐类物质当作药物广泛应用于临床医疗上，就连广大群众都有在大病久病中常用食盐定神的常识。在《本草纲目·卷十一》中，专门论证盐类物质的药理性能和治疗上的应用，认为盐类物质一般具有"坚筋骨"、"除风邪"、"调和脏腑"、"令人健壮"、"助水脏"、"凉血润燥"、"解毒"、"止血"、"滋三味，止渴、除烦"、"柔肌肤"、"明目镇心"、"补益精气"以及"养胃消谷、推陈致新"等等。这些理论和现代生物化学对盐类的试验结果是相吻合的。值得提出的是，在不增减盐类投服量的情况下，用针灸的治疗作用，调整机体内自身的盐类物质含量趋向于生理平衡的变化，这是一个有意义的发现。

第十四节　矩阵针灸对正常动物
血液流变学影响

通过应用矩阵针灸治病的效果及机理的实验研究，我们已初步了解矩阵针灸具有抗炎、灭菌、防毒、解毒，提高免疫机能，纠正生理功能紊乱，调整物质代谢障碍，促进病理损害的修复与重建以及促进病体尽快康复等作用。为了探讨矩阵针灸对血液流变学方面的影响，即矩阵针灸有无"活血化瘀"改善血液循环的作用，甘肃省中医院和甘肃省皇甫谧针灸研究所于 1984 年 8~10 月间进行了本项实验研究，结果如下。

一、材料与方法

（一）实验动物

选用体重在 20~23kg 的健康家犬 20 只，年龄为 2~5 岁，雌雄兼用，随机分为矩阵针灸组、只灸不针组、不针灸对照组三组同步进行实验观察并进行比较分析。

（二）针灸穴方与方法

1. 矩阵针灸组：穴方为与人体相应解剖部位的穴名命名，用下脘、神阙、气海、天枢（双）、足三里（双）。除神阙穴艾灸 2 状，每状用艾绒 2g 外，其余各穴均针刺，针刺深度及提插捻转的手法、频率和时间均保持一致，留针 15 分钟，每日 2 次，连续 3 天（均在上午 8 时和下午 4 时）。

2. 艾灸组，在神阙穴艾灸 2 状，每状用艾绒 2g，每日 2 次，连续进行 3 天。

3. 血液流变学测定方法：样品采集，均在早上空腹时从犬后肢静脉采血 10ml，缓慢注入肝素抗凝剂试管 5ml 摇匀送检，另 5ml 收于不抗凝

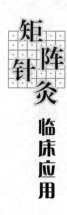
试管制备血清用。

血沉测定：用魏氏红细胞压积容量管吸入抗凝血液 1ml，置于 25℃水中静置 1 小时，观察并记录沉降数值。

红细胞压积测定：测试血沉后的红细胞压积容量管立即经 3000 转/分，离心 30 分钟，观察并记录压积数值。

血沉方程 K 值=血沉率/红细胞压积。

全血黏度比测定：采用无锡产 SDZ-3 型自动电子计时黏度计，在 25℃水浴中测定 0.8~1ml 全血通过长度为 8cm，内径为 0.6mm 的毛细管所需要的时间与同体积生理盐水所需要时间的比值。

血浆黏度比测定：观察 0.6~0.8ml 血浆通过长度为 8cm，内径为 0.4mm 的毛细管所需要的时间与同体积生理盐水通过所需要时间的比值。

全血还原黏度=全血比黏度-1/红细胞压积。

血清纤维蛋白原测定：采用硫酸铵盐析法。

血清总胆固醇测定：采用硫酸铁显色法。

血清甘油三酯测定：用乙酰丙酮显色法。

β-脂蛋白测定：采用肝素氯化锰比浊法。

二、实验结果

对健康动物（家犬）在矩阵针灸和艾灸神阙穴处理前 1 天和连续针灸 3 天、停针灸后 3 天的三个阶段，各分别采血 1 次，观察矩阵针灸和艾灸神阙穴对血液流变学各项指标的变化，与不针灸处理的对照组进行比较分析，结果列表 35 和表 36，从表 35 和表 36 中所见，红细胞压积试验在矩阵针灸组连续针灸 3 天时，比对照组升高 3.48，而艾灸组上升 7.6，但在停止针灸 3 天时，均下降并接近对照组值，表明矩阵针灸能增加动物的红细胞压积，而单纯艾灸的作用更明显。从其他 5 项指标分析，血沉在矩阵针灸组明显下降并呈继续下降趋势，但在纯灸组则显著升高而后下降；血沉方程 K 值变化与红细胞变化一致，矩阵针灸后略有上升而纯灸组显著上升并且上升呈持续趋势。血浆黏度在矩阵针灸后明显而且继续降低，但艾灸组相反，则持续上升；全血黏度和全血还原黏度的变化规律，和血浆黏度变化一样，即在矩阵针灸组针灸 3 天时明显下降，至停止针灸 3 天时仍然呈下降趋势，但单纯艾灸组则显然不同，在灸后 3 天显著升高，至停止灸后 3 天时回降到对照组的水平，这就表明矩阵针灸能使血液的黏滞性降低而促进血液流速加快，因而有改善机体的血液循环作用。但纯艾灸则情况显然不同，灸后能加强血液的黏滞性，提示艾灸神阙穴能使机体的血液流速减慢。

表 35　矩阵针灸和艾灸神阙前后血黏度变化

组别	时　间	血糖黏度	全血黏度	全血还原黏度
对照组		1.63±0.22	3.91±0.32	5.79±0.64
矩　阵 针灸组	针灸 3 天 停针灸 3 天	1.56±0.06 1.48±0.09	3.68±0.24 3.83±0.35	5.07±0.53 5.74±0.97
艾　灸 神阙组	针灸 3 天 停针灸 3 天	1.66±0.09 1.74±0.08	4.2±0.18 3.85±0.09	5.55±0.14 5.44±0.13

表 36　矩阵针灸和艾灸神阙前后血沉与血沉方程 K 值变化

组别	时　间	红细胞压积	血　沉	血沉方程 K 值
对照组		50.9±1.63	2.05±1.3	3.14±1.86
矩　阵 针灸组	针灸 3 天 停针灸 3 天	54.38±3.75 51.0±2.15	1.88±1.44 1.60±0.81	3.41±2.81 2.42±0.58
艾　灸 神阙组	灸 3 天 停灸 3 天	58.35±40.64 52.42±1.42	4.0±3.12 2.92±0.52	6.69±4.58 5.77±1.26

　　为了能从多方面探讨矩阵针灸对血液流变的作用，我们还对能影响血液流变的血液中大分子物质的血脂类含量变化，同时进行了检测，将实验结果列表 37。从表 37 发现，矩阵针灸 3 天和停止针灸 3 天时，甘油三酯

显著下降。分别下降 18.64% 和 14.52%，艾灸神阙组也明显下降，但没有矩阵针灸组显著；β-脂蛋白和纤维蛋白原在矩阵针灸组也明显降低，分别下降 10.1% 和 18.1%，但艾灸神阙组则均升高，分别升高了 9.9% 和 7.75%，而总胆固醇含量在矩阵针灸组略有上升，艾灸神阙组则下降而后升高。这就提示矩阵针灸降低血脂类大分子物质的成分，降低血液黏稠度的作用比艾灸神阙穴明显，同样反映了矩阵针灸能使血液流速加快，而艾灸则使血液流速减缓。

表 37　矩阵针灸和纯艾灸前后血脂类含量变化

组别	时　间	总胆固醇	甘油三酯	β-脂蛋白	纤维蛋白原
对照组		179.1±52.7	72.9±27.5	267.2±76.9	275.0±77.8
矩阵针灸组	针灸 3 天 停针灸 3 天	145.0±42.5 187.0±22.6	49.53±18.36 59.27±12.87	270.67±70.01 256.0±49.96	355.0±56.0 253.33±153.33
艾灸神阙组	灸 3 天 停灸 3 天	145.0±42.5 187.0±22.6	49.53±18.36 59.27±12.87	270.67±70.01 256.0±49.96	355.0±56.0 253.33±153.33

三、讨论

本实验选用的动物系兰州市郊县永登县树屏乡农民家喂养的家犬，虽是土种犬，但这些犬均是 1960 年的一雄一雌犬的后代已经扩大繁殖到 21 代以上，可为纯种系犬。所以，它们虽存在个体差异，而个体差异比杂种犬小得多。

20 只犬购进后先喂养观察一周未发现异常情况，然后又进行检疫和体格检查并证明全部是健康犬。在实验前又进行调教培训 20 天，使犬能基本服从实验人员的指挥，并能自觉上下实验台时，最后开始进行针灸和采血实验工作。所以，实验指标的变化很少有强迫动物造成的因素。实验结果表明，经用矩阵针灸处理连续 3 天时，全血黏度比、全血还原黏度、血浆黏度比等指标，均有不同程度的降低。因为血液黏度是反映机体的血液黏滞性变化的指标，也是影响血液灌流状态的重要因素。结果表明矩阵针灸对机体具有降低血液黏滞性的作用，从而能加快血流速度，达到改善血液循环之目的。以至实现"活血化瘀"的功能。但是艾灸神阙穴则无此作用，甚至可能使血液循环减缓。

血浆黏度的高低与血浆中大分子物质含量多少密切相关，大分子成分如胆固醇、血脂、脂蛋白等，特别是纤维蛋白原属于链状高分子化合物，它能在血浆中形成网状结构，影响血浆流动，致使血浆黏度升高。实验结果表明矩阵针灸能降低血浆中纤维蛋白原、甘油三酯和 β–脂蛋白的含量，致使血浆黏度降低，从而能够改善机体的血液循环达到活血化瘀的目的。但是，单纯艾灸神阙穴则无此作用。

第十五节　矩阵针灸治疗突发性耳聋的疗效观察

突发性耳聋亦称突聋，是一种突然发生原因不明的感音神经性耳聋，患者的听力一般在数分钟、数小时或 1~2 天内下降至最低点，少数患者可以在 3 天以内，可伴有耳鸣及眩晕，多为单耳发病。目前主要以药物加高压氧治疗为主，效果均不甚理想。从 2007 年 7 月~2009 年 6 月采用甘肃省中医院金安德主任医师首创的矩阵针灸结合常规治疗突发性耳聋 23 例，取得满意效果。

一、治疗对象与方法

（一）临床资料

治疗的 42 例患者全部为甘肃省中医院针灸科住院患者，均符合 1997

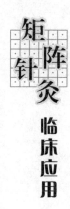

年中华医学会耳鼻咽喉科分会颁布的标准。随机分为两组，治疗组 23 例，其中男 14 例，女 9 例，年龄 21~73 岁，单侧发病者 18 例，双侧发病者 5 例，共 28 耳，病程 1 天至 2 月；对照组 19 例，其中男 11 例，女 8 例，年龄 23~69 岁，单侧发病者 16 例，双侧发病者 3 例，共 22 耳，病程 1 天至 2.5 月。两组年龄、性别均无显著性差异。

（二）治疗方法

所有入选患者均给予药物治疗，给予能量合剂，并最初 3 天地塞米松 10mg 加入上述注射液 250ml 静脉滴注，1 次/天；以后 3 天地塞米松减为 5mg 静脉滴注，1 次/天，同时每天静脉滴注 0.9%NS250ml+银杏达莫 30ml ivgtt，1 次/天。并配合口服西比 5mg，1 次/天，连续治疗 1 月。同时给予高压氧治疗，压力为 0.1MPa，加压 20 分钟后稳压间歇吸氧 70 分钟，然后减压出舱，共历时 120 分钟，10 次为 1 疗程，每疗程后休息 3~5 天，高压氧共治疗 2 个疗程（20 次）。两组治疗期间均嘱患者避嘈杂吵闹环境并避免服用听力损伤药物。伴高血压、糖尿病及高脂血症患者均需积极控制血压、血糖及血脂在正常范围内。治疗组在使用上述治疗同时予矩阵针刺治疗。选取四中穴（四神聪穴各旁开两寸）、头颞穴（太阳穴后一寸与耳尖平行处）和风池穴共 8 穴组成矩阵穴方，配穴双侧翳风、外关。以对称平行针刺法，每周连续针刺 5 日后休息 2 日，15 次为 1 疗程，连续治疗 2 个疗程。

二、治疗结果

（一）疗效评定标准

1. 痊愈：0.25~4kHz 各频率听阈恢复至正常或达健耳水平或达此次患病前水平。

2. 显效：上述频率平均听力提高 30dB 以上。

3. 有效：上述频率平均听力提高 15~30dB。

4. 无效：上述频率平均听力改善不足 15dB。

118

（二）疗效观察

见表 38、39。

表 38　两组治疗临床疗效比较

组别	例数	痊愈	显效	有效	无效	有效率 (%)
治疗组	23	4	7	10	2	91.3
对照组	19	2	4	7	6	68.4

注：与对照组比较，$P<0.05$。

表 39　两组治疗前后听力比较（$\bar{\chi}\pm s$）（单位：db）

组别	病耳数		0.25kHz	0.5kHz	1kHz	2kHz	4kHz
治疗组	28	治疗前	48.39±14.60	53.75±16.59	52.32±12.94	53.04±12.79	53.93± 15.54
		治疗后	30.71±19.57	29.82±18.68	30.00±19.05	32.32±20.16	29.29± 19.71
对照组	22	治疗前	51.18±13.85	53.63±11.77	57.95±13.33	53.41±14.51	52.57±9.97
		治疗后	34.32±15.14	31.82±15.16	41.36±19.46	41.82±15.63	42.05±12.60

注：与治疗前比较，$P<0.05$，与对照组比较，$P<0.05$。

三、讨论

突发性耳聋发病率为每年 5/10 万~20/10 万，目前其发病率有日益上升之趋势。其发病原因尚不甚清楚，一般认为内耳血循环障碍、病毒感染及自身免疫反应可能是主要的病因。目前临床上主要采取扩血管、抗凝、抗病毒、激素及高压氧等各种综合治疗改善内耳微循环，促进供氧。采用矩阵针灸治疗配合药物及高压氧治疗，取得满意疗效。突发性耳聋属于祖国医学"暴聋"范畴。传统针灸治疗多以耳周局部取穴配合远端辨证取穴。矩阵针灸是以矩形阵列的法则，把针灸穴方布置成三维空间的框架形式，用以包围病例损害部位，并进行合理针灸调治的法术。头部矩阵针灸八穴包绕病变耳部，通过近端取头部八穴，使之前后上下形成阴阳交替，共组成空间立体结构，达到治疗耳部疾病的目的。《素问·阴阳应象大论》曰："清阳出上窍，浊阴出下窍。"耳居于头面部，属上窍，所以清阳失职则上窍不利。头为清明之府，诸阳之会，选取头顶四神聪旁开之四中穴，可以调理清阳，使上窍气机通利。而手、足三阳经均循行于头部，且经过耳周或入耳中，故头部腧穴可以通过手、足三阳经通调耳部经气。头颞穴及风池穴分布于耳周，可以达到直接通调经气的作用。以上诸穴相配，共同发挥调理耳部经气的作用，耳部经气通畅，从而诸症皆除。现代医学认为改善内耳微循环，提高微血管血流是治疗本病的主要关键。目前认为针灸治疗耳聋的作用机制，一般认为有如下几个方面：一是阻止毛细胞坏死，二是提高耳蜗功能，三是改善局部血液循环，四是提高听中枢皮层诱发电位波幅。矩阵针灸作为一种独特的针灸方法，其治疗神经性耳聋的作用机制与普通针刺方法相同。因听觉中枢在头部水平投影及垂直投影位于头部矩阵八穴中头颞穴及四中穴附近，而头皮部血管丰富，刺激头部穴位可更好地促进局部血液循环，更有利于调节大脑皮质如听觉中枢功能。矩阵针灸可能更重要地调节内耳血管舒缩功能，改善内耳神经的营养供给，从而达到消除症状的目的。故药物及高压氧治疗联合应用矩阵针灸治疗可以更好地改善内耳微循环，促进内耳供氧，可以更好地改善耳聋症状。

第十六节　矩阵针灸治疗面肌痉挛的疗效观察

面肌痉挛是以一侧的面神经所支配的肌群不自主的、阵发性的、无痛性抽搐为特征的慢性疾病，多从眼轮匝肌开始，逐渐向下扩大至面部表情肌及口轮匝肌，精神紧张、情绪波动、过度疲劳及讲话等原因容易诱发。患者来自 2006 年 3 月~2009 年 1 月甘肃省中医院针灸科，采用矩阵针灸治疗面肌痉挛 25 例，取得满意效果，并与常规针刺治疗的 21 例进行对照，疗效满意。

一、治疗对象与方法

（一）临床资料

46 例患者均为 2006 年 3 月~2009 年 1 月甘肃省中医院针灸科门诊和住院患者，均符合《神经病学》诊断标准：①中年以后发病，女性多见；②抽搐多从眼轮匝肌开始，可扩散至面颊肌、口轮匝肌甚至颈肌；③紧张劳累后加重，入睡时停止，不可自行控制；④神经系统无阳性体征。且均行头颅 CT 或 MRI 排除肿瘤、感染、脑血管病等因素所致继发性面肌痉挛。随机分为 2 组，治疗组 25 例，其中男 11 例，女 14 例；年龄 21~65岁。对照组 21 例，其中男 8 例，女 13 例，年龄 25~62 岁。两组年龄、性别均无显著性差异。

（二）治疗方法

治疗组采用矩阵针灸治疗，选取四中穴（四神聪穴各旁开 2 寸）、头颞穴（太阳穴后 1 寸与耳尖平行处）和风池穴共 8 穴组成矩阵穴方，配患侧攒竹、颊车、地仓穴，以对称平行针刺法，进针后行捻转手法以得气，留针 30 分钟。对照组采用常规针刺法，选取合谷、足三里、三阴交、太阳、风池、下关、颊车、攒竹、地仓，进针以酸胀感为度，留针 30 分钟。

两组均每周连续针刺 5 日后休息 2 日，10 次为 1 个疗程，均连续治疗 3 个疗程（30 天）后比较两组疗效差异。并在治疗期间解除患者顾虑，嘱其保持情绪舒畅，劳逸结合。

二、治疗结果

（一）疗效评定标准

根据国家中医药管理局颁布的《中医病证诊断疗效标准》制定。

治愈：患侧面部无牵拉抽动，随访半年无复发。

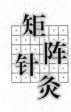

显效：面部牵拉、抽动、麻木症状基本消失，在天气及情绪变化时偶有发作。

好转：牵拉、抽动次数明显减少，痉挛持续时间缩短，相邻两次痉挛间隔时间延长。

无效：症状无变化。

（二）疗效观察

见表40。

表40 两组临床疗效比较

组别	n	痊愈/例	显效/例	好转/例	无效/例	有效率/%
治疗组	25	4	9	10	2	92.00
对照组	21	2	5	8	6	71.43

注：与对照组比较，$P<0.05$。

三、讨论

面肌痉挛又称面肌抽搐，临床上多表现为一侧面部阵发性、不规则、不自主的抽动，常始于眼睑附近，渐往下向面部其他肌肉发展，严重者整个面部的肌肉均剧烈抽动，属临床常见病及难治病。面肌痉挛属中医学"脾轮振跳"、"筋惕肉瞤"、"瘛疭"等范畴。《张氏医通·瘛疭》曰："瘛者，筋脉拘急也，疭者，筋脉弛纵也，俗谓之抽。"《素问·阴阳应象大论篇》曰："风盛则动。"本病多由气血亏虚、肝肾阴虚导致肝风内动或风寒侵袭经络而致筋脉拘急所致。矩阵针灸是以矩形阵列的法则，把针灸穴方布置成三维空间的框架形式，用以包围病例损害部位，并进行合理针灸调治的方法。头部矩阵针灸8穴包绕患处，通过近端取头部8穴，使之前后上下形成阴阳交替，共同组成空间立体结构，并配合远端取穴，达到治疗面部疾病的目的。头为诸阳之会，头部矩阵针灸可以鼓舞阳气而驱寒邪。十二经络均直接或其支者间接与头部相联络，针刺头部诸穴，可以直接或间接疏通肝、肾、脾等经经气，从而调理气血、通调阴阳。《灵枢·邪气脏腑病形》篇曰："十二经脉，三百六十五络，其血气皆上行面而走空窍。"故取头部矩阵穴位可起到通调面部经气而止痉的作用。李氏认为，面肌痉挛可直接从脑论治，矩阵针灸通过作用于头部直接通调脑部经气到达治疗目的。

现代医学认为引起面肌痉挛的原因主要与血管压迫有关，形成血管襻或异位压迫面神经，导致面神经的异位兴奋或伪突触传导引起的面部肌肉抽动。而头部矩阵 8 穴处分布有颞神经支、上颌神经、颧颞神经及面神经颞支，矩阵针灸这些穴位，产生的生物电可以影响大脑皮层机能状态，促使皮层出现调整性平衡，可有效抑制这些神经的异常兴奋，进而抑制面神经异位兴奋，有利于抑制抽搐的发生。

第十七节　矩阵针灸治疗顽固性偏头痛的疗效观察

偏头痛是临床常见病，属于原发性头痛的一种，发病以女性居多，为一侧或两侧的搏动性头痛，其发病率高，仅次于紧张性头痛，易反复发作，迁延难愈，严重影响着人类的生存质量。甘肃省中医院针灸科采用矩阵针法治疗本病患者 35 例，取得了显著疗效。

一、治疗对象与方法

（一）临床资料

1. 选择 2012 年 6 月~2013 年 2 月就诊于甘肃省中医院针灸科门诊或住院部的 35 例偏头痛患者为观察对象，其中男 12 例，女 23 例，年龄 20~58 岁，病程 3~34 年。血管性者 29 例，神经性者 6 例，所有就诊患者中有明确家族遗传性的 27 例。

2. 诊断标准。

根据 1998 年国际偏头痛会议制定的诊断标准，诊断标准如下。

(1) 无先兆的偏头痛。

①符合下述 2~4 项，发作至少 5 次以上；②如果不治疗，每次发作持续 4~72h；③至少具备以下两项：a.单侧性；b.搏动性；c.活动受到强烈抑制，甚至不敢活动；d.活动后头痛加重；④发作期间至少有以下一项：a.恶心和（或）呕吐；b.畏光和（或）畏声；⑤病史和体格检查提示，无器质性和其他系统代谢性疾病证据；或经相关检查已排除；或虽有某种器质性疾病，但偏头痛初次发作与该病无密切关系。

(2) 有先兆的偏头痛。

①至少有 2 次发作符合下述 2 项发作；②具有以下特征，至少 3 项：a.有一次或多次完全可逆的先兆症状，表现为局灶性大脑皮层和（或）脑干功能障碍；b.至少有一个先兆症状，逐渐发展，持续 4 分钟以上；c.或相继发生两个或两个以上的症状；d.先兆症状持续时间<60 分钟，但有一个以上先兆症状时，持续时间相应延长；e.头痛发生在先兆症状后，间隔<60 分钟（头痛可与先兆症状同时发生)；③至少有无先兆偏头痛 5 项中的 1 项。

(3) 纳入标准。

年龄 18~65 岁；符合无先兆性偏头痛、先兆性偏头痛的诊断标准；近 3 个月，每月发作次数大于或等于 2 次；有 1 年以上偏头痛史。

(4) 排除标准。

有高血压、颈椎病、枕大神经痛、枕小神经痛、颞颌关节疾病、精神疾病、癫痫、中风及其他神经系统器质性疾病患者；有心、肺、肾、眼、耳、鼻、副鼻窦、咽喉及消化系统疾；孕妇及哺乳期患者；近 4 周服用预防偏头痛的药物。

（二）治疗方法

1. 取穴

主穴：四中穴:位于头顶部，在百会穴前后左右各旁开 2 寸处（矩阵针灸穴位）。头颞（双侧）：位于头颞部，太阳穴后 1 寸与耳尖平行处（矩阵针灸穴位）。风池穴（双侧）：位于项部，当枕骨之下，胸锁乳突肌与斜方肌上端之间的凹陷处。配穴：头痛在前额、眼眶部明显者取患侧本神、攒竹、络却穴，血管性者配内关，神经性者配合谷。

2. 针刺方法

四中穴针尖均对准百会穴与头顶平行沿皮刺入 1.5 寸；风池穴针尖对准对侧眼眶刺入 1.5 寸；头颞穴针尖朝向上关穴斜刺入 1.5 寸。以上矩阵穴方针刺得气后留针 30min。配穴刺法：攒竹穴针尖向上，本神穴针尖向后，络却穴针尖向下均沿头皮下刺入 1.5 寸，得气与矩阵穴方同步留，内关、合谷用泻法不留针。有寒象者艾灸百会至皮肤潮红。每日 1 次，5 次后休息 2 天，10 天为 1 疗程，连续治疗 1~3 个疗程。

二、治疗结果

（一）疗效评定标准

治愈：通过矩阵针灸治疗 1~3 个疗程后，1 年以上未再复发者。

显效：治疗后虽在 1 年内有轻度发作，但不超过 3 次，而且不用镇痛药可在短时间内能自行缓解者。

有效：治疗后发作次数比治疗前减少 50%以上，头痛程度有减轻，能用少量镇痛药可以控制者。

无效：治疗后虽头痛程度有所减轻，但发作频率减少不到 50%者。

总有效=治愈+显效+有效。

（二）疗效观察

35 例患者均在长期反复的中、西药物治疗而未见有满意疗效。在单纯的矩阵针灸治疗 1~3 个疗程后，治愈 20 例，约占 57.1%；显效 8 例，约占 22.9%；有效 5 例，约占 14.3%；无效 2 例，约占 5.71%，总有效率为 94.3%。

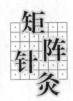
三、讨论

中医学认为偏头痛属祖国医学"头风"、"头痛"范畴，多因焦虑、恼怒等情志刺激而诱发，反复发作，经久不愈，反复发作，病程延长，久治不愈，日久便产生"久病入络"、"久病必瘀"的病理改变，从而导致经脉瘀阻，不通则痛，因此头痛多主瘀。因此中医治则为益气活血，化瘀通窍，缓急止痛。如地龙、全蝎、白芷、川芎、香附及蔓荆子等中草药，具有逐瘀止痛的功效，能缓解偏头痛患者的血管痉挛状态，并能使大脑的供氧量得到提高、脑部的微循环得到改善，以达到降低血黏度与血流阻力、控制血小板的瘀积等目的。矩阵针灸是根据《黄帝内经》、《针灸甲乙经》所载："圆者天之象，方者地之象，……此方圆之道，非用针之妙。""应天之气，动而不息，应地之气，静而守位。""因天时而调气血，因地利而治疾病。""求阳（圆）不得，求之于阴（方）"等理论建立的针灸术。它是用方的原理，以人体的病损部位为目标，在病理损害部位的上和下之左右前后，或前和后之上下左右的方法定位取穴，把针灸穴方布置成三维空间的立体框架形式，用以包围病理损害的部位。即"用地之理，静而守位"的空间医疗学。其治病机理在于矩形阵容构成的三维空间格局的穴方，用以"固而搁置"地包围病理损害，并以对称针刺形成的"共轭矩力"围剿病损，通过"祛瘀生新"之机制对高级神经中枢的调整和对血管运动中枢功能失调的调节而起到治疗效果。

本次观察的 35 例患者中，矩阵针刺治疗 1~3 个疗程后，总有效率94.3%。这就表明目前矩阵针刺对顽固性偏头痛的疗效还是较为满意的。并且值得指出的是，即使是矩阵针灸治疗无效的 2 例中，患者普遍感到经几个疗程的治疗后精神状态改善，发作频率减少，这也意味着矩阵针灸亦能控制偏头痛的病情发展。治疗顽固性偏头痛选用头部矩阵针法常用四中穴、头颞穴、风池穴，位于头顶部的四中穴，能醒脑开窍、镇静安神；位于侧颞部的头颞穴，能平肝、清热、调理气血；位于后枕部的风池穴，能疏风醒脑、清利头目、安定神志。上述穴位分别位于头部的不同部位，每次从不同的部位选取 8 个穴位，构成对称的三维立体布局，用以包围病理损害的部位，同时针刺能多角度针对脑部病变，最大限度地调节高级神经中枢和血管运动中枢功能，以改善脑血管的舒缩状态，调整颅内血流情况，缓解脑血管痉挛，增加脑组织氧和血红蛋白饱和度，调节内源性阿片肽的合成、释放，减少体内 5-羟色胺等致痛物质而达到治疗效果。

第十八节　矩阵针刺对椎动脉型颈椎病椎动脉血流的影响

椎动脉型颈椎病是指颈椎退行性变引起的椎-基底动脉供血不足导致的脑供血不足，出现眩晕、耳鸣等一系列症状，可伴有视物不清、头痛、耳聋等证候群。椎动脉型颈椎病是颈椎病的常见类型之一，发病率仅次于神经根型颈椎病，约占颈椎病的 20%，以 40~60 岁人群多见，随年龄增长，发病率有平行上升的趋势。临床中以矩阵针刺治疗椎动脉型颈椎病取得良好疗效，并通过颈部血管彩超检测双侧椎动脉血流速度，观察发现矩阵针刺对椎动脉型颈椎病椎动脉血流影响明显。

一、治疗对象与方法

（一）临床资料

选取甘肃省中医院 2011 年 3 月~2012 年 12 月收治的椎动脉型颈椎病患者 125 例，按就诊先后顺序以随机数字表法分为两组，治疗组 61 例，其中男 22 例，女 39 例；年龄最小 27 岁，最大 77 岁，平均 51.97±12.87 岁；病程最短 3 天，最长 7 年。对照组 64 例，其中男 21 例，女 43 例；年龄最小 17 岁，最大 80 岁，平均 52.18±12.22 岁；病程最短 1 天，最长 10 年。两组一般情况、病情轻重等比较无显著性差异（$P>0.05$），具有可比性。

（二）治疗方法

1. 检查方法

两组治疗前后均检测双侧椎动脉血流速度。使用 Mylab60 彩色超声探测仪（意大利），探头型号为 LA523，探头频率为 5~12MHz。受检者平卧位，头部偏向检查对侧，充分暴露颈部，沿胸锁乳突肌外缘行纵向及横向扫查双侧椎动脉。对常规检查椎动脉供血无明显改变者垫高颈部，头略后仰，采用颈部旋转试验法检测。测双侧椎动脉收缩期峰值流速（Vs）、平均血流速度（Vm）、阻力指数（RI）、动脉搏动指数（PI），取双侧平均值。

2. 治疗方法

治疗组矩阵针刺法。矩阵穴方和配穴：选取头颈部的四中穴（在百会穴前后左右各旁开 2 寸处）、天柱（双侧）、颈 7 夹脊穴（双侧）共 8 穴组成头颈部矩阵穴方。耳鸣加完骨；视力下降加球后；恶心心慌加内关；手指麻木加三间透后溪。操作：以 25 号 2 寸普通不锈钢毫针（华佗牌），常规消毒后，四中穴针刺针尖均向百会穴沿头皮下平行刺入 1.5 寸，天柱穴针尖朝下以 30°角斜刺入 1.8 寸，颈 7 夹脊穴针尖向上以 30°角斜刺入 1.8 寸。以上 8 穴针刺得气后留针 30 分钟，针刺采用平补平泻法，以中等强度刺激，以患者有酸胀感为宜。1 次/天，10 次为 1 个疗程。并配合口服盐酸氟桂利嗪胶囊（西安杨森制药有限公司生产，国药准字 H10930003）5mg，每晚 1 次，睡前服用，10 次为 1 个疗程。

对照组 0.9%氯化钠注射液 250ml+30ml 银杏达莫注射液（湖北民康制药生产，批号：H42022869）静脉滴注，1 次/天。并配合口服盐酸氟桂利嗪胶囊（西安杨森制药有限公司生产，国药准字 H10930003）5mg，每晚 1 次，睡前服用，10 次为 1 个疗程。

二、治疗结果

两组治疗后 Vs、Vm 均明显提高，RI、PI 明显下降，与对照组比较，矩阵针刺可显著提高 Vs、Vm 值，降低 RI 值；而 PI 值两组比较差异无统计学意义（$P>0.05$），见表 41。

41　两组治疗方法对椎动脉血流的影响

组别	例数	时间	Vs/cm·s^{-1}	Vm/cm·s^{-1}	RI	PI
治疗组	61	治疗前	51.66±7.37	33.28±6.68	0.603±0.060	0.899±0.110
		治疗后	56.93±4.52	39.33±4.16	0.537±0.054	0.775±0.100
对照组	64	治疗前	52.13±8.33	34.55±8.16	0.592±0.087	0.891±0.154
		治疗后	54.83±5.97	37.31±5.76	0.564±0.061	0.809±0.104

三、讨论

椎动脉型颈椎病属中医"眩晕"范畴。中医认为，风、火、痰、虚、瘀是眩晕发作的主要病因。现代医学研究认为，椎动脉血流障碍并非椎动脉型颈椎病的主要病理机制，颈性眩晕发病的原因主要在于颈椎不稳，进而刺激颈交感神经兴奋，反射性引起椎动脉等血管的痉挛收缩，最终产生临床症状，是颈性眩晕发病的主要机制。彩色多普勒超声（简称彩超）应用广泛，在诊断椎动脉型颈椎病时有较高的灵敏度和准确性，可排除动脉硬化等原因引起的椎基底动脉供血不足，而确诊 SVA，且避免了血管造影的创伤性甚至在椎动脉型颈椎病未出现明显眩晕症状之前，即可早期从血流参数的变化中发现椎动脉血流动力学的异常。矩阵针灸，是以矩形列阵的法则，把针灸穴方布置成三维空间的框架形式，用以包围病理损害部位，并进行合理针灸调治的方法。本研究证实矩阵针刺可提高椎动脉血流速度，改善血流动力学，降低血管阻力。四中穴是矩阵针灸中特定穴，位于头顶部，百会穴前后左右各旁开2寸处，具有安神定志，补髓益脑之效，可调节大脑皮层，改善大脑供血功能；天柱穴属足太阳膀胱经，足太阳膀胱经循行于头部，且直接入脑，与脑关系密切；夹脊穴，属经外奇穴，位于膀胱经与督脉之间，分布于脊柱两旁，与督脉关系密切，且位于颈椎部，根据腧穴的近部主治作用，对颈椎局部病变也有很好的治疗作用。有研究表明，针刺夹脊穴能提高椎动脉血流速度，降低血流指数，改善椎动脉的供血状况，提高大脑供血状况，缓解眩晕等临床症状；颈7夹脊穴位于交感神经节附近，针刺可直接调节颈交感功能，使兴奋的交感神经得到抑制。通过对天柱穴及颈7夹脊的同时治疗，且针刺方向相对，直指病所，作用于颈椎上段及下段，以减轻椎旁肌痉挛，能改善颈椎失稳状态，使受刺激的交感神经兴奋性降低，椎动脉痉挛缓解，阻力指数下降，症状改善。四中穴、天柱穴、颈7夹脊穴用八穴点角定位，在头颈部构成上、中、下及左、右空间结构的矩阵分布，将颈椎包围进行针刺治疗，八穴联合改善椎动脉型颈椎病症状，构成矩阵针灸的主要穴方。矩阵针灸治疗椎动脉型颈椎病疗效明显，且疗程随病程增加而增长。矩阵针灸是在针灸学理论基础上，结合阴阳八卦理论，为临床针刺选穴提供的新思路，值得临床应用。

第十九节　矩阵针法治疗功能性消化不良疗效观察

功能性消化不良是一种除外器质性疾病而具有持续性反复发作性上腹部疼痛、食后饱胀、腹部胀满、嗳气、厌食、恶心等上腹部不适症状的一组临床症候群，临床上常用促动力药治疗，但至今仍无肯定的治疗方法。自2012年7月~2014年7月，应用矩阵针法治疗本病，并与药物治疗相比较取得了满意的疗效。

一、治疗对象与方法

（一）临床资料

选取 2012 年 7 月~2014 年 7 月在甘肃省中医院消化科和针灸科住院的功能性消化不良患者，依据入院先后顺序抽签随机分为两组。针灸组35 例，其中男 19 例，女 16 例；年龄 18~65 岁，平均 44±15 岁；病程最短 5 星期，最长 7 年，平均 48.67±18.72 个月。对照组 33 例，其中男 16例，女 17 例；年龄 18~63 岁，平均 43±15 岁；病程最短 5 星期，最长 6年，平均 36.55±20.66 个月。两组患者性别、年龄、病程比较差异无统计学意义（$P>0.05$），具有可比性。

（二）治疗方法

针灸组采用矩阵针法治疗。第 1 组取神阙$_1$（隔姜灸）、天枢$_2$（双）、下脘$_3$、太乙$_4$（双）、大巨$_5$（双）；第 2 组取合谷$_1$（双）、太冲$_2$（双）、内关$_3$（双）、三阴交$_4$（双）、手三里$_5$（双）、足三里$_6$（双）。按第 1 组到第 2 组的顺序依次施以针灸之术，每组腧穴右下部标记的数字即为该腧穴针灸时的顺序，双穴遵循先左后右的顺序。神阙穴采用隔姜灸法，选用厚 3~5mm 大小刚好覆盖神阙穴的新鲜生姜，中间用毫针散在刺部分小孔，艾炷底大小以稍小于生姜片大小为度，每次灸 3~5 壮；其余腧穴使用0.30mm×40mm 毫针垂直刺入皮肤，得气后以右手拇指向前，食指向后轻轻捻转针柄，使针旋转约 180°，以手下黏滞沉紧为度。以上腧穴每日针灸治疗 1 次，8 天为 1 个疗程，中间休息 2 天，连续治疗 4 星期后统计疗效。

对照组采用西安杨森公司生产的多潘立酮（吗丁啉），每次 10mg，每日 3 次，均饭前 30min 服用，4 星期为 1 个疗程。

二、治疗结果

（一）疗效标准

症状评分包括上腹胀、上腹痛、恶心和呕吐等可能出现的症状。记录针刺前后的症状变化并进行症状评分，每个症状分为0~3分（0分为没有症状；1分为症状轻微，需要注意才能感觉症状存在；2分为症状程度中等，可感觉症状存在，但能忍受，不影响日常活动；3分为症状严重，难以忍受，影响日常活动）。每位受试者所有症状评分之和为症状总分。疗效指数=[（疗前症状总分–疗后症状总分）/疗前症状总分]×100%。

治愈：疗效指数>85%。

显效：疗效指数为51%~85%。

好转：疗效指数为26%~50%。

无效：疗效指数<25%。

表 42　两组治疗前后症状积分比较（x±s，分）

症状	针灸组(n=35)		对照组 (n=33)	
	治疗前	治疗后	治疗前	治疗后
腹胀	2.87±1.21	1.15±0.79	2.85±1.28	1.62±1.39
腹痛	2.41±1.32	0.79±0.21	2.58±1.44	1.74±1.32
恶心或呕吐	2.55±1.19	1.05±0.49	2.40±1.21	1.49±1.35

（二）疗效观察

表 43　两组临床疗效比较

组别	n	治愈	显效	好转	无效	总有效率/%
针灸组	35	35	13	6	3	91.4
对照组	33	33	13	5	4	87.9

表 43 结果表明，两组治疗后腹胀、腹痛、恶心 3 种症状积分值较治疗前均有下降（$P<0.05$，$P<0.01$），说明两组治疗模式均能缓解功能性消化不良症状。针灸组治疗后腹痛症状积分与对照组比较差异有统计学意义（$P<0.05$），说明针灸组在缓解腹痛方面较对照组有疗效优势。

上述结果表明，针灸组在治疗功能性消化不良方面总体疗效与对照组相当，但针灸组在缓解患者疼痛症状方面优于对照组，因此针灸在治疗功能性消化不良方面较药物治疗有疗效优势。

三、讨论

胃肠运动是一种极为复杂、高度协调的神经肌肉运动。正常情况下，胃肠道保持生理性的推进运动，以完成运输作用、机械消化作用及促进化学性消化和吸收功能。大量临床研究证明，功能性消化不良的病理生理机制可能与胃动力障碍、胃感觉异常、胃电节律紊乱等胃源性因素关系密切。其中胃动力障碍的生理学改变可能是功能性消化不良发病的主要机制。当胃肠动力出现障碍时，就会引起胃运动功能失调，出现早饱、食欲减退、恶心、消化不良、腹部饱胀、腹痛及排便异常等症状。但迄今为止对胃动力障碍的发病机制尚不明朗。矩阵针法是甘肃省中医院老一辈针灸名家金安德主任医师创立的一种全新针刺方法，他是以矩形列阵的法则，把针灸穴方按照经络的分布及走向以矩形列阵的方式设计为三维空间的框架结构，用以包围病损、病灶，再按矩阵规则进行合理调治的方法。《素问·八正神明论》："泻必用方，方者以气方盛者也……补必用圆，圆者行也……"这就提示在针灸的医疗技术操作上，为了能达到补虚泻实之目的，可以把方圆结合起来应用，体现了方中有圆，圆中有方的时空宇宙观。《针灸甲乙经·卷六·阴阳大论第七》："故治不法天之际，不用地之理者，则灾害至矣……阳从右，阴从左，老从上，少从下……求阳不得，求之于阴。"揭示了天地阴阳的变化与人体阴阳机能是遥遥相应的，并且表明在针灸治疗上不顺应天时，不应用地理者，就会带来灾害。

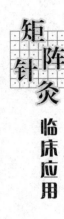

第二十节 矩阵针法治疗慢性非细菌性前列腺炎的疗效观察

前列腺炎是成年男性常见病，可分为急性细菌性前列腺炎、慢性细菌性前列腺炎、非菌性前列腺炎及前列腺痛 4 类，其中非细菌性前列腺炎发病率最高，至少占所有前列腺炎的 90%，其病因学、病理学仍未明了，亦尚无特别有效的防治手段。近年来，矩阵针法治疗慢性非细菌性前列腺炎取得了较好疗效，现报道如下：

一、治疗对象与方法

（一）临床资料

将甘肃省中医院针灸科就诊的 60 例慢性非菌性前列腺炎患者随机分为两组。观察组 30 例，年龄 26~62 岁，平均 35±11.4 岁；病程 0.4~7.6 年，平均 5.3±2.2 年；体重 46.5~64.5kg，平均 56.9±8.53kg。对照组 30 例，年龄 29~67 岁，平均 35±10.6 岁；病程 0.5~8.3 年，平均 5.7±2.1 年；体重 47.4~62.5kg，平均 56.4±7.83kg。两组患者年龄、病程、体重等临床资料比较，差异均无统计学意义（$P>0.05$），具有可比性。

（二）治疗方法

治疗组选穴：①矩阵针法取穴：中极$_1$、关元$_2$、气海$_3$、归来（双）$_4$、水道$_5$（双）、大巨$_6$（双）。②三阴穴取穴：夹阴$_1$（平耻骨联合上缘，在左侧腹股沟处）、夹阴$_2$（平耻骨联合上缘，在右侧腹股沟处）、重阴（在会阴穴与阴囊根部之中间取穴）。③配穴：按中医辨证选穴，如少腹部坠痛明显者可加合谷（双）、三阴交（双）；湿热盛可加曲池（双）、阴陵泉（双）；寒湿盛可加尺泽（双）、丰隆（双）；体质虚者可加手三里（双）、足三里（双）；肝郁气滞加合谷配太冲；肾虚明显加后溪配太溪。

矩阵针法操作方法：腧穴下标数字为针刺顺序，每个腧穴操作方式均相同，腧穴进针得气后以左手中指从肚脐向前列腺轻轻推动针尖使针尖有向前列腺方向运动的趋势，同时右手以拇指向前食指向后轻轻捻动针柄180°~360°，以手下有黏滞感同时针感向会阴部放射为度。三阴穴操作方法：取 3.0 寸毫针针刺夹阴$_1$和夹阴$_2$，针尖朝向前列腺方向，以少腹部酸困重胀及针感向前阴部放射为准，一般针刺深度 2.0~2.5 寸；重阴穴用 3.0 寸毫针，针尖朝向前列腺方向，以会阴部出现酸麻重胀感为宜，一般针刺 2.0~2.5 寸。穴操作方法：各腧穴进针得气后，以拇指向前食指向后轻轻捻动针柄 180°~360°，以手下有黏滞感为度。10 天 1 个疗程，1 个疗程后休息 2 天，接续下 1 个疗程，连续治疗 3 个疗程后统计疗效。

二、治疗结果

（一）疗效评定标准

1. 治愈：症状消失，前列腺液检查正常，B 超及前列腺肛诊检查正常。

2. 显效：症状消失，前列腺液镜检白细胞数正常，前列腺指诊质地改善。

3. 好转：症状好转和前列腺质地改善，前列腺液镜检白细胞数未正常。

4. 无效：症状、前列腺液检查、B 超及前列腺肛诊检查均无改善或改善不明显。

（二）疗效观察

临床疗效两组痊愈率、总有效率比较，差异显著（$P<0.05$）。见表44。

检查指标两组治疗前后 NIH-CPSI 症状评分、前列腺液白细胞计数、前列腺液卵磷脂小体计数比较见表45。

表 44　两组临床疗效比较

组别	例数	痊愈 例数/%	显效 例数/%	有效 例数/%	无效 例数/%	愈显 率/%	总有效 率/%
观察组	30	17　56.7	12　40.0	1　3.3	0　0.0	96.7	100.0
对照组	30	7　23.3	18　60.0	1　3.3	4　13.4	83.3	86.6

表 45　两组患者治疗前后 NIH–CPSI 症状评分、前列腺液白细胞计数、前列腺液卵磷脂小体计数比较

组别	例数	NIH–CPSI 症状评分 / 分 治疗前　　治疗后		白细胞计数 /($\times 10^9 \cdot L^{-1}$) 治疗前　　治疗后		卵磷脂小体计数 / 个 治疗前　　治疗后	
观察组	30	22.40±6.09	13.23±6.04	24.68±6.57	15.35±2.24	1.21±0.73	2.94±1.56
对照组	30	20.18±7.25	6.20±5.85	26.10±7.04	19.27±5.57	1.19±0.69	1.84±0.85

三、讨论

慢性前列腺炎属中医学"白浊"、"淋症"、"肾虚腰痛"等范畴。本病的发生多因嗜食肥甘，中焦湿热下注，或手淫及房事不节（洁），致肾气虚衰，湿热之邪乘虚侵入所致。矩阵针法是以矩形列阵的法则，把针灸穴方按照经络的分布及走向以矩形列阵的方式设计为三维空间的框架结构，用以包围病损、病灶，再按矩阵规则进行合理调治的方法。从人体微观电生理的角度看，要想使人体某一细胞正常去极化而发挥正常的生理作用，那么施加在此细胞上的刺激强度和刺激时间都必须符合一定的量效标准。人体是一个统一的整体，推而广之，笔者认为针刺治病的过程刺激时间和刺激量也必须具备一定的量效关系，即：要想治愈疾病，针刺的刺激量和刺激时间的协调二者缺一不可。以往我们治疗此类疾病疗效不佳的主要原因也在于此。从信息论和控制论的角度看，人体是一个完整的自动控制系统，经络相当于作为实现此自动控制过程的信息"传送道"；穴位相当于信息的"接收器"或"发送器"；针灸等刺激则相当于"信息源"；针灸的实质是向机体提供"信息"；"得气"意味着"信息输入"，并引起效应。针灸效应则与针灸刺激中所包含信息的"量"与"质"有关。因此，要想使针灸取得满意的治疗效果，输入最大的有效信息量是一个最重要的条件。因此我们认为，要使一定量的刺激信号发挥最快、最大的治疗作用，所选择的信息通道，应是传递信息量最大、最有效、与患处关系最密切的途径，这样才能使传到病患部位的纠偏信息发挥最大的作用。而矩阵针法恰在这方面收到了非常显著的成效。针刺的取穴依据中极、气海、关元及周边区域是人体元气汇聚出入之处，应用矩阵针法的特殊针刺方法使人体元气直达病所（即前列腺），可使前列腺及周边元气充足、精气得固，此为治本；三阴穴深部有生殖股神经、股神经及腹壁浅动、静脉分支和髂总动、静脉及髂腹股沟神经经过或分布；针刺三阴穴，一则可调节支配前列腺血液循环的腹壁浅动、静脉分支，髂总动、静脉及会阴动、静脉，从而有效改善病变前列腺的血液循环；二则极大地调节、整合了支配前列腺的髂腹股沟神经及会阴神经，可最大限度地调节前列腺，使前列腺神经功能的紊乱能更直接、更迅速地恢复，因此可解除诸如会阴、少腹及腰骶部的坠胀疼痛等不适，故而能对前列腺疾病起到良好的治疗作用。

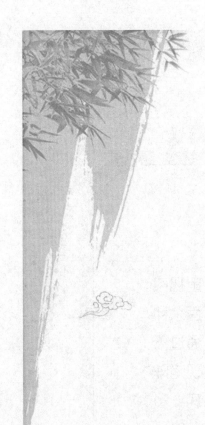

第三章

矩阵针灸的临床应用

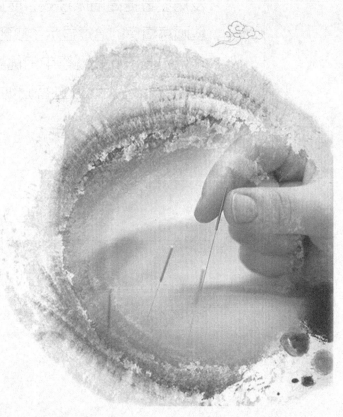

几代针灸人勤于临证，重视实践，运用矩阵针灸方法治疗百余种病症，患者多达十余万例。通过不断的临床实践体会，我们发现矩阵针灸法则不仅对针灸科常见病、多发病显著提高临床疗效，而且对一些顽病痼疾的治疗显示了独到之处。本篇对临床实践观察中的优势病种的治疗方法及疗效进行归纳总结，以兹共同学习。

第一节 外伤性截瘫

外伤性截瘫是指脊柱由于受外力而导致脊髓损伤部位以下的肢体发生瘫痪的病症。多因直接或间接暴力引起，损伤部位易发生在脊柱活动频繁的节段或生理弧度转换处，损伤程度一般与暴力大小成正比。属中医学"痿证"的范畴。临床多见于胸椎、腰椎压缩性骨折、粉碎性骨折或合并脱位后脊髓受损。

一、病因病机

（一）西医病因病机

根据脊髓损伤的程度和病理改变，可分为脊髓休克、脊髓受压和脊髓本身的破坏三种类型。

1. 脊髓休克型：脊髓本身无解剖学上的显著变化，脊髓周围亦无压迫性水肿或其他占位性病变，仅表现为功能上暂时性传导中断。临床检查，在损伤平面以下出现运动、感觉、反射和内脏功能不完全障碍，一般在1~3周后可完全或大部分恢复，不留任何器质性病变后遗症。

2. 脊髓受压型：属继发性损伤，可由下列诸因素引起，形成对脊髓的机械性压迫。如脊髓损伤后，局部组织充血、水肿，因血运障碍，水肿加重，使脊髓受压更为严重，一般持续1~2周。椎管内出血，硬膜外血管破裂出血，由于蛛网膜间隙大，故早期不易引起脊髓受压。髓质内出血，可造成邻近的神经细胞及神经纤维的破坏，脊髓灰质较白质更易出血，这种出血有时很广泛，可累及上、下数个脊髓节段。骨折、脱位或异物压迫，移位的椎体，碎骨片，突出的椎间盘组织，断裂的弓间韧带，或其他异物均可压迫脊髓或马尾神经。脊髓蛛网膜粘连，由于脊髓挫伤，蛛网膜下腔出血，损伤组织机化，瘢痕组织形成，均可产生蛛网膜粘连或形成假性囊肿，压迫脊髓及马尾神经根。

3. 脊髓本身：其损伤程度可有很大差别，轻度损伤，如脊髓突然一挫，脊髓本身无明显器质性的改变，往往表现脊髓休克，以后逐渐恢复，预后较好。重度损伤，可发生硬脊膜外血肿，随着血肿的被吸收，大部分功能可以恢复，仅留有少部分后遗症。极严重的损伤，可发生脊髓完全横断，神经细胞被破坏，神经纤维断裂，造成不可恢复的终身瘫痪。

（二）中医病因病机

中医学认为，肾经贯脊属肾，督脉贯脊入络脑，二脉与脊髓和脑的关系极为密切。因此，脊髓受损则阻遏肾、督二脉，气血运行不畅，筋骨失养，必致肢体瘫痪失用。

二、临床表现

根据脊髓损伤部位的不同，出现损伤水平面以下的瘫痪。胸段损伤可引起双下肢痉挛性瘫痪；腰段以下损伤可出现下肢弛缓性瘫痪。同时伴有损伤水平面以下各种感觉缺失以及尿潴留或尿失禁，大便秘结或失禁，患肢皮肤干燥、脱屑，汗腺分泌功能异常等。颈脊髓前方受压严重者，可引起前侧脊髓综合征，有时可出现四肢瘫痪，但下肢和会阴部仍有位置觉和深感觉。脊髓半横切损伤，损伤平面以下同侧肢体运动及深感觉消失，对侧肢体痛觉和温度觉消失。X光片、CT检查可明确病变部位，并能排除其他原因引起的截瘫。

三、检查

1. 有严重的外伤史。

2. 椎管的棘突后凹、压痛、叩击痛，其两侧筋肉有明显压痛，紧张或变硬，脊柱可有侧弯或后凸畸形，受损平面以下深、浅感觉迟钝或消失。下肢肌肉松软或紧张，肌力减弱，反射亢进、减弱或消失。

3. X线检查可提示压缩椎体的形态改变和移位情况，并可观察椎管腔的情况，借以判断脊髓损伤的程度。

四、治疗方法

（一）矩阵治疗

1. 矩阵穴方

背部以受损害脊髓部位确定，即以受伤椎体脊突为中点作为标记，取标记点上3节的左右夹脊2点和下2节的左右夹脊2点，为脊部短阵穴方。配穴：上肢取肩髃、臂臑、曲池、外关；下肢用环跳、委中、足三里、悬钟，双侧同用。加大椎、腰阳关。

腹部以神阙（肚脐）为标记点，取肾经或胃经穴，在标记点的上3寸左右2点和下2寸左右2点为腹部矩阵穴方加中脘、气海。配穴：上肢取极泉、青灵、尺泽、内关；下肢用髀关、阴市、足三里、悬钟，双侧同用。

背部和腹部穴方隔日交替应用，低位截瘫者只用下肢配穴。

2. 针刺方法

背部矩阵穴方的上2点用φ0.25mm×75mm一次性针灸针针尖向下平刺，下2点用φ0.25mm×75mm一次性针灸针，针尖向上平刺；腹部矩阵穴方的上2点用φ0.25mm×40mm一次性针灸针针尖向下针刺，下2点用φ0.25mm×40mm一次性针灸针针尖向上斜刺。得气后留针30分钟，其他配穴按不同部位深度针刺，弛缓性者用补法（烧山火），挛缩性者用泻法（透天凉）。

3. 疗程

每日针刺治疗1次，5日休息1日。4个月为1疗程，连续进行2~4个疗程。

（二）推拿治疗

1. 患者俯卧位，医者站其侧，用手掌或拇指自上而下推揉胸腰段损伤部位两侧夹脊穴及膀胱经路线，反复操作 4~5 遍。

2. 接着用拇指点揉督脉路线和两侧相应的夹脊穴和膀胱经腧穴，通过刺激脊神经后支，达到刺激损伤段脊髓神经的作用。再用一手掌搓揉患者腰骶部以透热为度。

3. 医者用掌指关节处自臀部开始按揉下肢瘫痪肌群，反复 5~6 遍，以促进血液循环，使萎缩的肌纤维增粗，恢复肌力。再用拇指点揉环跳、委中、承扶、承山等穴。

4. 患者仰卧位，医者拿揉患者股四头肌，然后用拇指揉拨足三里、阳陵泉、解溪，尔后缓缓屈伸、旋转活动瘫痪的肢体。再压放气冲穴结束。

5. 若患者大小便失常，应在其腹部加用手掌顺时针方向揉摩数分钟，尔后点揉中脘、天枢、气海、关元等穴。

五、讨论

早在 2000 多年前的《黄帝内经》里，就有针灸康复医疗瘫痪残疾和肌肉关节挛缩等理论记载；其后又经历代医家不断实践和总结经验，使针灸康复医疗瘫痪的理论和方法有了丰富的内容。其基本原则是：除重视"天人相应"、"动静结合"、"体用并治"、"形神共养"等康复医疗措施外，主要是"疏通经络"使经气流畅，而通畅经络的措施则为针灸、推拿等的具体运用，以期实现"行气活血"、"调和营卫"来达到"调整阴阳"而康复瘫痪之目的。这与现代康复医学的"物理疗法"、"体育疗养"、"作业疗法"以及"康复工程学"等相比，中国针灸医学的康复疗效确有独到之处。

本节介绍是通过综合国内各家之长，结合自身的经验，扬长避短并加以改进，提出了"矩阵针灸"康复医疗瘫痪残疾的方案设计。"矩阵针灸"是用矩形布阵的法则，把针灸穴方布置成三维空间的立体框架形式，进行合理针灸调治的法术。这是根据中医经典中运用"时空方圆"的理论，结合长期临床实践体会提出的。我们对外伤瘫痪的经络配伍上，把督脉与膀胱经（或夹脊线），任脉与肾经或胃经均安排在立体矩阵的三维框架之上，就把受损害的脊髓部位搁置于矩阵的三维空间之中，即在受损害部位的上下左右定穴布阵，形成治疗的阵地，以便进行合理的针灸调治，所谓合理，即该补则补、当泻则泻的准确应用针刺手法，在外伤瘫痪治疗上，对弛缓型瘫用补法，对挛缩型瘫则用泻法，以期极大限度地促进病理损害的修复或重建，并极大限度地促使瘫情减轻和发挥生理功能。这就是设计"矩阵针灸"的思路。

第二节　中枢性偏瘫

中枢性偏瘫是以突然晕倒，不省人事，伴口角歪斜，语言不清，半身不遂或不经昏仆以口歪、半身不遂为临床主症的疾病。因发病急骤，症见多端，病情变化迅速，与风之善行数变特点相似，故名中风、卒中。相当于西医的脑血管疾病，包括脑栓塞、脑出血等，因颅内血液循环障碍而造成脑组织损害的一组疾病。

一、病因病机

（一）西医病因病机

1. 脑血栓形成：因脑动脉粥样硬化，管腔狭窄，血流受阻而造成局灶性脑梗死，出现相应的症状和体征，如偏瘫、失语等。多在夜间或休息中发病，60~70 岁为发病高峰。症状可于数小时甚至 1~2 天内加重，以后逐渐恢复。

2. 脑栓塞：因脑外血凝块（血栓碎块）或空气、脂肪、寄生虫卵等，随血流进入脑部，造成急性栓塞，形成局灶性梗死，出现相应的症状和体征，如偏瘫、单瘫、失语等。多见于风湿性心脏病、二尖瓣病变的青壮年患者，其瓣膜赘生物脱落成为栓子，造成脑栓塞。

3. 脑出血：多由于动脉硬化形成的微动脉瘤破裂，形成脑内血肿而出现相应的临床表现。好发部位在内囊，因此常见的体征为病灶对侧的偏瘫、偏身感觉障碍和偏盲。有时出现同向凝视麻痹。如血肿发生在脑桥或小脑则将出现脑干或小脑损害的体征，如血肿破入脑室到将出现去大脑强直及脑干受损的体征。

（二）中医病因病机

中风的发生是多种因素所导致的复杂的病理过程，风、火、痰、瘀是其主要的病因，脑府为其病位。肝肾阴虚，水不涵木，肝风妄动；五志过极，肝阳上亢引动心火，风火相扇，气血上冲；饮食不节，恣食厚味，痰浊内生；气机失调，气滞而血运不畅，或气虚推动无力，日久血瘀；当风、火、痰浊、瘀血等病邪上扰清窍，导致"窍闭神匿，神不导气"时，则发生中风。

二、临床表现

（一）脑梗死主要临床症状

脑梗死的临床症状复杂，它与脑损害的部位、脑缺血性血管大小、缺血的严重程度、发病前有无其他疾病以及有无合并其他重要脏器疾病等有关，常见的症状有：

1. 主观症状：头痛、头昏、头晕、眩晕、恶心、呕吐、运动性和（或）感觉性失语甚至昏迷。

2. 脑神经症状：双眼向病灶侧凝视、中枢性面瘫及舌瘫、假性延髓性麻痹，如饮水呛咳和吞咽困难。

3. 躯体症状：肢体偏瘫或轻度偏瘫、偏身感觉减退、步态不稳、肢体无力、大小便失禁等。

（二）脑出血主要临床症状

脑出血临床症状体征因出血部位及出血量不同而异，基底核，丘脑与内囊出血引起轻偏瘫是常见的早期症状；少数病例出现痫性发作，常为局灶性；重症者迅速转入意识模糊或昏迷。

1. 运动和语言障碍

运动障碍以偏瘫为多见；言语障碍主要表现为失语和言语含糊不清。

2. 呕吐

约一半的患者发生呕吐，可能与脑出血时颅内压增高、眩晕发作、脑膜受到血液刺激有关。

3. 意识障碍

表现为嗜睡或昏迷，程度与脑出血的部位、出血量和速度有关。在脑较深部位的短时间内大量出血，大多会出现意识障碍。

4. 眼部症状

瞳孔不等大常发生于颅内压增高出现脑疝的患者；还可以有偏盲和眼球活动障碍。脑出血患者在急性期常常两眼凝视大脑的出血侧（凝视麻痹）。

5. 头痛头晕

头痛是脑出血的首发症状，常常位于出血一侧的头部；有颅内压力增高时，疼痛可以发展到整个头部。头晕常与头痛伴发，特别是在小脑和脑干出血时。

中风根据病情轻重和病位的深浅沿用《金匮要略》的分类方法辨中经络还是中脏腑。一般无神志改变，表现为不经昏仆而突然发生口眼歪斜、语言不利、半身不遂等症，属中风中经络。针灸科常见中风病人多为中经络。

三、检查

（一）影像学检查

MRI 对脑梗死的检出极为敏感，对脑部缺血性损害的检出优于 CT，

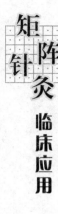

能够检出较早期的脑缺血性损害，脑 CT 检查显示脑梗死病灶的大小和部位准确率 66.5%~89.2%，显示初期脑出血的准确率 100%。因此，早期 CT 检查有助于鉴别诊断，可排除脑出血。

（二）常规检查

血、尿、大便常规及肝功能、肾功能、凝血功能、血糖、血脂、心电图等作为常规检查。

四、治疗方法

（一）急性期针刺治疗

对脑卒中急性期昏迷者，积极采用各种措施进行抢救治疗为主（措施从略）。并同时用醒脑开窍法针刺治疗。

矩阵穴方：百会、四中、人中、风池、颊车、内关、三阴交。

针刺方法：缓慢进针适当深度，行紧提慢按的提插捻转，使内关和三阴交穴至肢体抽动 3 次，人中穴至眼结膜湿润或流出眼泪，不留针，快速出针，不闭针孔。每日 1~2 次至神志清醒为止。

（二）恢复期针刺治疗

对中枢性偏瘫恢复期的针刺治疗，主要是疏通经络以实现行气活血、调和营卫达到调整阴阳之目的而治愈偏瘫。两段分别采用的穴方与针刺条件如下：

头部矩阵穴方与配穴方：百会、四中、风池、颊车为主穴方；以极泉、尺泽、内关、环跳、委中、三阴交为配穴方。

针刺方法：根据辨证施以补泻手法，每日进行 1 次，10 次为 1 疗程，连续进行 8 个疗程。

五、讨论

中枢性偏瘫以其发病急骤，病情变化快，后遗症状复杂等特点，早已引起了广大医务工作者的关注。对其急性期的抢救治疗和后遗症的康复治疗，在祖国医学和现代医学中均有不少探讨和论述。临床上无论是出血性偏瘫（离经之血）或缺血性偏瘫（脉内血栓），就其本质而言，皆形成了气血上逆、血瘀脑络，致使机体气血功能紊乱，脏腑无以濡养的病理改变。因其病灶在脑，矩阵针灸针对病灶将其固定在一个三维空间之框架结构之中，从上下左右直接给予良性的针灸调治，这样从根本上改善了病损部位的气血循环，促使病损部位的修复和功能康复，从而提高了疗效。

第三节　癫　痫

癫痫为病是由脑组织损害所致的反复发作性的慢性顽固性疾患。有原发性和继发性之分。原发性者，可能与胎生脑发育和遗传因素有关；继发性者由脑的多种疾病和脑外伤等均能引发。相当于中医学的痫病，俗称"羊痫风"。是以猝然昏仆、强直抽搐、醒后如常人为特征且与家族遗传有关的发作性疾病。

一、病因病机

（一）西医病因病机

1. 遗传因素

遗传因素是导致癫痫尤其是特发性癫痫的重要原因。分子遗传学研究发现，一部分遗传性癫痫的分子机制为离子通道或相关分子的结构或功能改变。

2. 脑部疾病

先天性脑发育异常：大脑灰质异位症、脑穿通畸形、结节性硬化、脑面血管瘤病等。

颅脑肿瘤：原发性或转移性肿瘤。

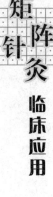
颅内感染：各种脑炎、脑膜炎、脑脓肿、脑囊虫病、脑弓形虫病等。

颅脑外伤：产伤、颅内血肿、脑挫裂伤及各种颅脑复合伤等。

脑血管病：脑出血、蛛网膜下腔出血、脑梗死和脑动脉瘤、脑动静脉畸形等。

变性疾病：阿尔茨海默病、多发性硬化、皮克病等。

3. 全身或系统性疾病

缺氧、代谢性疾病、内分泌疾病、心血管疾病、中毒性疾病等。

（二）中医病因病机

中医认为，脑为至清至粹至纯之腑，为真气所聚，维系经络，协调内外，以主元神。脑清则神识清明，主持有度；脑为髓海，水谷精微及肾精所藏。清灵之脏腑喜静谧而恶动扰，易虚易实，是故神伤窍闭为其病理基础。清窍被扰，元神失控，神机散乱，则昏仆抽搐；髓海不充，元神失养，脑神乏机，致恍惚不安，目光呆滞等。心藏神，肾藏精主髓，脾运中焦，肝主疏泄而调畅气机，可见脑与心、肝、肾、脾诸脏功能相关。先天因素命门伏邪，或由于父母禀赋或孕产调养不当，胎气受损，或者脏气不平，或者气机逆乱，脏腑功能失调。脾肾虚而生痰，肝气旺而生风。痰浊内生饮食不节，过食醇酒肥甘，损伤脾胃，脾失健运，聚湿生痰；或气郁化火，火邪炼津成痰，积痰内伏，一遇诱因，痰浊或随气逆，或因火炎，或随风动，蒙蔽心神清窍，发为痫证，故有"无痰不作痫"说。不洁饮食，虫阻脑窍，因虫而致风动，也是引发痫证之因。七情失调主要责之于惊恐。突受大惊大恐，造成气机逆乱，进而损伤脏腑，肝肾受损，则致阴不敛阳而生痰生风。所以，本病是由痰、火、血瘀以及先天因素等使气血逆乱、蒙蔽清窍而致。

二、临床表现

起病急骤，每因惊恐、劳累、情志过极等诱发。发作前常有眩晕、胸闷等先兆。大发作时突然昏倒，项背强直，四肢抽搐，口吐白沫，醒后如常人，常反复发作；小发作时仅两目瞪视，呼之不应，头部低垂，肢软无力；局限性发作时可见多种形式，如口、眼、手等局部抽搐，或幻视，或呕吐，多汗，或言语障碍，或有无意识动作等。

三、检查

脑电图检查多有异常放电现象。

四、治疗方法

1. 矩阵穴方：选用四中穴（在百会穴前后左右各 2 寸处）、风池（双）、颊车（双）、合谷（双）、太冲（双），有寒象者加灸百会穴。

2. 针灸方法：采用临床常用不锈钢 φ0.25mm×40mm 一次性针灸针 12 只，四中穴针尖对准百会穴平刺 1.2 寸深；风池穴针尖朝向对侧眼球斜刺入 1.2 寸，颊车穴针尖朝向下关穴斜刺入 1.2 寸，以上 8 穴针刺得气后留针 30 分钟。合谷、太冲常规刺法，有寒象者灸百会 3 壮，每壮用艾绒 1g，或用艾条灸 10 分钟致皮肤热感为度。

3. 针灸疗程：每日针灸治疗 1 次，6 日休息 1 日，15 次为 1 疗程，连续进行 3~8 个疗程。在进行矩阵针灸治疗 1 个疗程后，逐渐减少抗癫痫药物的用量，至第 2 疗程结束时完全停服药。

五、典型病例

例1：陈××，男，61 岁，甘肃省建筑某公司医务所主治医师，患外伤性癫痫已 1 年 7 个月。于 2009 年 9 月，骑自行车上街时，被汽车碰倒在路旁，右侧额部至眉中碰破一纵行创口约 5cm 长，流血较多，当即昏迷不省人事，立即送往甘肃省人民医院抢救 6 小时清醒，苏醒后感到剧烈头痛，眩晕不能活动，在医院抢救治疗 20 天症状减轻，创口愈合出院。

在出院后月余的一天夜间，在睡眠中突然癫痫发作。经怪叫一声后当即抽风，不省人事，两眼直视，呼吸停顿，面色发青，牙关紧闭，口吐白沫，大小便失禁等，抽搐持续5分钟后停止而进入昏睡状态，次日睡醒后患者完全不知前夜间发病情况。又去甘肃省人民医院检查，诊断为脑外伤性癫痫。治疗给鲁米那60mg，3次/日，卡马西平100mg，3次/日，维生素B_1、B_6等药口服治疗。虽然长期服用抗癫痫药物，并将不同抗癫痫药物交替运用，但癫痫发作未能控制，初期每个月发病1次，发病次数逐渐频繁，近半年来每隔3~5天发病1次，甚至1日内发病数次。于2011年4月12日，经人介绍来甘肃省中医院针灸科要求针灸治疗。采用矩阵针灸每日1次，15次为1疗程，在治疗第2疗程后停服抗癫痫药。停药后发病1次很轻，持续时间约30秒钟，坚持治疗3个疗程后再未发病，随访1年，情况良好，评定为临床治愈。

例2：杨××，女，39岁，工人。13年前因妊娠中毒患子痫而罹患癫痫，开始每隔1~5个月发癫痫1次，发病症状典型，持续时间10分钟至1小时不等。经几次住院治疗未愈。近年来发病频繁，近几月来几乎每日发病，甚至1日内发病多达7次，经常服用抗癫痫药3~5种联合治疗，并服中药（个体诊所配制），但仍发病不能控制，以致头脑眩晕，视物昏花，耳鸣，恶心欲吐，反应迟钝，语言謇涩，记忆丧失，精神恍惚，疲惫无力等。于2003年4月28日来甘肃省中医院接受矩阵针灸治疗，每日1次，15次为1个疗程，经治疗3个疗程后，头晕等症消失，精神振作，并停服各种药物，随访观察1年，情况良好，并恢复正常工作岗位，评定为基本控制。

六、讨论

矩阵针灸治疗癫痫的法则，是在头、颈、面部选穴8处，布置成矩形列阵的方形框架格局的三维空间形式，把颅脑以点角定位，固而搁置地包围起来，进行合理的针灸调治。用此8穴组成的矩阵穴方进行针灸治疗，可以直接改善和修复脑组织的病理损害，从而达到较好的治疗效果。

中医学认为，癫痫之发病"其病在肝，而现于风"。如《素问·至真要大论》："诸风掉眩，皆属于肝。""诸暴强直，皆属于风"。认为肝风内动，引动心火，风火相扇，上扰于脑而蒙闭清窍，以致神昏，突然倒仆，全身抽搐等而发为癫痫。而头顶部位的四中穴具有醒脑开窍、镇心宁神的功效，风池穴能熄风定痉，颊车穴解痉启闭，以上8穴组成的矩阵穴方治疗癫痫，主攻目标准确而作用直接，再用合谷配太冲，既能加强平肝熄风，又能镇静泻火，因而治疗癫痫收到令人满意的效果。

第四节　神经衰弱

神经衰弱是因为精神创伤，或因长期的紧张疲劳等因素，造成大脑皮层的内抑制过程减弱，导致过度兴奋与迅速疲惫而发病。常见于脑力劳动者的中青年人中，一旦罹患此病，致使患者的工作能力和效率降低，甚至无力进行正常工作，危害极大。但到目前为止对神经衰弱尚无理想的治疗方法。

一、病因病机

（一）西医病因病机

大多数学者认为精神因素是造成神经衰弱的主因。凡是能引起持续的紧张心情和长期的内心矛盾的一些因素，使神经活动过程强烈而持久的处于紧张状态，超过神经系统张力的耐受限度，即可发病。如过度疲劳而又得不到休息是兴奋过程过度紧张；对现在状况不满意则是抑制过程过度紧张；经常改变生活环境而又不适应，使中枢神经系统处于过度紧张和疲劳。大脑皮质的神经细胞具有相当高的耐受性，在紧张的脑力劳动之后，虽然产生了疲劳，但稍事休憩或睡眠后就可以恢复，不过，长期强烈紧张

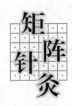

状态的神经活动，一旦超越耐受极限，就可能产生神经衰弱。

(二) 中医病因病机

本病其发病原因，多由七情内伤，尤其与长期精神抑郁、思虑过度、精神紧张关系最为密切。由于情志内伤，往往导致脏腑气血阴阳失调，病因多由心脾不足、阴虚火旺、心虚胆怯和胃中不和所引起，从而出现一系列临床症状。

二、检查

为了排除可能的器质性病变，需作心电图、脑电图、脑电地形图、经颅多普勒超声、头颅 CT 等检查。

三、临床表现

衰弱症状：精神疲乏、脑力迟钝、注意力难集中、记忆困难、工作学习不能持久。

兴奋症状：工作学习、用脑均可引起兴奋，回忆及联想增多，自己控制不住，可对声光敏感，并且语言增多。

情绪症状：紧张、易激动、烦恼。

心理症状：紧张性疼痛 (头痛、腰背或肢体痛)，障碍 (如入睡困难、多梦、易醒、醒后乏力)，植物神经功能障碍 (如心悸、多汗)。

四、治疗方法

1. 矩阵穴方：选取四中穴 (在百会穴左右前后各 2 寸处)、安眠穴 (在风池与完骨之间有压痛处)、头维穴，以上为头部矩阵穴方为主。配穴迎堂、神门、太冲。有心血管系症状者加内关、三阴交；有消化系症状者加外关、足三里。

2. 针刺方法：选用临床常用 φ0.25mm×40mm 一次性针灸针 12~15 只。四中穴针尖对准百会穴平刺入 1~1.2 寸，安眠穴针尖朝对侧眼球向上斜刺入 1~1.2 寸，头维穴针尖对准太阳穴斜刺入 1~1.2 寸。其他配穴按常规刺法进行，针刺得气后留针 30 分钟。

3. 疗程：每日 1 次，6 日休息 1 日，15 次为 1 疗程，连续进行 1~3 个疗程。

五、典型病例

患者：唐×，女，54 岁，农业银行营业员，患神经衰弱已有 20 年之久，曾因长期失眠头晕、头昏、头胀痛、耳鸣、记忆减退、心悸、恐惧感、全身乏力等不能坚持工作。所以去省级各医院就诊，均诊断为重型神经衰弱，并经长期住院或门诊治疗，但均未见明显效果。8 年前因服用安眠药过量而引发严重的精神障碍。从此再未用药物治疗，而每晚饮酒催眠，因此，目前的酒量很大，每次饮 250ml 以上才能入睡，而且睡眠时间最长 3 个小时。因长期不能工作，患者非常焦急。于 2013 年 10 月 5 日来甘肃省中医院针灸科要求针灸治疗，从当天起开始矩阵针刺治疗，每日 1 次，6 日休息 1 日，共进行 45 次治疗后，症状全部消失，每夜睡眠时间达 6 小时以上，并戒了酒，头脑清醒，精神振作，记忆力恢复。并于 2014 年 1 月 10 日重返工作岗位，能较好地完成工作任务，评定为治愈。治后随访 6 个月情况良好。

六、讨论

神经衰弱是大脑皮层的生理功能失调所致，即大脑的兴奋与抑制的生理功能不能保持相对稳态，导致相互制约与相互转化这两大生理过程稳态失调。因而出现该休息时（入夜）精神兴奋、失眠、多梦、易激动，而该工作时（白天）则精神萎靡、嗜睡、怠倦乏力等的反常现象和表现。由于所有的患者均不同程度地出现头晕、头胀、头重、有时头痛、耳鸣、目眩、健忘等症。还有 60% 的患者出现心血管系症状如心悸、怔忡、手足发凉；或消化系症状如食欲不振、恶心欲呕、脘腹痞胀，以及近 30% 的患者发生性功能障碍。这些复杂的病症给患者带来极大的身心痛苦，同时也严重地影响着他们的工作和学习。但是，截至目前尚无彻底防治本病的特效药物和方法。因而本病为一种病情顽固、病程很长的慢性消耗性疾病。我们应用自己研制的头部矩阵穴方针刺治疗重型神经衰弱 30 例，通过治疗 15~45 次后，治愈率达到 60.0%，总有效率达 93.3%，这就表明矩阵针刺对神经衰弱的疗效是理想的。

关于矩阵针刺治愈神经衰弱的机理问题，考虑到本病是一种高级神经中枢——大脑皮层的生理活动失调所致的神经官能性疾病，主要由大脑皮层的内抑制过程减弱而形成。因此，在头颈部用矩形列阵的法则，以点角定位的方法，将穴方形成三维空间的立体框架格局，固而搁置地把大脑部位包围，进行合理针刺调治，使大脑部位得到直接调整，促使大脑皮层的内抑制过程增强，达到兴奋与抑制的两大生理过程趋向生理功能稳定状态，从而实现相互制约与相互转化的两大生理功能正常而治愈神经衰弱。中医对神经衰弱的辨证论治，根据病症的归纳，认为本病的病理病机有"肾阴虚亏"、"肝阳浮越"、"肝脾失调"、"肾气虚衰"等症型相关。因此，在应用头部矩阵针刺治疗时，在配穴上还应考虑到肝、脾、肾三经脉在四肢的腧穴适当选用，除调整脑以外，还要调整肝、脾、肾的功能。这也是获得理想效果不可忽视的一个方面。

第五节　震 颤 麻 痹

震颤麻痹又称"帕金森病"，属于中医学"颤证"、"震掉"的范畴。是一种常见的中枢神经系统变性的锥体外系疾病，以静止性震颤、肌强直、运动徐缓为主要特征。西医对本病未发现任何确切原因的称为"原发性震颤麻痹"，对有确切原因的则称为"继发性震颤麻痹"或"震颤麻痹综合征"、"帕金森综合征"。原发性震颤麻痹好发于50~60岁，男多于女，少数人有家族史。继发性震颤麻痹多见于脑炎、动脉硬化、颅脑损伤、基底节肿瘤、甲状旁腺机能减退或基底节钙化、慢性肝脑变性及一氧化碳或二硫化碳等化学物质中毒等。

一、病因病机

（一）西医病因病机

帕金森病的确切病因至今未明。遗传因素、环境因素、年龄老化、氧化应激等均可能参与PD多巴胺能神经元的变性死亡过程。

（二）中医病因病机

中医学很早就对本病有所认识，明·王肯堂《外科证治准绳》中说："颤，摇也；振，震动也。筋脉约束不住而不能自持，风之象也……壮年少见，中年始有之，老年尤多"。其基本病机多由肝肾亏虚，气血不足，脾湿痰浊阻滞脉络，经筋失养，虚风内动而致。病位在脑，病变脏腑主要在肝，涉及肾、脾，病性属本虚标实。

二、临床表现

起病隐匿缓慢，多数病人在2年之后方能明确诊断，以震颤、肌强直、运动徐缓为三大主症。震颤多自一侧上肢手部开始，呈"搓丸样"，情绪激动时加重，肢体运动时减轻，睡眠时消失。肌强直可见全身肌肉紧张度增高，被动运动时呈"铅管样强直"，若同时有震颤则有"齿轮样强直"；面肌强直使表情和眨眼减少，出现"面具脸"；若舌肌、咽喉肌强直，可表现说话缓慢、吐字含糊不清，严重者可出现吞咽困难。运动徐缓表现为随意运动始动困难，动作缓慢和活动减少；一旦起步可表现为"慌张步态"；病人因失去联合动作，行走时双手无前后摆动；坐时不易起立，

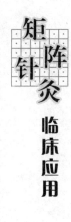

卧时不易翻身；书写时可出现"写字过小症"。部分病人有其他植物神经症状，如怕热、大量出汗、皮脂溢出、排尿不畅、顽固性便秘、直立性低血压等。部分病人还有精神症状，如失眠、情绪抑郁、反应迟钝、智力衰退及痴呆等。

三、治疗方法

1. 矩阵穴方：四中穴（在百会穴前后左右各旁开2寸处）、风池、颊车。以上共8穴组成头部矩阵穴方，配穴用内关、太冲。

2. 针灸方法：选用临床常用的φ0.25mm×40mm一次性针灸针12支，常规消毒。四中穴针刺时针尖对准百会穴与头顶平行沿头皮下刺入1.2寸，风池穴针尖朝向对侧眼窝斜刺入1.2寸，颊车穴针尖向同侧下关穴斜刺入1.2寸，以上矩阵穴方针刺得气后留针20~30分钟。配穴针刺用泻法（透天凉）不留针。有寒象者艾灸百会穴3状，每壮用干燥艾绒0.5g，或用艾卷灸10分钟。

3. 疗程：每日针灸治疗1次，20次为1疗程，连续治疗4个疗程。

四、典型病例

患者：马××，男，60岁，回族，兰州市某中学教师，三年前不知何故而发生左手臂颤抖，渐进加重，继之左下肢亦发颤，但在注意控制时能抑制震颤。至一年前开始右侧上下肢亦震颤并头摇、头沉重发晕，写字歪扭不正且写不大，四肢拘疼，项背强直，动作迟缓，走路向前冲，站立不稳，转弯困难，汗多乏力，便秘，失眠等症，严重影响工作和生活，经某医院确诊为帕金森氏病，治疗用安坦片口服，每次2片，每日3次，在服用初期效果较好，但在三个月后则见效不明显，又改用美多巴片，开始每次1片，一日3次，按医师指导逐渐增加量至每次3片，已经用药治疗1年多，不仅效果不理想而且震颤等症逐渐加重。于2003年11月2日来就诊，症见四肢震颤、头摇，双手指呈搓丸样动作，肢体肌肉为齿轮样强直，双肘伏案试验呈路标现象，行走呈慌张步态等。随即应用矩阵针灸治疗，前两个疗程每日 2 次，5 日休息 2 日，后两个疗程每日 1 次，5 日休息 2 日，每治疗 20 日为 1 疗程，经过 4 个疗程后病情全面缓解，生活完全自理。评定为基本痊愈。治后随访年余，除情绪激动时有短暂震颤出现，但平静后震颤即停，其他情况良好。

五、讨论

震颤麻痹是一种原因尚不明确的慢性脑病，所以治疗上十分困难。在药物治疗上用安坦、东莨菪碱、左旋多巴、美多巴和金刚烷胺等药物，单用或交替用或联合用，但均效果令人不满意。在应用矩阵针灸治疗开始后即停服用药物。在单一用矩阵针灸治疗过程，患者首先感受到头晕和头沉重感减轻和消失、睡眠改善、食欲增加、精神好转等。到第二疗程开始后患者的肢体震颤、头摇、拘挛、强直等主要症状逐渐减轻，动作亦较治前灵活，继之手指搓丸样动作的幅度减小，写字过小症改善或纠正，面部表情开始恢复，接着双肘伏案试验的路标现象、站立姿势、慌张步态等情况改善并向正常方面转变。通过 4 个疗程的矩阵针灸大多数患者病情得到控制不发展，能稳定不加重。矩阵针灸治疗在头、颈、面部选穴 8 处，布置成矩形列阵的方形框架格局的三维空间形式，把颅脑以点角定位，固而搁置地包围起来，进行合理的针灸调治。用此 8 穴组成的矩阵穴方进行针灸治疗，可以直接改善和修复脑组织的病理损害，从而达到较好的治疗效果。

第六节 眩 晕 症

眩晕症是多种疾病的共有症或由某些药物毒副反应引起的一类症候

群。除头晕目眩的主要症状外，往往伴有头昏、头胀、头痛、耳鸣、眼花、恶心欲吐、心悸、烦躁、记忆减退、失眠乏力等，给患者造成极大的痛苦，给家属带来沉重的忧虑，在我们接诊的患者中，此类患者较多，但药物治疗对其难以收效，采用矩阵针灸治疗则效果满意。

一、病因病机

（一）西医病因病机

1. 耳石症

在临床上最为常见，多就诊于耳鼻咽喉科。表现眩晕与头位有关，起病突然，开始为持续性眩晕，数天后缓解，转为发作性眩晕。但当头处于某一位置时即出现眩晕，可持续数十秒，转向或反向头位时眩晕可减轻或消失。可见显著眼震，其眩晕持续时间差别很大，发病后多数在几小时或数日内自行缓解或消失。

2. 梅尼埃病

临床表现是眩晕呈间歇性反复发作，间歇数天、数月、数年不等。常突然发生，开始时眩晕即达到最严重程度，头部活动及睁眼时加剧，多伴有倾倒，因剧烈旋转感、运动感而呈惊恐状态，伴有耳鸣、耳聋、恶心、呕吐、面色苍白、脉搏缓慢、血压下降和眼球震颤。每次持续时间数分钟至几小时不等，个别呈持续状态，连续数日。

3. 椎基底动脉 VBA 系统缺血性病变

有眼球震颤而不伴神经系统其他症状和体征。按临床表现分为：①短暂缺血发作型发作无定时，可一日内数次或数日 1 次，一般数分钟至半小时缓解或消失。轻者仅有眩晕、不稳，重者频繁发作进展为完全性迷路卒中。②进展性卒中型发病后眩晕、耳鸣、耳聋持续进展加重，数日后达高峰。③完全性卒中型发病后数小时眩晕、不稳、耳鸣、耳聋达高峰，明显眼震。数周后症状可逐渐减轻。常遗有听力障碍头晕。

（二）中医病因病机

中医学认为，本病病位在脑，与忧郁恼怒、恣食厚味、劳伤过度和气血虚弱有关。有因情志不舒、气郁化火、风阳升动、肝阳上亢而发者；有因恣食肥厚、脾失健运、痰湿中阻、清阳不升而发者；有因劳伤过度、肾精亏损、不能上充于脑而发者；病后体虚、气血虚弱、脑失所养亦能发生眩晕。

二、临床表现

本病以头晕目眩、视物旋转为主要表现。轻者如坐车船，飘摇不定，闭目少顷即可复常；重者两眼昏花缭乱，视物不明，旋摇不止，难以站立，昏昏欲倒，甚则跌仆。可伴有恶心呕吐、眼球震颤、耳鸣耳聋、面色苍白等症状。

三、检查

（一）耳科检查

外耳道检查、前庭功能检查、眼震电图、听力检查 VEP/BAEP 等。

（二）神经系统检查

检查与前庭系统相关的部分、星迹试验、偏指试验、视力和眼底检查。

（三）内科其他疾患引起的眩晕检查

应尽可能做全面体检，如血压、脉搏的测试等。

（四）影像与电生理相关检查

头颅 CT、CTA，脑 MRI、DSA、TCD，心电图，EEG 等。

（五）血液化验检查

血常规、生化检查。

四、治疗方法

1. 矩阵穴方：选取四中穴，在百会穴的前后左右各 2 寸处，风池穴（双），头颞穴（双），（在太阳穴后 1 寸，与耳尖平行），咬牙时颞部突起处。

2. 配穴：高血压配内关、三阴交；低血压配外关、足三里，灸关元；神经官能症配合迎堂、神闷、太溪；其他配合谷、太冲。

3. 针刺方法：选用临床常用的 φ0.25mm×40mm 一次性针灸针。四中穴针刺，针尖对准百会穴平刺 1~1.2 寸，风池穴针尖对准喉头斜刺入 1~1.2 寸，头颞穴针尖对准同侧耳垂斜刺 1~1.2 寸，针刺得气为度，留针 30 分钟。四肢部配穴按实则泻之、虚则补之原则进行。

4. 疗程：每日 1 次，15 次为 1 疗程，疗程间隔 3 天，连续进行 1~3 个疗程。

五、典型病例

江×，女，53 岁，电子工业部高级工程师。患头晕、头胀痛、眼花、耳鸣等症 10 多年，6 年前确诊为高血压病后，一直服用降压药未间断。但头昏晕、胀痛、烦躁、易怒、心悸、失眠、记忆减退、耳鸣等症一直未减轻。2003 年 4 月 18 日来诊，以高血压病要求针灸治疗，就诊时血压为 160/100mmHg，随即开始用头部矩阵针刺治疗，每日 1 次，共治疗 25 次后，头晕及头胀痛等症状全部消失，并能每晚睡眠 6~7 小时，血压下降为 120/80mmHg，评定为近期治愈，随访半年，情况良好。

六、讨论

眩晕症是多种疾病的共有症状，诸如：高血压病、低血压病、神经官能症、颈椎病、脑震荡等病均能出现此症，以及某些药物发生毒副反应者亦多出现头晕目眩。由于所致眩晕症的这些疾病都是目前难以治愈的慢性疾病，所以眩晕症也就旷日持久，长年累月地折磨患者，给患者造成难以解除的痛苦。因为眩晕症的病程较长，有的患者历经 40 年，虽经中西医药不断治疗，甚至所有广告药物有什么用什么，用了不少，但眩晕等症并无改善而失去医疗信心。

关于眩晕症的发病机理，可能是与高级神经系统的功能失调有关，大脑皮层乃至皮层下血管运动中枢的功能紊乱有密切相关性，因为血压过高或过低而均能发生眩晕；又可能由于植物神经功能障碍，交感神经兴奋性增高，而迷走神经兴奋性降低，致小动脉持久性痉挛所引起，也可能由动脉硬化或椎动脉受压造成脑供血不足，使脑部缺血或水肿所致。

矩阵针灸治疗眩晕症，是在头部的上下左右前后对称选穴，用八穴点角定位，形成方形阵容的三维空间框架格局，以便把头脑部位包围起来进行针刺治疗，用这样的方法治疗，有助于神经高级中枢——脑部的功能障碍得到直接的调整，使大脑皮层和皮层下血管运动中枢的机能改善，同时还能改善植物神经功能的失调，达到降低交感神经的兴奋性，提高迷走神经的兴奋性。

第七节　偏　头　痛

偏头痛是临床最常见的原发性头痛类型，临床以发作性中重度、搏动样头痛为主要表现，头痛多为偏侧，一般持续 4~72 小时，可伴有恶心、呕吐，光、声刺激或日常活动均可加重头痛，安静环境、休息可缓解头痛。偏头痛是一种常见的慢性神经血管性疾患，多起病于儿童和青春期，中青年期达发病高峰，女性多见，男女患者比例为 1:（2~3），人群中患病率为 5%~10%，常有遗传背景。

一、病因病机

（一）西医病因病机

偏头痛的病因尚不明确，可能与下列因素有关：遗传因素：约60%的偏头痛病人有家族史，其亲属出现偏头痛的风险是一般人群的3~6倍，家族性偏头痛患者尚未发现一致的孟德尔遗传规律，反映了不同外显率及多基因遗传特征与环境因素的相互作用。家族性偏瘫型偏头痛是明确的有高度异常外显率的常染色体显性遗传，已定位在19p13（与脑部表达的电压门P/Q钙通道基因错译突变有关）、1q21和1q31等三个疾病基因位点。内分泌和代谢因素：本病女性多于男性，多在青春期发病，月经期容易发作，妊娠期或绝经后发作减少或停止。这提示内分泌和代谢因素参与偏头痛的发病。此外，5-羟色胺（5-HT）、去甲肾上腺素、P物质和花生四烯酸等代谢异常也可影响偏头痛发生。饮食与精神因素：偏头痛发作可由某些食物和药物诱发，食物包括含酪胺的奶酪、含亚硝酸盐防腐剂的肉类和腌制食品、含苯乙胺的巧克力、食品添加剂如谷氨酸钠（味精）、红酒及葡萄酒等；药物包括口服避孕药和血管扩张剂如硝酸甘油等。另外一些环境和精神因素如紧张、过劳、情绪激动、睡眠过度或过少、月经、强光也可诱发。

（二）中医病因病机

偏头痛病位在头。"巅高之上，唯风可到"，"伤于风者，上先受之"，风邪上犯阻遏清阳，脑府不荣；风为百病之长，六淫之首，易夹寒、夹热、夹湿、夹瘀引起脉络失养而头痛。又由于先天不足，肾气亏虚，脾胃虚弱，后天失养，气血生化不足，清窍失养；同时脾失健运，津液失布而生痰饮，痰湿内蕴，痰浊上扰，清阳被遏。又情志失调，气机不畅，初病气分，延久及血，血凝成瘀，阻滞脑窍。

二、临床表现

偏头痛是一种反复发作的、常有搏动性的头痛，多呈单侧分布，常伴有恶心、呕吐。少数典型者发作前有视觉、感觉和运动先兆，可有家族史。成年人中，男性和女性的患病率之比在 1:3~1:2；而在青春期之前的儿童中，没有明显性别差异。偏头痛的患病率随年龄增高而逐渐升高，40~50 岁时达高峰。

三、治疗方法

1. 矩阵穴方：主穴：四中穴：位于头顶部，在百会穴前后左右各旁开 2 寸处（矩阵针灸特殊穴位）。头颞（双侧）：位于头颞部，太阳穴后 1 寸与耳尖平行处（矩阵针灸特殊穴位）。风池穴（双侧）：位于项部，当枕骨之下，胸锁乳突肌与斜方肌上端之间的凹陷处。配穴：头痛在前额、眼眶部明显者取患侧本神、攒竹、络却穴，血管性者配内关，神经性者配合谷。

2. 针灸方法：采用临床常用 φ0.25mm×40mm 一次性针灸针，常规消毒，四中穴针尖均对准百会穴与头顶平行沿皮刺入 1.2 寸；风池穴针尖对准对侧眼眶刺入 1.2 寸；头颞穴针尖朝向上关穴斜刺入 1.2 寸。以上矩阵穴方针刺得气后留针 30min。配穴刺法：攒竹穴针尖向上，本神穴针尖向后，络却穴针尖向下均沿头皮下刺入 1.2 寸，得气与矩阵穴方同步留针，内关、合谷用泻法不留针。有寒象者艾灸百会至皮肤潮红。

3. 疗程：每日 1 次，5 次后休息 2 天，10 天为 1 疗程，连续治疗 1~3 个疗程。

四、典型病例

刘某，女，46 岁，患偏头痛 17 年。17 年前于产后不明原因出现左侧偏头痛，当时未予重视，随后左侧头痛逐渐加重，经服中西药效果欠佳，后因家务事和他人发生争吵，左侧头痛再次加重，呈持续性钝痛，伴头晕胸闷，恶心呕吐，急送往当地医院求治，具体诊断治疗不详，头痛程度有所缓解，但时有发作，每次发作持续 2~5 天，服用各种止痛药物无效。近年来，左侧头部疼痛频繁，程度加重。来甘肃省中医院针灸科求治。诊断：顽固性偏头痛，运用矩阵针灸治疗 2 个疗程后痊愈，随访至今 2 年，未复发。

五、讨论

偏头痛主要与调节血管运动中枢的机能失调相关，偏头痛的性质多为搏动性钻痛或钝痛，由于相应部位的脑动脉痉挛致暂时性的脑局部缺血而功能障碍，出现相应的临床症状。目前矩阵针刺对偏头痛的疗效还是较为满意的。治疗偏头痛选用头部矩阵针法常用四中穴、头颞穴、风池穴，位于头顶部的四中穴，能醒脑开窍、镇静安神;位于侧颞部的头颞穴，能平肝、清热、调理气血;位于后枕部的风池穴，能疏风醒脑、清利头目、安定神志。上述穴位分别位于头部的不同部位，每次从不同的部位选取 8 个穴位，构成对称的三维立体布局，用以包围病理损害的部位，同时针刺能多角度针对脑部病变，最大限度地调节高级神经中枢和血管运动中枢功能，以改善脑血管的舒缩状态，调整颅内血流情况，缓解脑血管痉挛，增加脑组织氧和血红蛋白饱和度，调节内源性阿片肽的合成、释放，减少体内 5-羟色胺等致痛物质而达到治疗效果。

第八节　耳　鸣　耳　聋

耳鸣是指病者自觉耳内有鸣响的听觉幻觉。耳聋是指不同程度的听力障碍，轻者听力减退，重者全然不闻外声。耳鸣、耳聋常为某些疾病的症候群之一，若以耳鸣、耳聋为主要症状者，也可作为一个疾病对待。耳鸣、耳聋两症常合并出现，因耳内鸣响而妨碍正常听觉，以致听力减退。

一、病因病机

（一）西医病因病机

耳鸣耳聋可作为临床常见症状，常见于各科的多种疾病过程中，也可单独成为一种耳疾病。西医的耳科病变（如中耳炎、鼓膜穿孔）、多急性热性传染病（如猩红热、流行性感冒）、颅内病变（如脑肿瘤、听神经瘤）、药物中毒以及高血压、美攸氏病、贫血、神经衰弱等疾病，均可出现耳鸣耳聋。

（二）中医病因病机

耳为胆经所辖，若情志不舒，气机郁结，气郁化火，或暴怒伤肝，逆气上冲，循经上扰清窍；或饮食不节，水湿内停，聚而为痰，痰郁化火，以致蒙蔽清窍发病。素体不足或病后精气不充，恣情纵欲等可使肾气耗伤，髓海空虚，导致耳窍失聪；或饮食劳倦，损伤脾胃，使气血生化之源不足，经脉空虚不能上承于耳发为本病。

二、临床表现

主要依靠患者主诉。患者以耳鸣为主要症状，可诊断为耳鸣；以听力障碍、减退甚至消失为主要症状，可诊断为耳聋；两者兼有者，为耳鸣耳聋。客观听力检查：音叉试验结果，可示感音神经性耳聋或混合性耳聋。纯音听阈测试结果，可示感音神经性耳聋或混合性耳聋听力曲线。

三、治疗方法

1. 矩阵穴方：选取四中穴（在百会穴前后左右各旁开 2 寸处），头颞

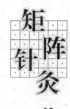

（在太阳穴后 1 寸与耳尖平行处）和风池穴，以上共 8 穴组成矩阵穴方并用对称平行针刺法。

2. 针灸方法：采用临床常用 φ0.25mm×40mm 一次性针灸针，常规消毒直刺入 1 寸，留针 30 分钟，再辨证循经取穴：肝胆火旺者取阳陵泉、太冲和中渚，针刺用泻法；肾虚者取肾俞、太溪和中渚，针刺用补法。

3. 疗程：每日 1 次，5 次后休息 2 日，15 日为 1 疗程，连续进行 3~6 个疗程。

四、典型病例

患者：刘某，男，38 岁，甘肃省建一公司工人，30 年前因链霉素中毒致左耳聋，10 天前因便秘如厕努挣排便时，感觉右耳听力下降，当天突聋，次日即至兰大一院耳科就诊，诊断为右耳突发性耳聋收住甘肃省中医院针灸科，经用脑活素、丹参注射液等静脉滴注和肌注维生素 B$_6$ 治疗 2 天时感觉听力略有改善，但第 3 天又加重以致全聋，住院 10 天以无效出院。1998 年 1 月 16 日又以重度耳聋收住我科，检查除血象：白细胞计数 4900/mm^3，中性 0.61，淋巴 0.39 外，其他检查均在正常范围，遂按治聋矩阵针刺法治疗，经 45 次矩阵针刺后右耳听力恢复正常，能听到手表秒针走动音，以右耳突聋治愈出院。

五、讨论

本病以内伤（包括劳伤气血、房欲伤肾以及劳神伤心、恚怒气逆等七情因素）为发病基础。病机方面，火炎上扰为多见，预防方面，应针对不同病因和素质，节劳倦、谨房帏、戒嗔怒、少劳神，以资防范，若既病之后，尤宜注意以上几点。并宜调节饮食，少嗜烟酒炙热食品，以免化火酿痰加重病情。

近年来随着生物技术快速发展，医学遗传工程崛起，欧美国家研制出多种神经细胞生长剂，对耳鸣耳聋治疗有所突破。这就是 20 世纪 90 年代出现的国际著名的"神经细胞再生的促种子分化与肥水学说"。然而该制剂价值昂贵，多数人望尘莫及，而且疗效并不十分理想。我国传统针刺对耳聋有一定效果，矩阵针刺的疗效显著，其治聋的机理据部分合并眩晕的耳聋患者脑血流图检测结果显示，矩阵针刺能显著改善脑内血液循环。提示矩阵针刺对脑内具有行气活血作用，以达到祛瘀生新的功效，从而使耳聋康复，但其机理尚需进一步研究阐明。

第九节　周围型面神经麻痹

面瘫是以口、眼向一侧歪斜为主要表现的病症，又称为"口眼歪斜"。本病可发生于任何年龄，多见于冬季和夏季。发病急速，以一侧面部发病为多。本病相当于西医学的周围性面神经麻痹，最常见于贝尔麻痹。认为局部受风或寒冷刺激，引起面神经管及其周围组织的炎症、缺血、水肿，或自主神经功能紊乱，局部营养血管痉挛，导致组织水肿，使面神经受压而出现炎性变化。

一、病因病机

（一）西医病因病机

周围性面神经炎的常见病因为：①感染性病变，多由潜伏在面神经感觉神经节病毒被激活引起；②耳源性疾病，如中耳炎；③自身免疫反应；④肿瘤；⑤神经源性；⑥创伤性；⑦中毒，如酒精中毒，长期接触有毒物；⑧代谢障碍，如糖尿病、维生素缺乏；⑨血管机能不全；⑩先天性面神经核发育不全。这些原因造成面神经管及其周围组织的炎症、缺血、水肿，或自主神经功能紊乱，局部营养血管痉挛，导致组织水肿，使面神经受压而出现炎性变化。

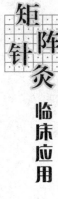

（二）中医病因病机

中医认为，劳作过度，机体正气不足，脉络空虚，卫外不固，风寒或风热乘虚而入面部经络，致气血痹阻，经筋功能失调，筋肉失于约束，出现口僻。周围性面瘫包括眼部和口颊部筋肉症状，由于足太阳经筋为"目上冈"，足阳明经筋为"目下冈"，故眼睑不能闭合为足太阳和足阳明经筋功能失调所致；口颊部主要为手太阳和手、足阳明经筋所主，因此，口歪主要系该三条经筋功能失调所致。

二、临床表现

以口眼歪斜为主要特点。常在睡眠醒来时发现一侧面部肌肉板滞、麻木、瘫痪，额纹消失，眼裂变大，露睛流泪，鼻唇沟变浅，口角下垂歪向健侧，病侧不能皱眉、蹙额、闭目、露齿、鼓颊；部分患者初起时有耳后疼痛，还可出现患侧舌前 2/3 味觉减退或消失，听觉过敏等症。病程迁延日久，可因瘫痪肌肉出现挛缩，口角反牵向患侧，甚则出现面肌痉挛，形成"倒错"现象。

三、检查

肌电图检查多表现为单相波或无动作电位，多相波减少，甚至出现正锐波和纤颤波。病理学检查示面神经麻痹的早期病变为面神经水肿和脱髓鞘。

四、治疗方法

1. 矩阵穴方：选取四中穴（百会穴前后左右穴各旁开 2 寸）、头颞穴（太阳穴后 1 寸与耳尖平行处）和风池穴共 8 穴组成矩阵穴方，配患侧攒竹、下关、颧髎、完骨、地仓穴，加承浆、双侧合谷。肝胆湿热者加太冲（双），脾胃虚热者加足三里（双），阴虚火旺者加三阴交（双），心肾不交者加神门（双）、太溪（双）。

2. 针灸方法：采用临床常用 φ0.25mm×40mm 一次性针灸针，常规消毒以对称平行针刺法，进针后行捻转手法以得气，留针 30 分钟。

3. 疗程：每日 1 次，5 次后休息 2 日，15 日为 1 疗程，连续进行 1~3 个疗程治愈。

五、讨论

周围性面神经麻痹，俗称"口眼歪斜"，现代医学认为本病可能是局部神经血管感受风寒而发生痉挛以致该神经组织缺血、水肿受压，是局部经络瘀滞、经脉失养所致。并可能与某种病毒感染有关，致面神经鞘膜发生炎症水肿，造成血液循环障碍，局部缺血，从而使面神经发生麻痹。中医学认为，周围性面神经麻痹，皆因脏腑气机失调，风邪乘虚入中经络，气血痹阻，形成面肌麻痹，口眼歪斜。矩阵针灸是以矩形阵列的法则，把针灸穴方布置成三维空间的框架形式，用以包围病灶损害部位，并进行合理针灸调治的方法。头部矩阵针灸 8 穴包绕患处，通过近端取头部 8 穴，使之前后上下形成阴阳交替，共同组成空间立体结构，并配合远端取穴，达到治疗面部疾病的目的。头为诸阳之会，头部矩阵针灸可以鼓舞阳气而驱寒邪。十二经络均直接或其支者间接与头部相联络，针刺头部诸穴，可以直接或间接疏通肝、肾、脾等经经气，从而调理气血，通调阴阳。《灵枢·邪气脏腑病形》篇曰："十二经脉，三百六十五络，其血气皆行面而走空窍。"故取头部矩阵穴位可起到通调面部经气而止痉的作用。

第十节 三叉神经痛

三叉神经痛是最常见的脑神经疾病，以一侧面部三叉神经分布区内反复发作的阵发性剧烈痛为主要表现，国内统计的发病率 52.2/10 万，女略多于男，发病率可随年龄而增长。三叉神经痛多发生于中老年人，右侧多于左侧。该病的特点是：在头面部三叉神经分布区域内，发病骤发、骤停、闪电样、刀割样、烧灼样、顽固性、难以忍受的剧烈性疼痛。说话、洗脸、刷牙或微风拂面，甚至走路时都会导致阵发性时的剧烈疼痛。疼痛历时数秒或数分钟，疼痛呈周期性发作，发作间歇期同正常人一样。

一、病因病机

（一）西医病因病机

就三叉神经痛的病因及发病机制，至今尚无明确的定论，各学说均无法解释其临床症状。目前为大家所支持的是三叉神经微血管压迫导致神经脱髓鞘学说及癫痫样神经痛学说。

（二）中医病因病机

风寒侵犯阳明，风阳升发，易犯头面，而寒为阴邪，其性凝滞，致血脉收引，气血闭塞，而产生疼痛。过食炙烤辛热之物，胃热偏盛，或外感风热，邪热犯胃，胃火熏蒸，循经上攻头面。多因内伤七情，肝气郁结，郁而化火；或因肾阴不足，水不涵木，阴虚阳亢，肝胆之火升腾。肝火循胃络上扰面颊而发病。多因病程长久，脾虚运化失常，痰浊内盛，阻塞脉络；或久病入络入血，瘀血内阻，络脉不通，不通则痛。

二、临床表现

年龄多在 40 岁以上，以中老年人为多。女性多于男性，约为 3:2；右侧多于左侧，疼痛由面部、口腔或下颌的某一点开始扩散到三叉神经某一支或多支，以第二支、第三支发病最为常见，第一支者少见。其疼痛范围绝对不超越面部中线，亦不超过三叉神经分布区域。如刀割、针刺、撕裂、烧灼或电击样剧烈难忍的疼痛，甚至痛不欲生；发作常无预兆，而疼痛发作一般有规律。每次疼痛发作时间由仅持续数秒到 1~2 分钟骤然停止。初期起病时发作次数较少，间歇期亦长，数分钟、数小时不等，随病情发展，发作逐渐频繁，间歇期逐渐缩短，疼痛亦逐渐加重而剧烈。夜晚疼痛发作减少。间歇期无任何不适；说话、吃饭、洗脸、剃须、刷牙以及风吹等均可诱发疼痛发作。

三、治疗方法

1. 矩阵穴方：选取四中穴（百会穴前后左右各旁开 2 寸）、头颞穴（太阳穴后 1 寸与耳尖平行处）和风池穴共 8 穴组成矩阵穴方，配患侧颧髎、下关、颊车、地仓穴。远端配曲池、合谷、足三里、三阴交。

2. 针灸方法：采用临床常用 φ0.25mm×40mm 一次性针灸针，常规消毒以对称平行针刺法，进针后行捻转手法以得气，留针 30 分钟。

3. 疗程：每日 1 次，5 次后休息 2 日，15 日为 1 疗程，连续进行 1~3 个疗程治愈。

四、讨论

三叉神经痛是以一侧面部三叉神经分布区内反复发作的阵发性剧烈痛为主要表现，发作部位类似于面神经麻痹，所以临床上我们选取头部矩阵针灸 8 穴包绕患处，通过近端取头部 8 穴，使之前后上下形成阴阳交替，共同组成空间立体结构，并配合远端取穴，达到治疗面部疾病的目的。头为诸阳之会，头部矩阵针灸可以鼓舞阳气而驱寒邪。十二经络均直接或其支者间接与头部相联络，针刺头部诸穴，可以直接或间接疏通肝、肾、脾等经经气，从而调理气血、通调阴阳。三叉神经痛发作部位主要在面颊部及额部，属足阳明胃经和手阳明大肠经循行部位，故采用合谷、曲池以宣

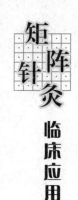

气行血。

第十一节　动眼神经麻痹

动眼神经麻痹是出现上眼睑下垂，眼球向内、向上及向下活动受限而出现外斜视和复视，并有瞳孔散大，调节和聚合反射消失的临床症状。

一、病因病机

常见的病因有动眼、滑车与外展神经本身炎症而致的麻痹，急性感染性多发性神经炎，继发于头面部急、慢性炎症而引起海绵窦血栓形成，眶上裂与眶尖综合征，颅内动脉瘤，颅内肿瘤，其他如结核、霉菌、梅毒与化脓性炎症引起的颅底脑膜炎等。由于病因不同，其发病机理亦各不相同。

二、临床表现

动眼神经麻痹表现为上睑下垂，眼球外斜，向上外、上内、下内、同侧方向运动障碍，瞳孔散大，对光反应及调节反应消失，头向健侧歪斜。完全性瘫痪多为周围性，而不完全性多为核性。

三、治疗方法

1. 矩阵穴方：将眼球在平行直视位置时，以瞳孔为中心点做纵横坐标，把眼球表面分为内外上下 4 个象限区，然后再以瞳孔为中心点，从内上角至外下角和外上角至内下角与坐标交叉画线，作为取穴标记（如图28），与坐标线再交叉的虚线是取穴标记线，标记线各外延至眼眶内壁缘

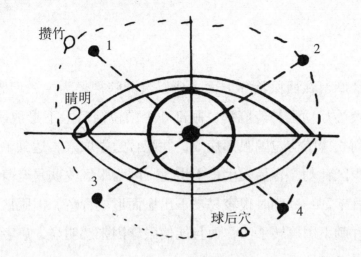

图 28　眼区矩阵穴位图

的终点和眼球外的移行处取穴 1、2、3、4 四点形成矩阵形式的穴方。配穴加外关。

2. 针灸方法：采用临床常用 φ0.25mm×40mm 一次性针灸针，常规消毒，稳准而轻快地刺入各穴 0.5 寸，不进行捻转手法，留针 30 分钟。外关针刺得气至酸麻感沿着前臂向上传导。

3. 疗程：每日 1 次，5 次后休息 2 日，15 日为 1 疗程，连续进行 1~3 个疗程。

四、典型病例

患者段××，男，60 岁，退休。主诉双眼干涩，视物复视 2 月。发病后即在兰州军区总医院眼科就诊，诊断为"动眼神经麻痹"，并予营养脑神经治疗，自觉干涩有所改善，但视物复视未见好转，故来甘肃省中医院针灸科寻找针灸治疗。入院检查：左侧上眼睑下垂，眼球向内，向上向下活动受限，调节聚合反射消失，右眼睑、眼珠活动如常。按眼部矩阵穴方治疗，治疗 10 次后左侧上眼睑下垂好转，眼球活动受限明显改善，治疗 30 次后，双侧眼睑对称，双眼球活动对称，调节聚全反射引出。

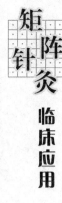

五、讨论

动眼神经麻痹在西医治疗方面主要以营养脑神经为主，但收效甚微，眼部矩阵针灸治疗动眼神经麻痹，眼部 4 个穴位前后上下形成阴阳交替，共同组成空间立体结构包围眼部病灶，并配合远端取穴，达到治疗眼部疾病的目的。眼区针刺，容易发生皮下出血，因为眼区皮肤是全身最疏松的皮肤，又血管丰富，针刺时很容易皮下出血而形成青色，但眼区矩阵穴方避开眼窝，针刺不用捻转手法，而且能使眼球困张感明显，患者舒适且减少出血，易被患者接受。

第十二节　颈　椎　病

颈椎病分为颈型、神经根型、脊髓型、交感神经型、椎动脉型及混合性，我们这里主要介绍以疼痛、麻木为主的颈型和神经根型颈椎病。

一、病因病机

（一）西医病因病机

1. 颈椎的退行性变

颈椎退行性改变是颈椎病发病的主要原因，其中椎间盘的退变尤为重要，是颈椎诸结构退变的首发因素，并由此演变出一系列颈椎病的病理解剖及病理生理改变。①椎间盘变性；②韧带–椎间盘间隙的出现与血肿形成；③椎体边缘骨刺形成；④颈椎其他部位的退变；⑤椎管矢状径及容积减小。

2. 慢性劳损

慢性劳损是指超过正常生理活动范围最大限度或局部所能耐受时值的

各种超限活动。因其有别于明显的外伤或生活、工作中的意外，因此易被忽视，但其对颈椎病的发生、发展、治疗及预后等都有着直接关系，此种劳损的产生与起因主要来自以下三种情况：

（1）不良的睡眠体位。不良的睡眠体位因其持续时间长及在大脑处于休息状态下不能及时调整，则必然造成椎旁肌肉、韧带及关节的平衡失调。

（2）不当的工作姿势。大量统计材料表明某些工作量不大，强度不高，但处于坐位，尤其是低头工作者的颈椎病发病率特高，包括家务劳动者、刺绣女工、办公室人员、打字抄写者、仪表流水线上的装配工等等。

（3）不适当的体育锻炼。正常的体育锻炼有助于健康，但超过颈部耐量的活动或运动，如以头颈部为负重支撑点的人体倒立或翻筋斗等，均可加重颈椎的负荷，尤其在缺乏正确指导的情况下。

3. 颈椎的先天性畸形

在对正常人颈椎进行健康检查或作对比研究性摄片时，常发现颈椎段可有各种异常所见，其中骨骼明显畸形约占5%。

（二）中医病因病机

以疼痛麻木为主的颈型和神经根型颈椎病相当于中医学痹证、伤筋范畴。中医认为，本病多为劳逸不当，气血筋骨活动失调，寒湿侵袭痹阻络脉，久而不散，肌筋损伤，气血不运，与寒湿并病，筋骨懈怠而引起经络不通，不通则痛。气血无以濡养经筋，故见肢体麻木等。

二、临床表现

1. 颈型颈椎病也称局部型颈椎病，是指具有头、肩、颈、臂的疼痛及相应的压痛点，X线片上没有椎间隙狭窄等明显的退行性改变，但可以有颈椎生理曲线的改变，椎体间不稳定及轻度骨质增生等变化。

2. 神经根型颈椎病具有较典型的根性症状（麻木、疼痛），且范围与颈脊神经所支配的区域相一致。压头试验或臂丛牵拉试验阳性。影像

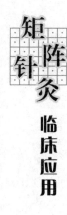

学所见与临床表现相符合。痛点封闭无显效。除外颈椎外病变如胸廓出口综合征、腕管综合征、肘管综合征、肩周炎等所致以上肢疼痛为主的疾患。

三、颈椎病的试验检查

（一）专科检查

1. 前屈旋颈试验：令患者颈部前屈、嘱其向左右旋转活动。如颈椎处出现疼痛，表明颈椎小关节有退行性变。

2. 椎间孔挤压试验（压顶试验）：令患者头偏向患侧，检查者左手掌放于患者头顶部、右手握拳轻叩左手背，则出现肢体放射性痛或麻木、表示力量向下传递到椎间孔变小，有根性损害；对根性疼痛厉害者，检查者用双手重叠放于头顶、间下加压，即可诱发或加剧症状。当患者头部处于中立位或后伸位时出现加压试验阳性称之为 Jackson 压头试验阳性。

3. 臂丛牵拉试验：患者低头、检查者一手扶患者头颈部、另一手握患肢腕部，作相反方向推拉，看患者是否感到放射痛或麻木，这称为 Eaten 试验。如牵拉同时再迫使患肢作内旋动作，则称为 Eaten 加强试验。

4. 上肢后伸试验：检查者一手置于健侧肩部起固定作用、另一手握于患者腕部，并使其逐渐向后、外呈伸展状，以增加对颈神经根牵拉，若患肢出现放射痛，表明颈神经根或臂丛有受压或损伤。

（二）X 线检查

正常 40 岁以上的男性、45 岁以上的女性约有 90%存在颈椎椎体的骨刺。故有 X 线平片之改变，不一定有临床症状。现将与颈椎病有关的 X 线所见分述如下：

1. 正位。观察有无环枢关节脱位、齿状突骨折或缺失。第七颈椎横突有无过长，有无颈肋。钩椎关节及椎间隙有无增宽或变窄。

2. 侧位。①曲度的改变颈椎发直、生理前突消失或反弯曲。②异常活动度在颈椎过伸过屈侧位 X 线片中，可以见到椎间盘的弹性有改变。

③骨赘椎体前后接近椎间盘的部位均可产生骨赘及韧带钙化。④椎间隙变窄椎间盘可以因为髓核突出，椎间盘含水量减少发生纤维变性而变薄，表现在 X 线片上为椎间隙变窄。⑤半脱位及椎间孔变小椎间盘变性以后，椎体间的稳定性低下，椎体往往发生半脱位，或者称之为滑椎。⑥项韧带钙化项韧带钙化是颈椎病的典型病变之一。

3. 斜位。摄脊椎左右斜位片，主要用来观察椎间孔的大小以及钩椎关节骨质增生的情况。

四、治疗方法

1. 矩阵穴方：选取头颈部的四中穴（在百会穴前后左右各旁开 2 寸处）、天柱（双侧）、颈 7 夹脊穴（双侧）共 8 穴组成头颈部矩阵穴方。耳鸣加完骨；视力下降加球后；恶心心慌加内关；手指麻木加三间透后溪。

2. 针刺方法：以 φ0.25mm×40mm 一次性针灸针，常规消毒后，四中穴针刺针尖均向百会穴沿头皮下平行刺入 1.2 寸，天柱穴针尖朝下以 30°角斜刺入 1 寸，颈 7 夹脊穴针尖向上以 30°角斜刺入 1.2 寸。以上 8 穴针刺得气后留针 30 分钟，针刺采用平补平泻法，以中等强度刺激，以患者有酸胀感为宜。

3. 疗程：每日 1 次，5 次后休息 2 日，10 日为 1 疗程，连续进行 1~3 个疗程。

五、讨论

针灸推拿治疗目前是治疗颈椎病的有效治疗方法。临床上，单纯某一型的颈椎病比较少见，往往是同时伴有多种类型颈椎病的症状。矩阵针灸在治疗以疼痛为主的颈椎病上较显优势，是以矩形列阵的法则，把针灸穴方布置成三维空间的框架形式，用以包围病理损害部位，并进行合理针灸调治的方法。

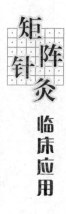

　　四中穴是矩阵针灸中特定穴，位于头顶部，百会穴前后左右各旁开2寸处，改善头颈部供血功能；天柱穴属足太阳膀胱经，夹脊穴，属经外奇穴，位于膀胱经与督脉之间，分布于脊柱两旁，与督脉关系密切，且位于颈椎部，根据腧穴的近部主治作用，对颈椎局部病变也有很好的治疗作用。在临床上可配合局部压痛点组成临时矩阵穴方，以局部压痛点、条索状结节为目标，然后在目标的前后左右各取一点，配合温电针从而达到改善病变局部的血液循环，使病损得以修复达到抗炎止痛的目的。

第十三节　肌　筋　膜　炎

　　肌筋膜炎是指因寒冷、潮湿、慢性劳损而使肌筋膜及肌肉组织发生水肿、渗出及纤维性变而出现的一系列临床症状。

一、病因病机

(一) 西医病因病机

　　慢性劳损是最多见的原因之一，肌肉、筋膜受损后发生纤维化改变，使软组织处于高张力状态，从而出现微小的撕裂性损伤，最后又使纤维样组织增多、收缩，挤压局部的毛细血管和末梢神经出现疼痛。潮湿、寒冷的气候环境为另一重要发病因素，湿冷可使肌肉血管收缩、缺血、水肿引起局部纤维浆液渗出，最终形成纤维织炎。慢性感染、精神忧郁、睡眠障碍、甲状腺功能低下以及高尿酸血症等疾病也经常并发肌筋膜炎。

(二) 中医病因病机

　　肌筋膜炎属中医学痹证、伤筋范畴。中医认为，本病多为劳逸不当，气血筋骨活动失调，寒湿侵袭痹阻络脉，久而不散，肌筋损伤，气血不运，与寒湿并病，筋骨懈怠而引起经络不通，不通则痛。

二、临床表现

起病可急可缓，多受风寒湿邪或急慢性肌肉损伤为常见诱因，临床表现以酸胀、重滞、困倦、疲乏、发麻、痹痛、乏力感为主，症状遇寒加重、局部得温则适。反复发作，痛甚伴肌痉挛、活动受限。疼痛局部肌肉紧张，有明显压痛，可触及疼痛结节或条索状物。

三、治疗方法

1. 矩阵穴方：以压痛点、条索状结节为主穴，再按照矩阵针法选取此穴的上下、前后 4 点及四角的空缺，每个穴位间距等同。

2. 针灸方法：以压痛点为中心操作，用 φ0.25mm×40mm 一次性针灸针直刺一针，然在距其前后、左右各相同距离位置向中心透刺一针，同时补足四角的空缺，使针灸针排列成矩形，需要注意的是前后、左右及四角的毫针以 15°角刺入并且针尖朝向中心压痛点，采用直径 φ0.25mm×75mm 一次性针灸毫针透刺 1~1.2 寸，进针后行捻转手法以得气，接华佗牌电针 SDZ-II 型连续波，频率为 100Hz，留针 30 分钟。

3. 疗程：每天 1 次，治疗 10 次为 1 疗程。疗程间休息 3~5 天。连续治疗 1~3 个疗程。

四、讨论

现代医学认为，肌筋膜炎最常见的病因是各种损伤，因治疗不够彻底，遗留局部粘连，进而形成激痛点，其次是风寒湿和肌肉痉挛，人体受到风寒湿的影响，温度突降，体表血管收缩，深部血管扩张，导致液体渗出，积存在体内引起疼痛。当肌肉痉挛，极度缺血时，会产生大量有害的代谢产物，刺激神经感受器而引起疼痛。根据矩形列阵的法则，把针灸穴

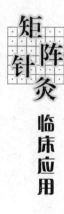

方按照经络的分布及走向以矩形列阵的方式设计为三维空间的框架结构，以局部压痛点、条索状结节为目标，然后在目标的前后左右各取一点，此穴方正是《灵枢·官针》"扬刺法，扬刺者，正内一，旁内四"是也。这样的矩阵穴方紧紧靠近病灶部位，而且是固而搁置地把病灶包围起来，再施以合理的针刺手法，使病变部位的气血旺盛，达到增加血液循环的效果，尽快改变病理损害部位的程度，使病损得以修复达到抗炎止痛的目的。

第十四节　痉挛性斜颈

痉挛性斜颈是由于胸锁乳突肌、斜方肌等颈部肌群自发性不自主收缩引起头向一侧扭转或阵发性倾斜，是局限性肌张力障碍病中的一种。本病属神经科疑难病症，目前尚未明确病因病位，多考虑锥体外路疾患。

一、病因病机

（一）西医病因病机

本病的病因尚不明确，患者可能有家族史，少数继发于脑炎、多发性硬化、一氧化碳中毒后，但大多无明显病因，外伤一直被认为其发病原因。对其致病原因，有中枢性及外周性两种推测。中枢性病因可能是额顶部皮质萎缩、中脑被盖部损害，或因由间质核到丘脑系统或基底节等处病变所引起。也有人认为与递质有关。5-羟色胺浓度降低可引起头颈部旋转，儿茶酚胺浓度降低则可引起头颈强直性偏斜等。Treckmann（1981）根据 Jennetta 理论，认为周围性病因可能是微血管对副神经的压迫，即副神经受血管长期压迫产生局部脱髓鞘变，使离心和向心纤维之间产生短路，致异常冲动积累而产生头部肌肉收缩，但目前未被公认。

（二）中医病因病机

痉挛性斜颈属于中医"痉病"的范畴，归纳起来可分为外感和内伤两个方面。外感是风寒湿邪，侵袭人体，壅阻经络，气血不畅，或热盛动风，或热灼津液而致痉。内伤是阴虚血少，虚风内动，筋脉失养而致痉。外感和内伤在病因上虽不相同，但导致发痉的病机，都是阴阳失调，阳动阴不濡而筋脉失养所致。

二、临床表现

痉挛性斜颈表现为胸锁乳突肌、斜方肌等颈部肌群自发性不自主收缩引起头向一侧扭转或阵发性倾斜。与其他锥体外系疾病一样，临床表现在早晨起床时较轻，紧张、冲动或劳动、行走时或各种身体器官受到刺激时症状加重，安静时症状减轻，入睡后症状消失。清醒时患者常用手自行扶正头部，症状逐渐明显时，影响患者的日常生活及心理状态。长期的头部异常运动，可以表现受累肌肉不同程度的增粗肥厚，对侧各拮抗肌肉处于弛张、废用状态，以至有不同程度的肌萎缩。轻型患者可无肌痛，重症患者常有严重肌痛。少数病人还伴有震颤，偶有病人出现发音、吞咽障碍。

三、治疗方法

1. 矩阵穴方：水沟，双侧劳宫、涌泉；四中穴（百会穴前后左右旁开 2 寸处）、风池、头颞穴（太阳穴后 1 寸与耳尖平行处）；选取痉挛肌群的起点各穴及止点各穴。

2. 针灸方法：水沟穴，斜刺向上约与皮肤呈 45°，采用雀啄泻法，以眼球湿润或额头出汗为度；劳宫、涌泉穴，直刺 1~1.2 寸，以得气为主，表现以患者缩手、缩足或自觉能耐受为度；四中穴针尖均对准百会穴与头顶平行沿皮刺入 1.2 寸；风池，针尖对准对侧眼球刺入 1.2 寸；头颞穴，针尖朝向耳尖斜刺入 1.2 寸，以上穴位均得气后采用捻转手法，以手下有紧滞感为度；肌群起点针刺方法以痉挛肌群的起点为中心刺入一针，同时

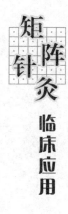

以针为中心在距其前后左右各相同距离的位置各刺入一针，一般上下相邻的针刺位置尽量选痉挛肌群起点的周边，同时补足四角的空缺，使针灸针排列成矩形。

3. 疗程：以上腧穴每日针刺 1 次，治疗 10 次为 1 疗程。疗程间休息 3~5 天。连续治疗 3~6 个疗程。

四、讨论

中医称痉挛性斜颈为"点头风"、"摇头风"、"瘛疭"等，属于"痉证"范畴。《张氏医通》曰："瘛者，筋脉拘急也；疭者，筋脉弛纵也，俗谓之搐是也。"临床按表实无汗和表虚有汗分为刚痉和柔痉。痉挛性斜颈的病机在于窍闭神妄，痰浊、湿热等病邪阻滞经络，上蒙清窍，导致神机妄动，经筋结聚无常，拘挛弛纵混乱，而发此病。因此治疗当以开窍醒神、缓急理筋为大法。矩阵针法包围病损、病灶部位的整体思路，头部"四中穴"、风池、头颞等八穴相配，能整体调节大脑皮质功能，促进受损头部机能的恢复。水沟穴、劳宫、涌泉穴，既是开窍醒神的要穴，也是矩阵针法在整个人体大环境中取穴的具体体现，结合局部矩阵针法缓急理筋的刺法，诸穴合用，共奏开窍醒神、缓急理筋之功效。

第十五节　肩关节周围炎

肩周炎又称肩关节周围炎，俗称凝肩、五十肩。以肩部逐渐产生疼痛，夜间为甚，逐渐加重，肩关节活动功能受限而且日益加重，达到某种程度后逐渐缓解，直至最后完全复原为主要表现的肩关节囊及其周围韧带、肌腱和滑囊的慢性特异性炎症。肩周炎是以肩关节疼痛和活动不便为主要症状的常见病症。本病的好发年龄在 50 岁左右，女性发病率略高于男性，多见于体力劳动者。如得不到有效的治疗，有可能严重影响肩关节的功能活动。

一、病因病机

（一）西医病因病机

1. 肩部原因

（1）本病大多发生在 40 岁以上中老年人，软组织退行病变，对各种外力的承受能力减弱。

（2）长期过度活动，姿势不良等所产生的慢性致伤力。

（3）上肢外伤后肩部固定过久，肩周组织继发萎缩、粘连。

（4）肩部急性挫伤、牵拉伤后因治疗不当等。

2. 肩外因素

颈椎病，心、肺、胆道疾病发生的肩部牵涉痛，因原发病长期不愈使肩部肌肉持续性痉挛、缺血而形成炎性病灶，转变为真正的肩周炎。

（二）中医病因病机

中国传统医学认为肩周炎属于中医痹病的范畴，年老体虚气血不足、肝肾亏虚是肩周炎的发病原因。五旬之人，肝血肾精不足，气血虚弱，经筋失于濡养，腠理空虚，易于感受风寒之邪，外邪侵入经络，凝滞关节，使气血运行不畅，阻滞不通，而产生疼痛，筋肉拘挛不利，故关节活动障碍。若遇跌打损伤，筋脉受损，血溢脉外，停于肌肤经络之中，而致瘀血不利，致肩痛。

二、临床表现

（一）肩部疼痛

起初肩部呈阵发性疼痛，多数为慢性发作，以后疼痛逐渐加剧或钝痛，或刀割样痛，且呈持续性，气候变化或劳累后常使疼痛加重，疼痛可向颈项及上肢（特别是肘部）扩散，当肩部偶然受到碰撞或牵拉时，常可

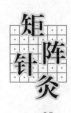

引起撕裂样剧痛，肩痛昼轻夜重为本病一大特点，若因受寒而致痛者，则对气候变化特别敏感。

（二）肩关节活动受限

肩关节向各方向活动均可受限，以外展、上举、内旋、外旋更为明显，随着病情进展，由于长期废用引起关节囊及肩周软组织的粘连，肌力逐渐下降，加上喙肱韧带固定于缩短的内旋位等因素，使肩关节各方向的主动和被动活动均受限，特别是梳头、穿衣、洗脸、叉腰等动作均难以完成，严重时肘关节功能也可受影响，屈肘时手不能摸到同侧肩部，尤其在手臂后伸时不能完成屈肘动作。

（三）怕冷

患者肩怕冷，不少患者终年用棉垫包肩，即使在暑天，肩部也不敢吹风。

（四）压痛

多数患者在肩关节周围可触到明显的压痛点，压痛点多在肱二头肌长头肌腱沟处、肩峰下滑囊、喙突、冈上肌附着点等处。

（五）肌肉痉挛与萎缩

三角肌、冈上肌等肩周围肌肉早期可出现痉挛，晚期可发生废用性肌萎缩，出现肩峰突起、上举不便、后伸不能等典型症状，此时疼痛症状反而减轻。

三、治疗方法

1. 矩阵穴方：取肩髃、肩贞、臑俞、腋后线止点处与肩贞对应，臂臑，配穴肩井、秉风、天宗、曲池、外关等。

2. 针灸方法：以臂臑为中心操作，用 φ0.25mm×40mm 一次性针灸针直刺一针，然在肩髃、肩贞、臑俞及腋后纹头处上下、左右对刺，同时补足四角的空缺，使针灸针排列成矩形，需要注意的是前后、左右及四角的毫针以 15°角刺入并且针尖朝向中心压痛点，采用直径 φ0.25mm×40mm 一次性针灸针透刺 1~1.2 寸，进针后行捻转手法以得气，接华佗牌电针 SDZ-II 型连续波，频率为 100Hz，留针 30 分钟。

3. 疗程：每天 1 次，治疗 10 次为 1 疗程。疗程间休息 3~5 天。连续治疗 1~3 个疗程。

四、讨论

肩周炎中医称之为漏肩风、锁肩风、肩凝症等，将肩周炎的一系列症状归纳为痹证的范畴，故又有肩痹、肩胛周痹等病名。在中医古典医籍《素问·痹论》中有骨痹、筋痹、脉痹、皮痹等分类，认为其病因与风寒湿有关。在《灵枢·贼风》篇中首次提出其发病与外伤关系密切，认为伤后恶血停聚于肌肉筋骨之间，气血运行不畅，易受风寒湿邪侵犯，恶血与外邪侵袭则发为痹证。在隋唐时期，又进一步认识到其发病与劳伤气血不足有关。如《诸病源候论》载："此由体虚，腠理开，风邪在于筋故也，……邪客机关，则使筋挛，邪客足太阳之络，令人肩背拘急……"《仙授理伤续断秘方》中记载："带伤筋骨，肩背疼痛"。指出了其与外伤有明确关系。至清代《医宗金鉴》总结了数千年来对肩臂痛的认识，指出肩背痛有经络气滞、气虚、血虚以及兼风、兼痰等证候。矩阵针法包围病损、病灶部位的整体思路，取肩髃、肩贞、臑俞、腋后线止点处与肩贞对应，臂臑相配，此穴方正是《灵枢·官针》"扬刺法，扬刺者，正内一，旁内四"是也。这样的矩阵穴方紧紧靠近病灶部位，而且是固而搁置地把病灶包围起来，再施以合理的针刺手法，使病变部位的气血旺盛，达到增加血液循环的效果，尽快改变病理损害部位的程度，使病损得以修复达到抗炎止痛的目的。

第十六节　尺神经损伤

尺神经易在腕部和肘部损伤。尺神经损伤后，手掌的尺侧、小指全部、环指尺侧感觉均消失。尺神经深支为运动支，有时受刺伤或贯穿伤。在腕部，尺神经易受到割裂伤。在手指及掌部，尺神经浅支亦易受割裂伤。尺神经损伤属于骨与创伤科疾病。

一、病因病机

（一）西医病因病机

尺神经来自臂丛内侧束，沿肱动脉内侧下行，上臂中段逐渐转向背侧，经肱骨内上髁后侧的尺神经沟，穿尺侧腕屈肌尺骨头与肱骨头之间，发出分支至尺侧腕屈肌，然后于尺侧腕屈肌与指深屈肌间进入前臂掌侧，发出分支至指深屈肌尺侧半，再与尺动脉伴行，于尺侧腕屈肌桡深面至腕部，于腕上约 5cm 发出手背支至手背尺侧皮肤。主干通过豌豆骨与钩骨之间的腕尺管即分为深、浅支，深支穿小鱼际肌进入手掌深部，支配小鱼际肌、全部骨间肌和 3、4 蚓状肌、拇收肌和拇短屈肌内侧头。浅支至手掌尺侧及尺侧一个半指皮肤。尺神经损伤后导致相应的功能障碍。

（二）中医病因病机

本病相当于中医学痹证、伤筋范畴。中医认为，本病多为劳逸不当，气血筋骨活动失调，寒湿侵袭痹阻络脉，久而不散，肌筋损伤，气血不运，与寒湿并病，筋骨懈怠而引起经络不通，不通则痛，气血无以濡养经筋，故见肢体麻木等。或外伤致筋脉受损，脉络不通，故见疼痛、麻木，久之萎软不用。

二、临床表现

腕部损伤主要表现为骨间肌、蚓状肌、拇收肌麻痹所致环、小指爪形手畸形及手指内收、外展障碍和 Froment 征，以及手部尺侧半和尺侧一个半手指感觉障碍，特别是小指感觉消失，手部精细活动受限，手内肌萎缩。肘上损伤除以上表现外，另有环、小指末节屈曲功能障碍。

三、治疗方法

1. 矩阵穴方：取少海、小海、阴郄、阳谷，配穴内关、外关、少府等。

2. 针灸方法：取少海、小海、阴郄、阳谷两阴两阳排列成矩形，采用直径 φ0.25mm×40mm 一次性针灸针两阴对刺，两阳对刺，进针后行捻转手法以得气，龙城牌 HT-1 型针温针电针综合治疗仪（常州华音电子有限公司生产）正负极，调参数为连续波，时间 30 分钟，电流强度以患者自觉舒适为度，并打开加热功能。配穴采用 φ0.25mm×40mm 毫针直刺得气。

3. 疗程：每天 1 次，治疗 10 次为 1 疗程。疗程间休息 3~5 天。连续治疗 1~3 个疗程。

四、讨论

本病属于伤筋病的范畴。人体肌肉、肌腱等软组织损伤。伤筋是中医的概念，现代医学叫做软组织损伤。凡是引起肌肉、肌腱、韧带、关节囊、筋膜等软组织，及一部分软骨的急、慢性损伤，统属伤筋的范围。临床表现：疼痛，肿胀，畸形，功能障碍。出自《素问·宣明五气篇》，多因："斗殴、扭挫等引起"。证见伤后局部肿胀疼痛，色呈青紫，甚则关

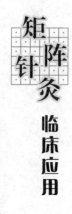

节功能障碍，屈伸不利。包括古文献之筋断、筋走、筋翻、筋转、筋强等症。治宜活血化瘀，舒筋止痛为要。取少海、小海、阴郄、阳谷，四穴组成矩阵针法包围病损、病灶部位的整体思路，这样的矩阵穴方紧紧靠近病灶部位，而且是固而搁置地把病灶包围起来，施以合理的针刺手法，使病变部位的气血旺盛，达到增加血液循环的效果，达到抗炎止痛，改善功能障碍的目的。

第十七节　腱　鞘　囊　肿

腱鞘囊肿是筋膜部位发生的囊性肿物，以腕关节多见，也可发生于手掌指关节和足趾的背面、腘窝等处。属于中医的"筋瘤"、"筋结"等范畴。多见于青壮年女性。病因尚不完全明了，但与外伤、劳损有关。若腱鞘、关节囊受损，引起局部炎性肿胀，腱鞘和关节囊积液、变薄、扩张而逐渐形成囊肿。

一、病因病机

（一）西医病因病机

病因尚不清楚，可能与慢性外伤有一定关系。可以是受伤、过分劳损（尤其见于手及手指）、骨关节炎、一些系统免疫疾病，甚至是感染也有可能引起。一些需要长期重复关节活动的职业如打字员、货物搬运或需要长时间电脑操作的行业等都会引发或加重此病。常见患处有手腕、手指、肩部等位置。

（二）中医病因病机

中医学认为，本病多由劳作伤筋、经气阻滞、血行不畅、瘀血内停或遭受外伤，经脉受损，气血凝滞而逐渐形成。

二、临床表现

腕关节、手指背侧或掌面、足及趾的背面、腘窝出现圆形肿块，突出体表，大小不一，小如黄豆，大如核桃，表面光滑，边界清楚，与皮肤无粘连，推之能活动，触之有囊性感或较硬，压之稍有酸痛感。患肢可有轻度酸痛及乏力感。除局部症状外，一般无全身症状，关节功能不受限或轻度受限。

三、治疗方法

1. 局部矩阵穴方：此穴方正是《灵枢·官针篇》："扬刺法，扬刺者，正内一，旁内四"是也。即以囊肿为目标，在目标的正中间一点，和其左右前后各一点，共五点刺五针，针刺深度要刺入囊肿内。

2. 针刺方法：选用临床常用 φ0.25mm×25mm 毫针 5 只，常规消毒后，按上述穴迅速刺入囊肿穿透囊壁，然后左指推前食指退后的左右捻转 3~5 分钟，至针穴处皮肤出现红晕为止，缓慢出针，不闭针孔，并挤压囊肿周围，放出囊内容物。囊内容物一般呈淡黄色透明胶水样，有的（病程长者）呈暗色胶汁样物。

3. 疗程：一般 1~3 次治疗可使肿物消失，为了巩固疗效需要进行 12 次治疗，以防复发。

四、讨论

关于治疗彻底与否的判断：在通过应用针刺治疗腱鞘囊肿的过程中，我们通过实践经验体会到，针刺后囊肿消失并不等于彻底治愈，要经过医师检查结果决定，检查判断的方法，用右手拇指尖的腹部在原囊肿部位触诊，如果指下有空虚感或波动感者，可判断为治疗尚未彻底征象之一；在触诊时压紧皮肤并向前向后推动皮肤时，指下有滑动感或有压痛者，为判断治疗不彻底征象之二，如果出现两个征象中的一个，就可判定为治疗还不彻底，还需要巩固治疗 3~5 次，至征象消失为止。关于局部矩阵穴方针刺治愈腱鞘囊肿的机理探讨，我们病变部位能起到直接的调整效应，加上针刺手法采用的捻转补法，补法能使病变部位的气血旺盛，即血管扩张充血（皮肤发红），达到血液循环增加的效果，使囊肿积留的滑液易于吸收，当然去针当时的挤压方法也能排出部分，而主要的是靠自身的吸收消除囊肿。另一方面是针刺的效应还能促进受损害的滑液膜得到修复，或者重建。

第十八节　腰椎间盘突出症

腰椎间盘突出症是较为常见的疾患之一，主要是因为腰椎间盘各部分（髓核、纤维环及软骨板），尤其是髓核有不同程度的退行性改变后，在外力因素的作用下，椎间盘的纤维环破裂，髓核组织从破裂之处突出（或脱出）于后方或椎管内，导致相邻脊神经根遭受刺激或压迫，从而产生腰部疼痛，一侧下肢或双下肢麻木、疼痛等一系列临床症状。腰椎间盘突出症以腰 4~5、腰 5~骶 1 发病率最高，约占 95%。

一、病因病机

（一）西医病因病机

1. 腰椎间盘的退行性改变是基本因素。髓核的退变主要表现为含水量的降低，并可因失水引起椎节失稳、松动等小范围的病理改变；纤维环的退变主要表现为坚韧程度的降低。

2. 损伤。长期反复的外力造成轻微损害，加重了退变的程度。

3. 椎间盘自身解剖因素的弱点。椎间盘在成年之后逐渐缺乏血液循环，修复能力差。在上述因素作用的基础上，某种可导致椎间盘所承受压力突然升高的诱发因素，即可能使弹性较差的髓核穿过已变得不太坚韧的纤维环，造成髓核突出。

4. 遗传因素。腰椎间盘突出症有家族性发病的报道。

5. 腰骶先天异常。包括腰椎骶化、骶椎腰化、半椎体畸形、小关节畸形和关节突不对称等。上述因素可使下腰椎承受的应力发生改变，从而构成椎间盘内压升高和易发生退变和损伤。

6. 诱发因素。在椎间盘退行性变的基础上，某种可诱发椎间隙压力突然升高的因素可致髓核突出。常见的诱发因素有增加腹压、腰姿不正、突然负重、妊娠、受寒和受潮等。

（二）中医病因病机

中医学认为腰为肾之府。故腰痛一证与肾关系最为密切。肾主骨、生髓、通于脑，这从生理上说明脊柱的生理与病理与肾有着必然的联系。根据腰椎间盘突出症发病特点，其病因病机可概述如下：

1. 跌仆闪挫，气血瘀滞：跌仆外伤，或腰部用力不当或强力负重，损伤筋骨，经脉气血瘀滞留于腰部而发为腰痛。

2. 肾精虚损，筋骨失养：诸般腰痛，肾气虚惫为病本。素体禀赋虚弱，加之劳累过度或房劳过甚，或年老体衰，以致肾精亏损，无以濡养筋骨致椎间盘退化，而渐发为本病。

3. 寒湿内浸，阻遏经脉：久居寒湿之地，或坐卧寒湿之所，或涉水冒雨，身劳汗出，衣着湿冷，卫阳先损、寒湿之邪乘虚而入。寒性凝滞收引，湿性黏腻重着，阻遏经脉，气血运行不畅而发为腰痛。若寒湿郁久化热，亦可阻遏经脉，壅滞气血而致腰痛。寒为阴邪，最易损伤人体阳气，阳气受损，失其正常的温煦气化作用，则又出现阳气衰退的寒证。这是一种恶性循环。肾阳为人一身阳气之本，久病及肾，肾阳受损，而发为寒性腰痛。寒湿相伴，久郁化热，又是其变。

总之，中医学认为，腰椎间盘突出症发生的关键是肾气虚损，筋骨失养。跌仆闪挫或受寒湿之邪为其诱因。经脉困阻，气血运行不畅是疼痛出现的病机。单纯因严重跌仆损伤而致者，则与损伤筋肉、瘀血留滞有关，此类虽为少数，亦属病机之一。

二、临床表现

（一）症状

1. 腰痛

是大多数患者最先出现的症状，发生率约 91%。由于纤维环外层及后纵韧带受到髓核刺激，经窦椎神经而产生下腰部感应痛，有时可伴有臀部疼痛。

2. 下肢放射痛

虽然高位腰椎间盘突出（腰 2~3、腰 3~4）可以引起股神经痛，但临床少见，不足 5%。绝大多数患者是腰 4~5、腰 5~骶 1 间隙突出，表现为坐骨神经痛。典型坐骨神经痛是从下腰部向臀部、大腿后方、小腿外侧直到足部的放射痛，在喷嚏和咳嗽等腹压增高的情况下疼痛会加剧。放射痛的肢体多为一侧，仅极少数中央型或中央旁型髓核突出者表现为双下肢症状。坐骨神经痛的原因有三：①破裂的椎间盘产生化学物质的刺激及自身免疫反应使神经根发生化学性炎症；②突出的髓核压迫或牵张已有炎症的神经根，使其静脉回流受阻，进一步加重水肿，使得对疼痛的敏感性增高；③受压的神经根缺血。上述三种因素相互关连，互为加重因素。

3. 马尾神经症状

向正后方突出的髓核或脱垂、游离椎间盘组织压迫马尾神经，其主要表现为大、小便障碍，会阴和肛周感觉异常。严重者可出现大小便失控及双下肢不完全性瘫痪等症状，临床上少见。

（二）体征

1. 一般体征

（1）腰椎侧凸是一种为减轻疼痛的姿势性代偿畸形。视髓核突出的部位与神经根之间的关系不同而表现为脊柱弯向健侧或弯向患侧。如髓核突出的部位位于脊神经根内侧，因脊柱向患侧弯曲可使脊神经根的张力减低，所以腰椎弯向患侧；反之，如突出物位于脊神经根外侧，则腰椎多向健侧弯曲。

（2）腰部活动受限。大部分患者都有不同程度的腰部活动受限，急性期尤为明显，其中以前屈受限最明显，因为前屈位时可进一步促使髓核向后移位，并增加对受压神经根的牵拉。

（3）压痛、叩痛及骶棘肌痉挛。压痛及叩痛的部位基本上与病变的椎间隙相一致，80%~90%的病例呈阳性。叩痛以棘突处为明显，系叩击振动病变部所致。压痛点主要位于椎旁 1cm 处，可出现沿坐骨神经放射痛。约 1/3 患者有腰部骶棘肌痉挛。

2. 特殊体征

（1）直腿抬高试验及加强试验。患者仰卧，伸膝，被动抬高患肢。正常人神经根有 4mm 滑动度，下肢抬高到 60°~70° 始感腘窝不适。腰椎间盘突出症患者神经根受压或粘连使滑动度减少或消失，抬高在 60° 以内即可出现坐骨神经痛，称为直腿抬高试验阳性。在阳性病人中，缓慢降低患肢高度，待放射痛消失，这时再被动屈曲患侧踝关节，再次诱发放射痛称为加强试验阳性。有时因髓核较大，抬高健侧下肢也可牵拉硬脊膜诱发患侧坐骨神经产生放射痛。

（2）股神经牵拉试验。患者取俯卧位，患肢膝关节完全伸直。检查者将伸直的下肢高抬，使髋关节处于过伸位，当过伸到一定程度出现大腿前方股神经分布区域疼痛时，则为阳性。此项试验主要用于检查腰 2~3 和腰 3~4 椎间盘突出的患者。

三、治疗方法

1. 矩阵选穴：矩阵针刺 10 穴，选取肾俞（双）、大肠俞（双）、小肠俞（双）、志室（双）、秩边（双）形成大小矩阵穴方。或以棘突压痛点为中心上三节双侧夹脊穴及下两节双侧夹脊穴。配穴环跳、委中、昆仑。

2. 操作方法：局部常规消毒，选 φ0.25mm×40mm 一次性针灸针（华佗牌）、肾俞（双）、大肠俞（双）、小肠俞（双）进针点针尖 45°向脊柱斜刺进针形成小矩阵穴方包围病灶；第二组选 φ0.25mm×75mm 一次性针灸针（华佗牌）以志室（双）、秩边（双）针尖 15°进针从志室透刺秩边，再从秩边透刺志室形成大的矩阵穴方，或矩阵穴方的上两点用 φ0.25mm×75mm 一次性针灸针，针尖向下平刺，下两点用 φ0.25mm×75mm 一次性针灸针，针尖向上平刺；或选 φ0.25mm×40mm 一次性针灸针以棘突压痛点为中心刺一针再以 45°角在上三节和下两节双侧夹脊穴向脊柱刺进针；同时接龙城牌 HT-1 型针温针电针综合治疗仪（常州华音电子有限公司生产）正负极，调参数为疏密波，时间 30 分钟，电流强度以患者自觉舒适为度，并打开加热功能。留针 30 分钟。

3. 疗程：每日 1 次，10 次为 1 疗程，连续治疗 1~3 个疗程。

四、讨论

　　腰椎间盘突出症大多数病人可以经非手术治疗缓解或治愈。其治疗原理并非将退变突出的椎间盘组织回复原位，而是改变椎间盘组织与受压神经根的相对位置或部分回纳，减轻对神经根的压迫，松解神经根的粘连，消除神经根的炎症，从而缓解症状。矩阵针灸，是以矩形列阵的法则，把针灸穴方布置成三维空间的框架形式，用以包围病理损害部位，并进行合理针灸调治的法术。本病通过在膀胱经双侧线上选取肾俞（双）、大肠俞（双）、小肠俞（双）、志室（双）、秩边（双）形成大小矩阵穴方，小矩阵包围病灶，大矩阵包围小矩阵，加强小矩阵的针刺效果，本次选足太阳经第一侧线和第二侧线穴位为主，不仅发挥"经络所过，主治所及"作用，而且膀胱经入里络肾，腰为肾之府，肾气固则腰痛缓，且肾主骨，骨强则痛止。局部解剖结构主要是由筋膜、支持韧带群、附着肌肉、肌腱构成。各种原因导致肌肉韧带的松弛成为本病发病原因。小矩阵穴方针刺可达到深筋膜从而松解腰方肌的痉挛，大矩阵穴方可以使腰大肌缓解痉挛，从而减轻对神经根的压迫，松解神经根的粘连，消除神经根的炎症。HT-1 型电针温针综合治疗仪可恒定控制针柄温度于45℃，通过不锈钢针的导热性将热能传导至组织深部，属于内热针范畴。有实验研究表明对病变局部行内热针进行治疗，可以改善组织局部微循环、促进炎性反应，加速受损组织修复速度。电针的节律性刺激可使其病变受累的局部关节、肌肉、韧带等邻近组织结构产生良性反应，从而达到协调内外平衡环境，分离粘连和解痉止痛的作用。

第十九节　骶髂关节炎

骶髂关节炎往往是各种脊柱关节病或未分化脊柱关节病的早期症状，常表现为腰骶部疼痛及僵硬，腹股沟、会阴部甚至放射至大腿内侧的疼痛，慢性起病，行走坐卧均可诱发及加重，以夜间或晨起较重，活动后多可减轻。

一、病因病机

（一）西医病因病机

1. 原发性骶髂关节炎

关节软骨细胞活性低下，髋部肌肉等软组织支持力量减弱，软骨呈退行性变。往往受年龄、体质、遗传等因素影响。年龄越大，积累的损伤越多，老年人的关节软骨基质中黏多糖含量减少，纤维成分增加，软骨的韧性降低，易遭受损伤而产生退行性变。肥胖体形的人发病率较高。

2. 继发性骶髂关节炎

可产生生物力学的不平衡，使承重区范围缩小，承重区关节软骨承受压力增加导致关节软骨磨损引起骨性关节炎。扁平髋、股骨头骨骺滑脱、关节面不平整，机械性磨损，可引起骨性关节炎。髋关节某些疾病损害关节软骨如化脓性髋关节炎、髋关节结核、血友病、神经性髋关节病等。

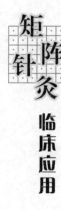

（二）中医病因病机

骶髂关节炎的临床症状以疼痛及功能受限为主，归属于中医"痹病"范围。痹病泛指机体正气不足，卫外不固，邪气乘虚而入，致使气血凝滞，经络闭阻，不通则痛。《内经》曰："风、寒、湿三气杂至，合而为痹"，"寒气胜者为痛痹"，"湿气胜者为着痹"，寒痹则痛剧，湿痹则沉重、肿胀，据此，骶髂关节炎归属于寒湿痹病。

二、临床表现

1. 骶髂关节局部症状：腰骶部酸软乏力，骶髂关节部酸胀或不适，需经常更换坐姿或站立的重心，有时兼有患侧下肢牵涉痛、麻木，部分患者表现为骶尾部顽固性疼痛和触痛。

2. 坐骨神经痛：患侧臀部及下肢胀痛麻木，翻身起坐和改变体位时疼痛加剧，咳嗽、打喷嚏时患侧下肢放射痛明显，患肢有缩短感和酸软、麻胀怕冷等。

3. 盆腔脏器功能紊乱症状：患侧下腹部胀闷不适和深压痛，肛门有急胀感，大便习惯改变，尿频、尿急，甚至排尿困难，会阴部不适、阳痿、痛经等;CT检查：初期可正常，逐渐发展，出现关节面模糊、增生、硬化，局灶性骨质疏松和囊变及软骨下骨质侵蚀、糜烂，关节间隙增宽或变窄、融合或僵直。

三、治疗方法

选穴及操作方法：矩阵针刺8穴，形成中间不连续的"井"字形。局部常规消毒，选 φ0.25mm×75mm 一次性针灸针（华佗牌），以髂后上棘为中心，第一组以第4和第5腰椎横突旁为进针点针尖朝下斜刺进针；第二组以第5腰椎横突垂线和中髎、下髎穴水平线的交点为进针点，针尖朝上斜刺进针，第三组以上髎穴和次髎穴为进针点，针尖朝外斜刺入骶髂关节处，第四组以胞肓穴和胞肓的垂线与上髎穴水平线交点为进针点，针尖朝内斜刺，有下肢疼痛者配合环跳穴及委中穴。行针得气后让针感传至全臀部，第一、二组和第三、四组分别接龙城牌 HT-1 型针温针电针综合治疗仪（常州华音电子有限公司生产）正负极，调参数为连续波，时间 30 分钟，电流强度以患者自觉舒适为度，并打开加热功能。留针 30 分钟，每日 1 次，连续治疗 2 周。

四、讨论

骶髂关节炎是中青年女性腰腿痛常见的病因之一，妊娠、分娩及外伤是骶髂关节炎的主要病因，该病多出现在已生育的妇女。据报道，在腰腿痛发病妇女中检出率高达 18.82%，其中年龄≥20 岁和≤40 岁占 90.11%。多同时发生于双侧髂骨，但也可局限于一侧或两侧先后发生，偶尔见于骶骨侧。现代医学认为本病发病是女性在妊娠后期，尤其是分娩后，由于内分泌的作用，出现骶髂关节的韧带松弛，造成关节松动及稳定性降低，若受到异常刺激或损伤，可引起骶髂关节韧带撕裂及局部骨质的血供受阻，从而发生病变。病理改变主要为早期病变区局部出现充血、水肿及渗出，继之病变区出现增生与变性反应，随着胶原纤维的致密化而出现骨质硬化改变。影像学检查见骶髂关节周边骨质均匀致密和硬化但无骨质疏松及破坏，关节面保持正常宽度。是一种良性自限性疾病，目前治疗主要是对症和物理疗法。

矩阵针灸，是以矩形列阵的法则，把针灸穴方布置成三维空间的框架形式，用以包围病理损害部位，并进行合理针灸调治的法术。本病通过在骶髂关节上、下、左、右四个方位，每个方位形成一对相平行的方法成矩阵排列进针，通过八穴点角定位，在骶髂关节部构成上、下、左、右空间结构的矩阵分布，将病变部位包围进行针刺治疗，不仅作用于骶髂关节局部，"以痛为腧"，直达病所，而且对病患处起到围刺效果，使"气至病所"。以足太阳经第一侧线和第二侧线穴位为主，不仅发挥"经络所过，主治所及"作用，而且膀胱经入里络肾，腰为肾之府，肾气固则腰痛缓，

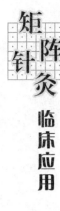

且肾主骨，骨强则痛止。骶髂关节局部解剖结构主要是由筋膜、支持韧带群、骶骨及髂骨附着肌肉、肌腱构成，骶髂关节为微动关节，关节的活动靠强有力的韧带支持。各种原因导致韧带的松弛成为本病发病原因。针刺选用 3 寸（75mm）长毫针，针身长，可刺入骶髂关节周围浅筋膜、深筋膜、深层肌肉及肌腱，不仅增强骶髂周围肌肉、肌腱力量，而且通过刺激关节周围肌筋膜，经过后表筋膜链传导增强浅层及深层腰背肌肉及肌腱力量。HT-1 型电针温针综合治疗仪可恒定控制针柄温度于 45℃，通过不锈钢针的导热性将热能传导至组织深部，属于内热针范畴。有实验研究表明对病变局部行内热针进行治疗，可以改善组织局部微循环、促进炎性反应吸收，加速受损组织修复速度。电针的节律性刺激可使其病变受累的局部关节、肌肉、韧带等邻近组织结构产生良性反应，从而达到协调内外平衡环境，分离粘连和解痉止痛的作用。电针的电刺激可以刺激局部肌肉、肌腱的收缩，对筋膜及韧带形成牵拉，能增强韧带力量，且疏密波克服了单一波形机体易于适应的缺点，对骶髂关节炎患者起到止痛作用。

第二十节　膝骨关节炎

膝骨关节炎是一种以退行性病理改变为基础的疾患。多患于中老年人群，其症状多表现为膝盖红肿痛、上下楼梯痛、坐起立行时膝部酸痛不适等。也会有患者表现肿胀、弹响、积液等，如不及时治疗，则会引起关节畸形、残废。在膝关节部位还常患有膝关节滑膜炎、韧带损伤、半月板损伤、膝关节游离体、腘窝囊肿、髌骨软化、鹅足滑囊炎、膝内/外翻等关节疾病。

一、病因病机

（一）西医病因病机

膝关节炎的发生一般由膝关节退行性病变、外伤、过度劳累等因素引起。膝关节炎多发于中老年人，是引起老年人腿疼的主要原因。另外，体重过重、不正确的走路姿势、长时间下蹲、膝关节的受凉受寒也是导致膝关节炎的原因。

（二）中医病因病机

本病属于中医痹病、骨痹的范畴，病因如下：

1. 肝脾肾亏虚

肝主筋，肾主骨，肝肾与筋骨关系最为密切，筋能束骨，维持关节的活动，骨能张筋，为人体的支架。筋的灵活有力，骨的生长发育都依赖肝血肾精的滋养和推动。人之衰老，与肝、脾、肾密切相关，脾胃虚弱，精微物质无法濡养四肢，筋骨失养而为病。

2. 气血不足

气血不足，肌表不固，外邪侵袭，邪阻筋脉关节而为病。

3. 劳损外伤

劳损外伤致筋脉受损，脉络不通，气血不畅，不通则痛。

二、临床表现

多数膝关节炎患者初期症状较轻，若不接受治疗病情会逐渐加重。主要症状有膝部酸痛、膝关节肿胀、膝关节弹响等症状。膝关节僵硬、发冷也是膝关节炎的症状之一，以僵硬为主、劳累、受凉或轻微外伤而加剧，严重者会发生活动受限。

三、治疗方法

1. 矩阵选穴：选取梁丘、血海、犊鼻、内膝眼、鹤顶形成矩阵穴方。

2. 操作方法：局部常规消毒，选 φ0.25mm×40mm 一次性针灸针，选取梁丘、血海、犊鼻、内膝眼、鹤顶，针尖45°向膝关节斜刺进针形成小矩阵穴方包围病灶；鹤顶直刺进针得气为主。同时接龙城牌 HT-1 型针温

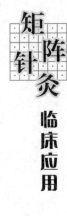

针电针综合治疗仪（常州华音电子有限公司生产）正负极，调参数为疏密波，时间 30 分钟，电流强度以患者自觉舒适为度，并打开加热功能。留针 30 分钟。

3. 疗程：每日 1 次，10 次为 1 疗程，连续治疗 1~3 个疗程。

四、讨论

膝关节骨性关节炎属于中医痹病的范畴，多因年老体弱、气血渐亏，局部损伤、关节退化、风寒湿邪阻滞经络致筋失血濡养、骨不滋润而筋骨萎软，关节不利。矩阵针灸，是以矩形列阵的法则，把针灸穴方布置成三维空间的框架形式，用以包围病理损害部位，并进行合理针灸调治的法术。本病通过在梁丘、血海、犊鼻、内膝眼、鹤顶左右上下四个方位，每个方位形成一对相平行的方法成矩阵排列进针，通过点角定位，在膝关节部构成上、下、左、右空间结构的矩阵分布，将病变部位包围进行针刺治疗，直达病所，而且对病患处起到围刺效果，使"气至病所"。

第二十一节　腓总神经损伤

腓总神经损伤常因外伤引起，主要表现为足下垂，走路呈跨越步态；踝关节不能背伸及外翻，足趾不能背伸；小腿外侧及足背皮肤感觉减退或缺失；胫前及小腿外侧肌肉萎缩。

一、病因病机

本病相当于中医学痹证、伤筋范畴。中医认为，本病多为劳逸不当，气血筋骨活动失调，寒湿侵袭痹阻络脉，久而不散，肌筋损伤，气血不运，与寒湿并病，筋骨懈怠而引起经络不通，不通则痛，气血无以濡养经筋，故见肢体麻木等。或外伤致筋脉受损，脉络不通，故见疼痛，麻木，久之萎软不用。

二、临床表现

小腿前外侧伸肌麻痹，出现足背屈、外翻功能障碍，呈足下垂畸形。以及伸拇、伸趾功能丧失，呈屈曲状态，和小腿前外侧和足背前、内侧感觉障碍。

三、检查

1. 电生理检查

患侧腓总神经传导速度减慢，波幅下降，F 波或 H 反射潜伏期延长；SEP 潜伏期延长，波幅下降，波间期延长；腓总神经支配肌肉的肌电图检查多为失神经电位。

2. 超声检查

能确切显示外周神经特别是腓总神经，能为临床诊治提供影像学资料，可为手术治疗方案提供参考依据。

四、治疗方法

1. 矩阵穴方：取委中、阳陵泉、绝骨、丘墟、昆仑、解溪、足三里等。

2. 针灸方法：取委中、阳陵泉、绝骨、丘墟、昆仑、解溪、足三里三组排列成矩形，采用直径 φ0.25×40mm 一次性针灸针直刺，进针后行捻转手法以得气，时间 30 分钟。

3. 疗程：每天 1 次，治疗 10 次为 1 疗程。疗程间休息 3~5 天。连续治疗 1~3 个疗程。

五、典型病例

患者张××，男，46 岁，教师。自诉右足背伸受限 1 月余。1 月前患者饮酒在地板上睡觉后自觉右踝关节酸困疼痛不适，此后发现右足不能背伸，当时到某西医院神经外科就诊，诊断为"腓总神经损伤"并予营养神经药物治疗 15 天，却未见明显效果。于 2016 年 12 月 3 日来甘肃省中医院针灸推拿二科寻求针灸治疗。入院检查：患者行走时右足呈跨步态，右踝关节不能背伸及外翻，小腿外侧浅感觉减退。予矩阵穴方针灸治疗 15 次后，右踝关节背伸活动恢复，亦能外翻，行走步态恢复如常，出院 2 月随访未见异常。

六、讨论

本病属于伤筋病的范畴。人体肌肉、肌腱等软组织损伤。伤筋是中医的概念，现代医学叫做软组织损伤。凡是引起肌肉、肌腱、韧带、关节囊、绝骨、筋膜等软组织，及一部分软骨的急、慢性损伤，统属伤筋的范围。取委中、绝骨、昆仑、阳陵泉、丘墟、解溪、足三里等穴，三条阳经分别为足太阳经、足少阳经、足阳明经，六穴组成立体空间的矩阵针法包围病损、病灶部位，这样的矩阵穴方紧紧靠近病灶部位，而且是固而搁置地把病灶包围起来，施以合理的针刺手法，使病变部位的气血旺盛，起到增加血液循环的效果，达到抗炎止痛、改善功能障碍的目的。

第二十二节 高 血 压

高血压病是一种常见的慢性疾病，全称为"原发性高血压病"，以安静状态下持续性动脉血压增高（Bp：140/90mmHg 以上）为主要表现。本病发病率较高，且有不断上升和日渐年轻化的趋势。病因至今未明，目前认为是在一定的遗传易感性基础上由多种后天因素作用所致，与遗传、年龄、体态、职业、情绪、饮食等有一定的关系。

一、病因病机

（一）西医病因病机

1. 遗传因素

大约60%的高血压患者有家族史。目前认为是多基因遗传所致，30%~50%的高血压患者有遗传背景。

2. 精神和环境因素

长期的精神紧张、激动、焦虑，受噪声或不良视觉刺激等因素也会引起高血压的发生。

3. 年龄因素

发病率有随着年龄增长而增高的趋势，40岁以上者发病率高。

4. 生活习惯因素

膳食结构不合理，如过多的钠盐、低钾饮食、大量饮酒、摄入过多的饱和脂肪酸均可使血压升高。吸烟可加速动脉粥样硬化的过程，为高血压的危险因素。

5. 药物的影响

避孕药、激素、消炎止痛药等均可影响血压。

6. 其他疾病的影响

肥胖、糖尿病、睡眠呼吸暂停低通气综合征、甲状腺疾病、肾动脉狭窄、肾脏实质损害、肾上腺占位性病变、嗜铬细胞瘤、其他神经内分泌肿瘤等。

（二）中医病因病机

本病可归属于中医"头痛"、"眩晕"、"肝风"等范畴。《素问·至

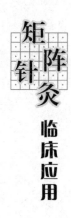

真要大论》曰："诸风掉眩，皆属于肝"，"肾虚则头重高摇，髓海不足则脑转耳鸣"。认为本病与肾阴不足、肝阳偏亢有关，多因精神因素、饮食失节等诱发。

二、临床表现

高血压病早期约半数病人无明显症状，常在体检时偶然发现。如血压波动幅度大可有较多症状，常见头痛、头晕、头胀、眼花、耳鸣、心悸、失眠、健忘等。随着病情的发展，血压明显而持续性地升高，则可出现脑、心、肾、眼底等器质性损害和功能障碍。

三、治疗方法

1. 矩阵穴方：选取四中穴（在百会穴前后左右各 2 寸处）、风池（双）、头颞（在太阳穴后 1 寸与耳尖平行，咬牙时颞部突起处），综上 8 穴组成头部矩阵穴方，配穴双侧内关和三阴交。

2. 针刺方法：选用临床常用 φ0.25mm×40mm 一次性针灸针，常规消毒，四中穴针尖对准百会穴与头顶平行刺入 1~1.2 寸，风池穴针尖对向喉头部斜刺入 1~1.2 寸，头颞穴针尖对准同侧耳垂斜刺入 1.2 寸，以上 8 穴针刺得气后留针 30 分钟。内关、三阴交针刺用泻法（透天凉）不留针。

3. 疗程：每日针刺治疗 1 次，6 次休息 1 日，15 次为 1 疗程，连续进行 1~3 个疗程，至血压下降到正常范围为止。

四、典型病例

患者鲁××，男，72 岁，农民，系甘肃省中医院职工家属。2014 年 6 月 4 日初诊。主诉：头晕眼花，左半身麻木无力 7 个多月，早在农村时就患晕病并烦躁易怒、失眠、记忆力减退等症，已有 20 余年历史，2004 年确诊为高血压病后，长期服用复方降压片治疗，每次 2 片，每日 2~3 次从未间断。但于 2013 年 10 月 12 日清晨突然发生左侧偏瘫，经中西医抢救诊断为缺血性脑中风，经治疗两个月后，左侧偏瘫基本恢复，生活达到自理能力。但头脑胀痛并眩晕、麻木，左半身乏力并麻木难忍，彻夜不能入眠等症要求针灸治疗。查血压 198/135mmHg，脉象沉弦，舌边尖暗红，苔白腻。当时开始用头部矩阵穴方针刺治疗，每日 1 次，经 15 次治疗后，血压下降为 135/78mmHg，各种症状也随之缓解，为巩固疗效，坚持治疗 45 次，在治疗过程血压稳定，身体状况良好，评定为近期治愈。患者感受到针刺治疗后头脑清醒，全身轻快，要求继续针刺，所以每周再针刺 2 次。

五、讨论

高血压不仅在我国是常见病，而且是全世界的多发病，据全国高血压抽样调查结果表明。在我国高血压患者中，公职人员明显高于非公职人员，城市人口显著多于农村，就发病率最低的文盲与半文盲人口中，高血压发病率竟然达 20%，在 40 岁以上的人口中，每三人中就有一个人患高血压。值得注意的是，虽然高血压发病率随年龄增长而增加，但抽样调查结果显示，高血压发病年龄有提前和发病速率加快的趋势。因此，积极防治高血压已经迫在眉睫、刻不容缓了。而且高血压病的结局可怕，70%并发脑中风，20%合并心脏病而常与冠心病并存，10%合并肾脏病。所以，高血压是造成人类死亡和致残的主要原因之一。但是，对高血压的治疗，目前国内外均还没有彻底防治的药物和方法。因此，近年来高血压合并出血性脑中风大大减少，而缺血性脑中风日益增多。甚至脑中风者出现有增无减的局势，只是有出血性转变为缺血性者。需要指出的是，不仅是降压药物会导致缺血性脑中风，而且大多数镇静药、利尿药、止血药等均能引发缺血性脑中风。所以，有人提出"慎防药物性中风"的声明。然而又是防不胜防。因此，全世界对高血压还没有理想的防治措施。

关于矩阵针刺治疗高血压的机理问题，考虑到高血压的发病原因比较复杂，既与心血管病变密切相关，又与血液的黏稠度增高相关，而且某些社会因素、心理因素等均有可能使血压升高，还有内分泌激素失调亦能致血压增高，但究其主要原因，可能是高级神经中枢的机能紊乱所致，皮质下部的血管舒缩中枢的功能失调，导致全身动脉血管持久痉挛而致血压升高。头部矩阵穴方针刺，能够直接调整高级神经中枢的机能紊乱，促使皮质下部的血管舒缩中枢的功能得到调整，使之机能协调稳定而实现血压平复，由于矩阵针刺的作用解除了高级神经中枢的病理改变，所以，疗效比降压药物巩固。矩阵针刺的调整功能既能有效地防治高血压，且能达到控制脑中风的发病，对高血压是一种理想的医疗措施，有进一步研究提高和推广应用的价值。

第二十三节　低　血　压

低血压是指成年人的血压持续低于 90/60mmHg（老年人低于 100/70mmHg）。西医学分为体质性、体位性、继发性三类。体质性低血压最为常见，一般认为与体质瘦弱和遗传有关，多见于 20~50 岁的妇女和老年人；体位性低血压是患者长时间站立或从卧位到坐位、站立位时，因血压调节不良，突然出现血压下降超过 20mmHg，并伴有相应症状；继发性低血压多由某些疾病或药物引起，如腹泻、大出血、风湿性心肌病、心肌梗死、脊髓空洞症、中风、降压药或抗抑郁药等。

一、病因病机

（一）西医病因病机

1. 生理性低血压状态

指部分健康人群中，其血压测量值已达到低血压标准，但无任何自觉症状，经长期随访，除血压偏低外，人体各系统器官无缺血和缺氧等异常，也不影响寿命。

2. 病理性低血压病

除血压降低外，常伴有不同程度的症状以及某些疾病。

（1）原发性低血压病。指无明显原因的低血压状态，如生理性低血压（体质性低血压），多见于体质瘦弱的老人、女性。

（2）继发性低血压病。指人体某一器官或系统的疾病所引起的血压降低。这种低血压可在短期内迅速发生，如大出血、急性心肌梗死、严重创伤、感染、过敏等原因所致血压急剧降低。大多数情况下，低血压为缓慢发生，可逐渐加重，如继发于严重的肺结核、恶性肿瘤、营养不良、恶病质等的低血压。

（二）中医病因病机

本病属于中医学"眩晕"、"虚损"的范畴。以气虚为本，涉及心、肺、脾、肾等脏器。心主血脉，百脉朝肺，心肺之气不足，不能推动血行脉中；脾气不足，无以化生气血；肾气亏虚，气血运行无力均可导致血不充养于脉而生本病。

二、临床表现

病情轻微时，仅有头晕，头痛，食欲不振，疲劳，面色苍白，消化不良，易晕车船以及情绪自控能力差，反应迟钝或精神不振奋等。严重时表现为心悸，站立性眩晕，呼吸困难，发音含糊，共济失调，四肢厥冷甚至昏厥。

三、治疗方法

1. 矩阵穴方：选用四中四穴、风池二穴和头维二穴共 8 穴组成头部矩阵穴方，配穴用外关、足三里和关元。

2. 针刺方法：选用临床常用 φ0.25mm×40mm 一次性针灸针，常规消毒，四中穴针尖对准百会穴平行刺入 0.75~1 寸，风池穴针尖对准对侧眼球向上斜刺入 1~1.2 寸，头维穴针尖对准同侧耳尖斜刺入 0.75~1 寸，以上 8 穴针刺得气后留针 30 分钟，外关、足三里针刺用补法（烧山火），关元穴艾灸 3 状，每状用艾绒 1g 或用艾卷灸 10 分钟，至施灸部位的皮肤潮红为佳。

3. 疗程：每周治疗 1 次，6 次休息 1 日，5 次为 1 疗程，连续治疗 1~3 个疗程，至血压回升到生理血压水平 105/70mmHg 以上。

四、典型病例

患者宋××，女，18 岁，系四川广元某中学高三学生，1993 年 6 月 18 日初诊，其父代诉：女儿患头晕眼花，智力下降，记忆减退，心慌气短，四肢发冷，倦怠嗜睡，精神恍惚，不爱讲话等症已两年多。学习非常用功刻苦，但成绩越来越赶不上去，被迫休学而延误了高考升学机会，十分焦急，心情沉重。一月前突然昏倒在地上，不省人事，紧急送某医院抢救，诊断为低血糖休克，给静脉输高渗葡萄糖、氨基酸、能量合剂、肾上腺素和维生素 C 等药物，每天 5 瓶，经治疗一周病情好转而出院，但原患各种症状并未改善。查患者发育正常，营养欠佳，面色㿠白无华，慢性病容，问答迟缓，语音低沉，心肺无异常，肝脾不肿大，血压 75/40mmHg。化验室检查：空腹血糖 5.88mmol/L，血常规：白细胞总数 6500/mm³。中性 67%，淋巴 31%，酸性 2%，诊断为低血压，采用头部矩阵针灸治疗，每日 1 次，15 次为 1 疗程，经过治疗第一疗程后，临床症状明显改善，血压回升为 105/75mmHg，治疗第二疗程后，临床症状基本消失，血压上升到 110/78mmHg，坚持治疗三个疗程后血压上升到 115/78mmHg，患者身体恢复健康，并复学读书，且每月复查血压 1 次，连续三个月血压一直稳定，学习成绩也明显提高。评定为临床治愈。

五、讨论

低血压是指动脉血压过低，并由此而并发一系列症候的一种综合征。如果血压急骤下降至 70/40mmHg 以下时，就会发生虚脱、休克等危症。我们将血压长期处于 90/50mmHg 以下的患者，并且相应的临床症状明显者，诊断为低血压。

低血压的发病原因，可能与高级神经中枢的机能紊乱，大脑皮质下部的血管舒缩中枢的功能失调有关。由于机体调节血压的功能失调，以致交感神经兴奋性降低，血管收缩功能减弱致回心血液流量减少，和心肌收缩功能降低，使心脏搏出的血流量减少，因而血压不能保持正常状态而形成低血压。低血压可导致机体的各个器官供血不足。因为各器官的血流供应主要依赖动脉血压的灌注，如果血压降低而致器官长期缺血，就有可能使组织破坏和功能障碍。特别是人脑处于人体的最高位置，在直立状态器官缺血，脑组织首当其冲。脑组织供血不足则出现头昏目眩，智力下降，记忆力减退，精神恍惚，倦怠嗜睡等脑神经系统的症候。对于低血压，矩阵针灸是一种理想的方法。关于治疗机理，可能是矩阵针灸的作用，直接调整了大脑皮质下部的血管舒缩中枢的机能紊乱，从而使高级神经中枢的调节功能得到改善，致使交感神经的兴奋性提高，血管收缩能力增强致回心血流量增加，增强心肌收缩力，致心搏出血液流量增加，因而使低血压得到改善和治愈。

第二十四节　哮　　喘

哮喘是一种以发作性喉中哮鸣、呼吸困难甚则喘息不得平卧为特点的过敏性病症，常见于西医学的支气管哮喘、喘息性支气管炎和阻塞性肺气肿等疾病。"哮"为喉中痰鸣有声，"喘"为气短不足以息。可发生于任何年龄和任何季节，尤以寒冷季节和气候骤变时多发。

一、病因病机

（一）西医病因病机

1. 遗传因素

哮喘是一种具有复杂性状的，具多基因遗传倾向的疾病。其特征为：①外显不全；②遗传异质化；③多基因遗传；④协同作用。

2. 变应原哮喘

最重要的激发因素可能是吸入变应原。

（1）室内变应原。屋螨是最常见的、危害最大的室内变应原，是哮喘在世界范围内的重要发病因素。蟑螂为亚洲国家常见的室内变应原；与哮喘有关的常见蟑螂为美洲大蠊、德国小蠊、东方小蠊和黑胸大蠊，其中以黑胸大蠊在我国最为常见。真菌亦是存在于室内空气中的变应原之一，特别是在阴暗、潮湿以及通风不良的地方，常见为青霉、曲霉、交链孢霉、分枝孢子菌和念珠菌等。其中链格孢霉已被确认为致哮喘的危险因子。常见的室外变应原：花粉与草粉是最常见的引起哮喘发作的室外变应原。木本植物（树花粉）常引起春季哮喘，而禾本植物的草类和莠草类花粉常引起秋季哮喘。我国东部地区主要为豚草花粉；北部主要为蒿草类。

（2）职业性变应原。可引起职业性哮喘常见的变应原有谷物粉、面粉、木材、饲料、茶、咖啡豆、家蚕、鸽子、蘑菇、抗生素（青霉素、头孢霉素）、异氰酸盐、邻苯二甲酸、松香、活性染料、过硫酸盐、乙二胺等。

（3）药物及食物添加剂。阿司匹林和一些非皮质激素类抗炎药是药物所致哮喘的主要变应原。水杨酸酯、防腐剂及染色剂等食物添加剂也可引起哮喘急性发作。蜂王浆口服液是我国及东南亚地区国家和地区广泛用来作为健康保健品的食物。目前已证实蜂王浆可引起一些病人哮喘急性发作，是由 IgE 介导的变态反应。

3. 促发因素

（1）大气污染。空气污染（SO_2、NO）可致支气管收缩、一过性气道反应性增高并能增强对变应原的反应。

（2）吸烟。香烟烟雾（包括被动吸烟）是户内促发因素的主要来源，是一种重要的哮喘促发因子，特别是对于那些父母抽烟的哮喘儿童，常因吸烟引起哮喘发作。

（3）呼吸道病毒感染。呼吸道病毒感染与哮喘发作有密切关系。

（4）围生期胎儿的环境。妊娠 9 周的胎儿胸腺已可产生 T 淋巴细胞，第 19~20 周，在胎儿各器官中已产生 B 淋巴细胞，由于在整个妊娠期胎盘主要产生辅助性Ⅱ型 T 细胞（Th2）细胞因子，因而在肺的微环境中，Th2 的反应是占优势的，若母亲已有特异性体质，又在妊娠期接触大量的变应原（如牛奶中的乳球蛋白，鸡蛋中的卵蛋白）或受到呼吸道病毒特别是合胞病毒的反复感染，即可能加重其 Th2 调控的变态反应，以至增加出生后变态反应和哮喘发病的可能性。

（5）其他剧烈运动、气候转变及多种非特异性刺激。如：吸入冷空气、蒸馏水雾滴等。此外，精神因素亦可诱发哮喘。

（二）中医病因病机

中医学认为，本病主要因痰饮伏肺而引发。外感风寒或风热，吸入花粉、烟尘等可致肺失宣肃而凝津成痰；饮食不当，脾运失健则聚湿生痰；每当气候突变、情志失调、过分劳累、食入海腥发物等而触引内伏之痰饮，痰随气升，气与痰结，壅塞气道，肺气上逆而发为哮喘。病初在肺，多属实证；若反复发作，则致脾、肺、肾、心诸脏俱虚。脾虚则运化失常，酿生痰浊；肺虚则气无所主，短气喘促；肾虚则摄纳无权，动则喘甚；心虚则脉动无力，唇甲青紫，汗出肢冷，甚则出现神昏、烦躁等危候。

二、临床表现

多数病人在发作前可出现鼻咽发痒，咳嗽，喷嚏，胸闷等先兆症状。

典型发作时突感胸闷，呼吸困难，喉中哮鸣，呼气延长，不得平卧，烦躁，汗出，甚则紫绀。发作可持续数分钟、数小时或更长时间。发作将停时，常咯出较多稀薄痰液，随之气促减轻，哮喘缓解、发作时胸部多较饱满，叩诊呈过度反响，听诊两肺布满哮鸣音。

三、治疗方法

1. 矩阵穴方：选用天突、膻中、中府（双）。

2. 针刺方法与电针条件：选用临床常用 φ0.25mm×40mm 一次性针灸针 4 只。天突穴针尖向下刺入胸骨柄后缘 1 寸深处，膻中穴针尖向上斜刺入 1 寸至胸骨膜上，双中府穴针尖对准膻中穴斜刺 1 寸。针刺得气后连接电针仪，采用上海产 G6805 型电针仪，将阳极连线接天突、膻中穴，阴极接双中府，调用断续波型调整到每分钟 18 次，接通电流在输电量上控制在胸部肌肉明显跳动即可，令患儿在断电时吸气，输电时呼气，留针 20~30 分钟。

3. 疗程：每日进行 1 次，15 次为 1 疗程，连续进行 3 个疗程。

四、讨论

金安德主任医师在非洲的马达加斯加援外医疗多年，在马达加斯加支气管哮喘是普遍存在的常见病，而且在青少年中更为多发病。由于那里气候属热带型，常年花草盛开不断，作为过敏源的花粉常年影响着人们，所以，当地的支气管哮喘长年累月无定时地发作。加之当地属岛国，水产食品应有尽有，故食物过敏源亦多。因此，马国的支气管哮喘和其他过敏性疾病均多见。到目前为止，还未彻底防治支气管哮喘的方法，药物治疗只能暂时缓解症状而治疗不彻底易复发。所以，支气管哮喘成为一种慢性发作性疾病，近来以找出过敏源进行脱敏治疗，但效果仍不理想，金老采用矩阵针法治疗了大量的哮喘患者，并与传统针刺手法治疗作了大量的临床试验比较，结果胸部矩阵穴方电针治疗哮喘，不仅临床症状的缓解率显著高于传统针灸，而且疗效巩固率亦显著高于传统针灸，表明矩阵电针对支气管哮喘的效果满意。且矩阵电针组测试的周血嗜酸细胞比值变化比较表明，具有降低嗜酸细胞比值的作用，即具有抗过敏作用。

第二十五节 糖 尿 病

糖尿病是内分泌系统的一种常见的新陈代谢障碍性疾病，隶属于中医学"消渴"的范畴。以多饮、多食、多尿、消瘦、尿糖及血糖增高为特征。可分为原发性和继发性两大类。原发性又分为糖尿病1型和糖尿病2型（非胰岛素依赖型）；继发性为数不多。糖尿病的发病机理主要是由于胰岛素的绝对或相对不足，导致糖代谢的紊乱，使血糖、尿糖过高。进而又导致脂肪和蛋白质代谢的紊乱，多见于中年以后，男性略高于女性。

一、病因病机

（一）西医病因病机

1. 遗传因素

1型或2型糖尿病均存在明显的遗传异质性。糖尿病存在家族发病倾向，1/4~1/2患者有糖尿病家族史。临床上至少有60种以上的遗传综合征可伴有糖尿病。1型糖尿病有多个DNA位点参与发病，其中以HLA抗原基因中DQ位点多态性关系最为密切。在2型糖尿病已发现多种明确的基因突变，如胰岛素基因、胰岛素受体基因、葡萄糖激酶基因、线粒体基因等。

2. 环境因素

进食过多，体力活动减少导致的肥胖是2型糖尿病最主要的环境因素，使具有2型糖尿病遗传易感性的个体容易发病。1型糖尿病患者存在

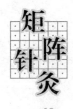

免疫系统异常，在某些病毒如柯萨奇病毒、风疹病毒、腮腺病毒等感染后导致自身免疫反应，破坏胰岛素 β 细胞。

（二）中医病因病机

本病以阴虚为本，燥热为标。燥热在肺，肺燥津伤，则口渴多饮；热郁于胃，消灼胃液，则消谷善饥；虚火在肾，肾虚精亏，封藏失职，则尿多稠浑。燥热盛则阴愈虚，阴愈虚则燥热更甚，形成恶性循环。如病久不愈，阴损及阳，则可见气阴两伤、阴阳俱虚之候。

二、临床表现

本病是一种慢性进行性疾病，早期常无症状，多因其他疾病或体检中检测尿糖时才被发现。中、晚期以多饮、多食、多尿和体重减轻（所谓"三多一少"）为主要症状。病程较长或治疗不当的患者易出现心脑血管、肾、眼及神经系统等的慢性损害，如脑动脉硬化、高血压、冠心病、尿道感染、视网膜炎、白内障、皮肤瘙痒、手足麻木等。亦可并发各种化脓性感染和结核病。急性并发症为酮症酸中毒、高渗性昏迷、乳酸性酸中毒等，常可危及生命。

三、治疗方法

1. 矩阵穴方：中脘、气海、腹哀（双）、三阴交（双），不进行辨证分型，无寒象者针刺治疗，有寒象者针灸并用。

2. 针灸方法：选用临床常用 φ0.25mm×40mm 一次性针灸针，针具与穴位皮肤严格消毒，按各穴部位深度进针得气，然后据辨证分别施行针刺补泻操作。对阴虚热盛型者用"阳中隐阴"手法；气阴两虚型者用"阴中隐阳"手法；阴阳俱虚型者用针灸并施；矩阵针灸法则不分型，均以针刺得气后留针 30 分钟，证见寒象者加灸，灸法为各穴灸 3 状，每状用艾绒1g。

3. 疗程：每日针灸 1 次，10~15 次为 1 疗程，疗程间隔 3~5 天，连续进行 2~4 个疗程，至临床症状消失，尿糖阴转和空腹血糖降至 6.11mmol/L 为止。

四、典型病例

患者王××，男，51 岁。主诉：多饮、多食、多尿、消瘦、乏力 5 年之久。从 2010 年 1 月出现三多症状并逐渐加重，至同年 7 月虽食量剧增，但身体明显消瘦，乏力，肢体麻木困痛，全身皮肤出疖肿等不能坚持工作，去甘肃省人民医院诊治，查空腹血糖含量为 16.68mmol/L，尿糖试验强阳性（M），确诊为 2 型糖尿病，经几大医院用中西药物治疗 4 年多久，但病情时轻时重，一直控制不佳。于 2011 年 8 月 24 日来甘肃省中医院针灸科住院，入院后查空腹血糖含量 15.12mmol/L，尿糖定性强阳性（++++），24 小时尿糖定量为 67.9g/24h。采用矩阵针灸治疗，每日 1 次，15 次治疗后临床症状明显好转，空腹血糖含量下降为 6.34mmol/L，尿糖定性阴转，24 小时尿糖含量降为 7.8g/24h。继续治疗到 45 次后，临床症状全部消失，空腹血糖含量降至 5.73mmol/L，24 小时尿糖含量下降至 0.3g/24h，尿糖定性（-），共住院 50 天，以显著效果出院，经定期复查连续两年，情况良好。

五、讨论

糖尿病古代就有，《针灸甲乙经》称为消渴、消瘅等病名。糖尿病的发病机理是多方面的，其主要机理是体内胰岛素缺乏，或其氧化酵解糖的作用降低；或对糖的合成代谢功能障碍等，使体内糖不能被组织细胞消化利用而集聚，致血糖增高而形成糖尿病。出于糖尿病的原因复杂，并发症多端，难以治疗。针灸治疗糖尿病的历史悠久，在《针灸甲乙经》中就有丰富记载。但至目前为止，对糖尿病治疗的系统研究资料较少。20 世纪

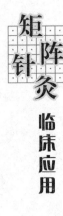

80年代中期魏稼教授等用针刺治疗非胰岛素依赖性糖尿病患者24例，有效率为79.16%。为了研究提高针灸对糖尿病的医疗效果，我们除采用魏氏的阳经穴方外，又拟定了1组阴经穴形成自己的矩阵穴方，用于治疗气阴两虚型和阴阳俱虚型2型糖尿病26例，结果有效率为84.61%，比阳经穴方的疗效有明显提高。为了避免辨证分型的麻烦，并于1989年制定出矩阵针灸法则，即用阳经穴方为基础，和修改后的阴经穴方联合应用，隔日交替进行，治疗2型糖尿病20例，结果有效率为85%，使针灸治疗糖尿病的效果有了进一步提高。

第二十六节　痛　经

痛经又称"经行腹痛"，是指经期或行经前后出现的周期性小腹疼痛。以青年女性较为多见。西医学将其分为原发性和继发性两种。原发性系指生殖器官无明显异常者；后者多继发于生殖器官的某些器质性病变，如子宫内膜异位症、子宫腺肌病、慢性盆腔炎、子宫肌瘤等。

一、病因病机

（一）西医病因病机

1. 原发性痛经的发生主要与月经时子宫内膜前列腺素含量增高有关。$PGF2\alpha$含量升高是造成痛经的主要原因。$PGF2\alpha$含量高可引起子宫平滑肌过强收缩，血管痉挛，造成子宫缺血、乏氧状态而出现痛经。

2. 血管加压素、内源性缩宫素以及β-内啡肽等物质的增加。

3. 精神、神经因素。

（二）中医病因病机

痛经的发生与冲、任二脉以及胞宫的周期生理变化密切相关，与肝、肾二脏也有关联。如若经期前后冲任二脉气血不和，脉络受阻，导致胞宫的气血运行不畅，"不通则痛"；或胞宫失于濡养，"不荣则痛"。此外，情志不调、肝气郁结、血行受阻；寒湿之邪客于胞宫，气血运行不畅；气血虚弱，肝肾不足均可使胞脉不通、胞宫失养而引起痛经。

二、临床表现

经期或行经前后小腹疼痛，随着月经周期而发作。疼痛可放射到胁肋、乳房、腰骶部、股内侧、阴道或肛门等处。一般于经期来潮前数小时即已感到疼痛，成为月经来潮之先兆。甚者疼痛难忍，面青肢冷，呕吐汗出，周身无力，甚至晕厥。妇科检查、盆腔 B 超扫描和腹腔镜检查有助于诊断。

三、治疗方法

1. 下腹部矩阵穴方及配穴方：以关元、曲骨、归来（双）四穴形成下腹部矩阵穴方为主，以膻中、中脘、足三里、三阴交为配穴方。

2. 针灸方法：选用临床常用的 φ0.25mm×40mm 一次性针灸针，针刺行"烧山火"补法，即随呼气急进针，得气后进行"紧按慢提"法，按时拇指推前，食指退后；提时食指推前，拇指退后的左右捻转提插，捻转提插至针下有热感为止。留针 20 分钟后，随吸气缓慢出针，急闭针孔。在留针过程中腹部矩阵穴方的关元、曲骨、归来（双）四穴加温针灸法，即用艾卷截成 1.5cm 长的节段，置在针柄上燃烧，烧尽为止。

3. 针灸时间及疗程：每月月经来潮前 3 天开始针灸治疗，每天 1 次，至月经来潮当天停止。一般 3~4 次为 1 疗程，连续进行 3 个月经周期即 3 个疗程。

四、典型病例

患者许某，女，16 岁，学生，13 岁月经初潮时，因在经期洗澡受凉而当天月经停止后，一年多一直再未来月经，至 14 岁时突然发生小腹部剧烈疼痛，伴随乳房胀痛，腰酸痛，大腿内侧抽掣痛以及头晕、恶心等卧床不起，经各种治疗未效，至第三天月经来潮后腹痛等症缓解，以后每月经前和经期出现同样症状，月经周期错后 3~4 天，经量少，色黑有血块，虽然不断进行治疗但未见效果，因此，学习成绩明显降低。由于痛经难忍，惧怕来月经，故父母带其寻求针灸治疗。检查：舌质紫暗，苔白腻，脉沉细，体质瘦弱。约到月经前 3 日来治疗，每日 1 次，治疗 3 天后月经来潮，但腹痛及其他症状均显著减轻，而且月经量增多，排经流畅，血块减少，舌质变淡，苔薄白，脉缓有力。如此连续治疗 3 个月，月经周期共 9 次，痛经痊愈，并体格显著发育生长，3 个月内体重增加 4kg，乳房也增大突起显露，学习成绩大为提高。

五、讨论

患者在行经期洗澡受凉，询问平时喜欢吃冷饮的习惯。这就提示患痛经症的病因，与寒湿有关，即寒凝湿控所致为主。再结合舌象、脉象和证候分析：舌质紫为血瘀，苔白为寒，白腻为温；脉沉主里寒，细主血虚，弦主痛，紧主寒。由于寒湿容于胞宫，致使经脉受阻，经血运行不畅，因而发生"不通则痛"的痛经症。痛经症的病理，主要为寒湿伤及胞宫，又寒伤肺则气机不利，湿控脾则健运失调，以致气滞血瘀，所以，痛经症的患者均月经量少，排经不畅并有血块，由此判断血瘀是痛经症的本质。胞宫为奇恒之府，在经脉与任冲密切相关，又肝肾二脏为冲任之本，胞脉瘀滞，任冲受阻，这是造成不通则痛的重要病理机制。

采用下腹部矩阵针灸为主的治疗法则，选用关元、曲骨和归来（双）四穴形成矩阵穴方，针灸并施以壮原阳除寒并湿通任脉；配合膻中理气，中脘健运，足三里益气补血，三阴交调理肝肾以疏通任冲并健脾利湿。所以，本法治则共凑祛寒除湿，温经活血，行气化瘀的作用。因此在实（痛）证出现前进行矩阵针灸治疗至月经来后停止的法则，收到理想的疗效。

第二十七节 荨 麻 疹

荨麻疹又称"风疹块"、"风团疙瘩"。是一种由于皮肤黏膜小血管扩张及渗透性增强而引起的局限性、一过性水肿反应。属于中医学"风瘙瘾疹"的范畴。以皮肤突起风团、剧痒为主要特征。一年四季均可发生，尤以春季为发病高峰。临床根据病程长短，一般把起病急、病程在 3 个月以内者称为"急性荨麻疹"；风团反复发作、病程超过 3 个月以上者称为"慢性荨麻疹"。

一、病因病机

（一）西医病因病机

荨麻疹的病因非常复杂，约 3/4 的患者找不到原因，特别是慢性荨麻疹。常见原因主要有：食物及食物添加剂；吸入物；感染；药物；物理因素如机械刺激、冷热、日光等；昆虫叮咬；精神因素和内分泌改变；遗传因素等。

（二）中医病因病机

中医学认为，本病的发生内因禀赋不足，外因风邪为患。急性荨麻疹由于卫表不固，感受风寒或风热之邪，客于肌肤，致使营卫不和；或因饮食不节，致肠胃湿热，郁于皮肤腠理而发。慢性荨麻疹多由情志不遂，肝郁不舒，郁久化火，耗伤阴血；或脾气虚弱，湿热虫积；或冲任失调，经血过多；或久病耗伤气血等，致营血不足，生风生燥，肌肤失养而成。

二、临床表现

急性荨麻疹发病急骤，皮肤突然出现形状不一、大小不等的风团，融

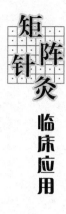

合成片或孤立散在，呈淡红色或白色，边界清楚，周围有红晕，疹瘙不止。数小时内水肿减轻，变为红斑而渐消失，但伴随搔抓新的风团会陆续发生，此伏彼起，一日之内可发作数次。一般在 2 周内停止发作。慢性荨麻疹一般无明显全身症状，风团时多时少，有的可有规律，如晨起或晚间加重，有的则无规律性。病情缠绵，反复发作，常多年不愈。荨麻疹发生部位可局限于身体某部，也可泛发于全身。如果发生于胃肠，可见恶心，呕吐，腹痛，腹泻等；喉头黏膜受侵则胸闷，气喘，呼吸困难，严重者可引起窒息而危及生命。

三、治疗方法

1. 矩阵穴方及配穴：选取四神聪、风池、颊车为主穴方，配穴为手三里、内关、足三里、三阴交。合并鼻炎者加迎香；哮喘者加中府、膻中；腹痛和腹泻者加中脘、天枢、公孙。

2. 针灸方法：选用临床常用 φ0.25mm×40mm 一次性针灸针 12~16 支，针具和皮肤常规消毒，从头面、上肢、下肢顺序进针得气，留针 30 分钟。皮疹属苍白色者可在风池、手、足三里等穴加温针灸法。

3. 疗程：每日针灸治疗 1 次，15 次为 1 疗程，连续进行 1~3 个疗程，治愈为止。

四、典型病例

患者马×，男，24 岁，电子工业部职工，患慢性荨麻疹 22 年之久，在两岁那年初夏时的一个下午，突然烦躁不安，哭闹不止，同时发现全身皮肤发红，并有片状突起，立即去职工医院就诊，诊断为急性荨麻疹，给服普鲁苯辛和安其敏各半片后，安静入睡而抱回家，但至当晚 10 时左右又出现全身发烧、咳嗽、呼吸困难等危症，立即又去职工医院急诊入院，经给氧气吸入、静脉输液（用药不详）等抢救治疗 1 周，痊愈出院。从此以后，每逢吃了鸡蛋就全身出荨麻疹并皮肤发痒，至 13 岁以后不吃鸡蛋也发作，且逐渐发病频繁。长期用中药西药治疗未间断，但病情时好时发。在 16 岁时去成都进行了过敏源试验和脱敏疗法，查出对多种物质过敏，但脱敏治疗未见效。病情加重每天发作，并多次发病时呼吸困难而急诊住院抢救。近年来每天下午七八点钟发作，药物治疗已不起作用。予 2013 年 5 月 10 日下午 3 时来甘肃省中医院就诊要求针灸治疗，检查发现颈项、胸前及四肢皮肤发红并有大小不等的红色风块，并有散在性被抓破出血结成的黑痂。皮肤划痕试验强阳性反应，诊断为顽固型荨麻疹。采用矩阵针刺治疗，每日 1 次，治疗 10 次后，控制了荨麻疹的发作，为了巩固疗效，坚持治疗到 45 次。到 2014 年 5 月 1 日随访，一年来荨麻疹再未出现，体质明显改善。评定为痊愈。

五、讨论

荨麻疹俗称"风疹块"，中医有瘾疹、风疹、风毒之名。在临床辨证上，根据皮疹的颜色分为红色者属风热，白色者属风湿。针灸治疗慢性荨麻疹已有报道，据上海科技出版社于 1981 年出版的高等医药院校试用教材《针灸治疗学》第 157 页上介绍两篇报道资料：①"针刺治疗慢性荨麻疹 54 例"，治愈率为 51.85%，总有效率为 75.92%；②"针灸治疗顽固型荨麻疹 44 例"，平均治疗 10.6 次，治愈 12 例，显效 7 例，有效 12 例，总有效率为 70.5%，并提出针灸对寒冷性荨麻疹无效的结论。

荨麻疹发病机理目前不完全了解。一般认为大多数急性荨麻疹系第 I 型变态反应。由于肥大细胞释放组胺所引起，致使毛细血管扩张，通透性增加，血浆蛋白大量进入真皮，临床上表现为风团或局限性水肿。有些荨麻疹则系Ⅲ型变态反应。Ⅲ型变态反应为抗原抗体复合物反应，抗原抗体复合物在激活补体过程中产生过敏毒素，刺激肥大细胞释放组胺，导致荨麻疹发生。Ⅲ型变态反应又称免疫复合物型变态反应。参加反应的抗体多数是 IgG（免疫球蛋白 G），有补体参加，因此常可引起严重的组织损伤。

目前认为，Ⅲ型变态反应是在一定条件下，可溶性抗原与特异性抗体结合形成免疫复合物。由于抗原与抗体的比例不同，因此所形成的免疫复合物大小不一。当抗体过剩时，形成大分子可溶性免疫复合物，易被吞噬或形成局部过敏坏死现象。当抗原过剩时，形成小分子可溶性免疫复合物，该类复合物可经肾小球滤过排出。而当抗原略大于抗体时，则会形成中等大小的免疫复合物。此类免疫复合物既不易被吞噬清除，又不能通过肾小球滤过排出，而是较长时间地循环于血流中，当血管壁通透性增加时，易嵌留在血管壁的基底膜，通过激活补体，吸引中性粒细胞到局部，在发生免疫作用的同时导致组织损伤，最终形成以中性粒细胞浸润为主的伴有出血、水肿、组织坏死性炎症。在我们前面的试验观察中证明矩阵针灸对血清中的白蛋白和球蛋白具有很好的调整作用，主要证明针灸治疗对血清中白蛋白与球蛋白的比值失调，具有显著的调整作用。即在针灸治疗前异常升高者，针灸治疗后下降到正常范围，反之，异常降低者，针灸治疗后使其升高到正常范围。实验观察结合临床观察证明矩阵针灸治疗结果表明不仅对皮肤病变有良好的功效，而且对黏膜病变同样具有良好效果。提示矩阵针灸的治病作用是通过对机体整体的调整功能实现的。

第二十八节 脱　肛

脱肛是直肠黏膜部分或全层脱出肛门之外，相当于西医学的"直肠脱垂"。常见于小儿、老人和多产妇女。主要与解剖缺陷、组织软弱及腹压增高有关。

一、病因病机

（一）西医病因病机

1. 解剖因素：发育不良幼儿、营养不良患者、年老衰弱者，易出现肛提肌和盆底筋膜薄弱无力；小儿骶骨弯曲度小、过直；手术、外伤损伤肛门直肠周围肌或神经等因素都可减弱直肠周围组织对直肠的固定、支持作用，直肠易于脱出。

2. 腹压增加：如便秘、腹泻、前列腺肥大、慢性咳嗽、排尿困难、多次分娩等，经常致使腹压升高，推动直肠向下脱出。

3. 其他：内痔、直肠息肉经常脱出，向下牵拉直肠黏膜，诱发黏膜脱垂。

（二）中医病因病机

中医学认为，本病虚证多因小儿气血未充、肾气不足；老人气血衰弱、中气不足；多产妇女耗精伤血、肾气亏损；另外，久泄、久痢或久咳也致脾气亏虚、中气下陷；实证多因湿热蕴结，下注大肠，络脉瘀滞。因大肠与肺相表里，脾为肺之母，肾开窍于二阴，所以，其病位虽然在大肠，却与肺、脾、肾等脏腑密切相关。

二、临床表现

以肛门脱出为主症。轻者排便时肛门脱出，便后可自行回纳；重者稍劳、咳嗽亦可脱出，便后需用手帮助回纳，伴神疲乏力、食欲不振、排便不尽和坠胀感。

西医学将直肠脱垂常分为三度：Ⅰ度脱垂为直肠黏膜脱出，呈淡红色，长 3~5cm，触之柔软无弹性，不易出血，便后可自然恢复；Ⅱ度脱垂为直肠全层脱出，色淡红，长 5~10cm，呈圆锥状，表面为环状而有层次的黏膜皱襞，触之较厚，有弹性，肛门松弛，便后有时需用手回复；Ⅲ度脱垂为直肠及部分乙状结肠脱出，长达 10cm 以上，呈圆柱形，触之甚厚，肛门松弛无力。

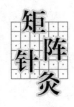

三、治疗方法

1. 矩阵穴方：选用腰俞、长强和会阳下（双）4 穴组成骶尾部位的矩阵穴方，加百会和承山（双）。

2. 针灸方法：除百会穴施灸 3 状，每状用艾绒约 0.5g，或艾卷灸 10 分钟外，其余穴均针刺用补法（烧山火），选用临床常用 φ0.25×40mm 一次性针灸针，严格消毒。其中的长强穴在尾骨尖下凹陷处进针，针尖向上在尾骨内侧平行刺入 1~1.2 寸，会阳下穴在肛门旁开 1 寸处垂直刺入 1~1.2 寸，承山穴针尖向上刺入 1 寸，进针补法手法后留针 20~30 分钟，出针急闭针孔。

3. 针刺次数与疗程：每日针灸治疗 1 次，6 次为 1 疗程。连续进行 1~3 个疗程治愈为止。

四、典型病例

例 1，患儿陈××，女，2.5 岁，系甘肃省中医院职工之女。由于患儿一直消化不良，经常厌食。一年前开始反复腹泻，经不断给予治疗，但时好时坏，体质很差并未发育生长。5 个月前在解大便中发生肛门脱出，当即到医院用盐水纱布托扶复位，此后经常脱肛，经多方治疗见效不明显。至 3 个月前开始每次解大便时均发生脱肛，甚至叫哭时也脱出，脱肛程度逐渐加重，次数也增多，每日至少脱出 3 次，多则达 7 次，患儿非常痛苦。日前去甘肃省妇幼保健院儿科检查，诊断为：①营养不良症；②发育生长不良（体格仅有正常 1 岁孩子大）；③肛门括约肌失约症。治疗除增强营养疗法外，建议用针灸治疗脱肛症。于 1991 年 11 月 28 来甘肃省中医院针灸科要求针灸治疗脱肛。随即应用本节观察所用的骶尾部位矩阵穴方针灸治疗，每日 1 次，经治疗第三次后肛门再未脱出，共治疗 6 次后不仅脱肛症痊愈，而且饮食量剧增，发育生长也明显加快，在治疗后 6 个月时，身高增加 8cm，体重增加 2.2kg。孩子由不爱活动转变为活泼好动，智力亦明显增高，并能多言善辩，家长表示非常满意。

例 2，患儿白××，男，3 岁，榆中人。身体素质差，一赢消瘦，从半岁开始反复腹泻，经当地卫生院诊断为慢性肠炎和营养不良症，虽经不断打针服药治疗，但未见明显效果。至 1 年前发生肛门脱出症，开始时脱肛能托扶复位，但病情不断发展，不但肛门脱出程度加重，而且托扶不易复位。这次肛门脱出已 9 日一直未能复位，而且肛肠脱出越来越长，在医院儿科和外科协助下用清洁消毒和局麻中复位，但解大便时仍然脱出如故，该院决定要做手术切除脱出的肛肠，家长不愿手术而求治于针灸治疗。于 2008 年 6 月 14 日来甘肃省中医院就诊，检查肛肠脱出 7cm 长，脱出的肠黏膜表面颜色发白，并有散在的溃疡斑点，按本节诊断标准评定为Ⅲ度脱肛症。并开始进行矩阵针灸治疗，每日治疗 1 次，在治疗中将百会穴针灸并施和加红外线照射患处。在治疗过程中，脱出的肛肠黏膜由白变红，至第三天不仅肛肠缩回 2/3，而且黏膜上溃疡面愈舍，至第五天时脱肛全部复位，但在解便时仍有脱出而易复位，至治疗到 12 次时再未脱出，共治疗 18 次痊愈，随访 3 个月儿童体质明显改善，身体基本康复而回家。

五、讨论

国内外脱肛患者几乎全为营养不良的体格瘦弱的儿童、老人，这就表明这些患者全是由于体质虚弱，中气不足，气虚下陷，肛门失约的虚性脱肛。而脱肛发生的原发病多为反复长期腹泻和慢性咳嗽。治疗虚性脱肛的矩阵穴方，以腰俞、长强和会阳下（双）4 穴组成并加百会与承山，用此穴方针刺补法、针灸并施，其作用既能增强肛门括约肌的约束能力，又具有举陷固脱的功效，再加百会穴，为手足三阳经与督脉交会处，具有升阳提气之功能，承山穴针刺善治肛肠疾患。因此，矩阵针灸法对虚性脱肛显示了理想的效果。

第二十九节 慢性腹泻

腹泻是一种常见症状，俗称"拉肚子"，是指排便次数明显超过平日习惯的频率，粪质稀薄，水分增加，每日排便量超过 200g，或含未消化食物或脓血、黏液。腹泻常伴有排便急迫感、肛门不适、失禁等症状。腹泻分急性和慢性两类。急性腹泻发病急剧，病程在 2~3 周之内。慢性腹泻指病程在 2 个月以上或间歇期在 2~4 周内的复发性腹泻。

一、病因病机

（一）西医病因病机

慢性腹泻的病期在 2 个月以上，病因比急性的更复杂，因此诊断和治疗有时很困难。

1. 肠道感染性疾病：①慢性阿米巴痢疾；②慢性细菌性疾病；③肠结核；④梨形鞭毛虫病、血吸虫病；⑤肠道念珠菌病。

2. 肠道非感染性炎症：①炎症性肠病（克罗恩病和溃疡性结肠炎）；②放射性肠炎；③缺血性结肠炎；④憩室炎；⑤尿毒症性肠炎。

3. 肿瘤：①大肠癌；②结肠腺瘤病（息肉）；③小肠恶性淋巴瘤；④胺前体摄取脱羧细胞瘤、胃泌素瘤、类癌、肠血管活性肠肽瘤等。

4. 小肠吸收不良：①原发性小肠吸收不良；②继发性小肠吸收不良。

（二）中医病因病机

1. 感受外邪：六淫伤人，脾胃失调，皆能致泻，但其中以湿为主，而常兼挟寒、热、暑等病邪。脾恶湿喜燥，湿邪最易伤脾，故有"无湿不成泄"之说。若因冒雨涉水、久卧湿地是为寒湿内侵，困遏脾运，清浊不分而致泻；如兼挟风寒者则可具有外感表证。若夏秋之间，暑湿季节，湿热伤中，脾胃受病，邪热下迫大肠，亦可发生泄泻。

2. 饮食所伤：凡食之过饱，宿食内停，或恣食生冷，寒食交阻，过食肥厚，湿热内蕴，或误食不洁之物，伤及肠胃，运化失常，水谷停为湿滞，形成泄泻。

3. 情志失调：脾胃素虚，复因郁怒忧思，肝郁不达，肝气横逆乘脾，脾胃受制，运化失司，而致泄泻。

4. 脾胃虚弱：脾主运化，胃主受纳，可因饮食不节，劳倦内伤，久病缠绵，均可导致脾胃虚衰，不能受纳水谷和运化精微，水谷停滞，清浊不分，混杂而下，遂成泄泻。

5. 肾阳虚衰：久病及肾，或年老体弱，或肾阳不振，命门火衰，阳气不足，脾失温煦，不能腐熟水谷，则水谷不化而成泄泻。

二、临床表现

根据病因不同，腹泻的临床表现各异。急性感染性腹泻起病急，可伴发热、腹痛。病变位于直肠和（或）乙状结肠的患者多有里急后重，每次排便量少，有时只排出少量气体和黏液，粉色较深，多呈黏冻状，可混血液。小肠病变的腹泻无里急后重，粪便不成形，可成液状，色较淡，量较多。慢性胰腺炎和小肠吸收不良者，粪便中可见油滴，多泡沫，含食物残渣，有恶臭。霍乱弧菌所致腹泻呈米泔水样。血吸虫病、慢性痢疾、直肠癌、溃疡性结肠炎等病引起的腹泻，粪便常带脓血。

三、治疗方法

矩阵取穴：①神阙、天枢（双）、中脘、梁门（双）、关元、水道（双）；②合谷（双）、膻中、太冲（双）；③列缺（双）、丰隆（双）；④内关（双）、公孙（双）；⑤手三里（双）、足三里（双）；⑥尺泽（双）、上巨虚（双）。除神阙穴采用隔姜灸法灸 5 壮外，其余腧穴得气后以拇指向前食指向后轻轻捻动针柄 180°~360°，以手下有黏滞感为度。10 天 1 个

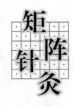

疗程，1个疗程后休息2天，继续下1个疗程，连续治疗3个疗程。

四、讨论

腹泻日久必导致脾虚故以便溏、腹泻、食少、腹胀、倦怠、神疲甚至消瘦为特征。矩阵针法是以矩形列阵的法则。《针灸甲乙经·卷六·阴阳大论第七》曰："故治不法天之纪，不用地之理者，则灾害致矣……阳从右，阴从左，老从上，少从下……求阳不得，求之于阴。"揭示了天地阴阳的变化与人体阴阳机能是遥遥相应的，而且明确提出了从阳（圆）治疗不获效者从阴（方）治之。但是，在针灸医学的发展过程中，历代医家在从阳用天时上下了极大功夫，如子午流注针灸法的研究和运用，固然对多种常见病、多发病有较好的疗效，然而对顽疾痼疾疗效甚微。原因就在于只用了"法天之纪"而未用"地之理"；就是说：在"求阳不得"时未"求之于阴"，即只用圆而未用方之故。神阙穴为补肠胃、益下元、回阳固脱的要穴，矩阵针法局部取穴以神阙为中心，配合中脘、梁门以补肠胃，配合关元、水道以益下元、回阳固脱，诸穴相配，增强神阙穴功能，共奏补肠胃、益下元、回阳固脱之效而治本。合谷、太冲相配中医针灸称之为"开四关"，具有疏理全身气机的作用，而"气会膻中"，二穴与膻中相配，调理全身气机，使脾升胃降机能得复，腹泻自止。列缺为肺经络穴，通手阳明经，丰隆为脾经络穴，通足阳明经，二穴相配，通调一身太阴经与阳明经经气，具有调和阴阳的作用。内关、公孙各自为八脉交会穴之一，分别通阴维脉和冲脉，"冲之为病，逆气、里急"。二穴相配，能较好地缓解腹泻伴随的腹胀、疼痛等症状而治标。手三里配合足三里交通手足阳明经气，经气得复则胃肠自安。肺与大肠相表里，肺经尺泽配合大肠下合穴上巨虚具有利小便以实大便的功效，诸穴合用标本同治，阴阳同调，气机得复，胃肠自安，腹泻可止。

第三十节　抑　郁　症

抑郁症又称抑郁障碍，以显著而持久的心境低落为主要临床特征，是心境障碍的主要类型。临床可见心境低落与其处境不相称，情绪的消沉可以从闷闷不乐到悲痛欲绝，自卑抑郁，甚至悲观厌世，可有自杀企图或行为；甚至发生木僵；部分病例有明显的焦虑和运动性激越；严重者可出现幻觉、妄想等精神病性症状。每次发作持续至少 2 周以上、长者甚或数年，多数病例有反复发作的倾向，每次发作大多数可以缓解，部分可有残留症状或转为慢性。

一、病因病机

（一）西医病因病机

迄今，抑郁症的病因并不清楚，但可以肯定的是，生物、心理与社会环境诸多方面因素参与了抑郁症的发病过程。生物学因素主要涉及遗传、神经生化、神经内分泌、神经再生等方面；与抑郁症关系密切的心理学易患素质是病前性格特征，如抑郁气质。成年期遭遇应激性的生活事件，是导致出现具有临床意义的抑郁发作的重要触发条件。然而，以上这些因素并不是单独起作用的，目前强调遗传与环境或应激因素之间的交互作用，以及这种交互作用的出现时点在抑郁症发生过程中具有重要的影响。

（二）中医病因病机

气机郁滞导致肝失疏泄，脾失健运，心失所养，脏腑阴阳气血失调。病位主要在肝，但可涉及心、脾、肾。病理性质初起属实，日久属虚或见虚实夹杂。初起，病变以气滞为主，常兼血瘀、化火、痰结、食滞等，多属实证。病久则易由实转虚，随其影响的脏腑及损耗气血阴阳的不同，而形成气血阴阳的不同，而形成心、脾、肝、肾亏虚的不同病变。

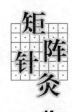

二、临床表现

抑郁症可以表现为单次或反复多次的抑郁发作，以下是抑郁发作的主要表现。

（一）心境低落

主要表现为显著而持久的情感低落，抑郁悲观。轻者闷闷不乐、无愉快感、兴趣减退，重者痛不欲生、悲观绝望、度日如年、生不如死。典型患者的抑郁心境有晨重夜轻的节律变化。在心境低落的基础上，患者会出现自我评价降低，产生无用感、无望感、无助感和无价值感，常伴有自责自罪，严重者出现罪恶妄想和疑病妄想，部分患者可出现幻觉。

（二）思维迟缓

患者思维联想速度缓慢，反应迟钝，思路闭塞，自觉"脑子好像是生了锈的机器"，"脑子像涂了一层糨糊一样"。临床上可见主动言语减少，语速明显减慢，声音低沉，对答困难，严重者交流无法顺利进行。

（三）意志活动减退

患者意志活动呈显著持久的抑制。临床表现行为缓慢，生活被动、疏懒，不想做事，不愿和周围人接触交往，常独坐一旁，或整日卧床，闭门独居、疏远亲友、回避社交。严重时连吃、喝等生理需要和个人卫生都不顾，蓬头垢面、不修边幅，甚至发展为不语、不动、不食，称为"抑郁性木僵"，但仔细精神检查，患者仍流露痛苦抑郁情绪。伴有焦虑的患者，可有坐立不安、手指抓握、搓手顿足或踱来踱去等症状。严重的患者常伴有消极自杀的观念或行为。消极悲观的思想及自责自罪、缺乏自信心可萌发绝望的念头，认为"结束自己的生命是一种解脱"，"自己活在世上是多余的人"，并会使自杀企图发展成自杀行为。这是抑郁症最危险的症状，应提高警惕。

（四）认知功能损害

研究认为抑郁症患者存在认知功能损害。主要表现为近事记忆力下降、注意力障碍、反应时间延长、警觉性增高、抽象思维能力差、学习困难、语言流畅性差、空间知觉、眼手协调及思维灵活性等能力减退。认知功能损害导致患者社会功能障碍，而且影响患者远期预后。

（五）躯体症状

主要有睡眠障碍、乏力、食欲减退、体重下降、便秘、身体任何部位的疼痛、性欲减退、阳痿、闭经等。躯体不适的体诉可涉及各脏器，如恶心、呕吐、心慌、胸闷、出汗等。自主神经功能失调的症状也较常见。病前躯体疾病的主诉通常加重。睡眠障碍主要表现为早醒，一般比平时早醒2~3小时，醒后不能再入睡，这对抑郁发作具有特征性意义。有的表现为入睡困难，睡眠不深；少数患者表现为睡眠过多。体重减轻与食欲减退不一定成比例，少数患者可出现食欲增强、体重增加。

三、治疗方法

1. 矩阵穴方：选取四中穴（在百会穴左右前后各2寸处）、安眠穴（双）（在风池与完骨之间有压痛处）、头维穴（双），以上为头部矩阵穴方为主，内关（双）、太冲（双）。配穴迎堂、神门、

2. 针刺方法：选用临床常用φ0.25mm×40mm一次性针灸针。四中穴针尖对准百会穴平刺入1~1.2寸，安眠穴针尖朝对侧眼球向上斜刺入1~1.2寸，头维穴针尖对准太阳穴斜刺入1~1.2寸。内关（双）、太冲（双）直刺以得气为主，其他配穴按常规刺法进行，针刺得气后留针30分钟。

3. 疗程：每日1次，6日休息1日，15次为1疗程，连续进行1~3个疗程。

四、讨论

抑郁症关系密切的心理学易患素质是病前性格特征，所以说精神治疗对抑郁症有极为重要的作用。解除致病原因，使病人正确认识和对待自己

的疾病，增强治愈疾病的信心，可以促进抑郁症好转、痊愈。在精神治疗的同时，配合针灸治疗对抑郁症的治疗是理想的。矩阵针灸治疗抑郁症的法则，是在头、颈选穴8处，布置成矩形列阵的方形框架格局的三维空间形式，把颅脑以点角定位，固而搁置地包围起来，进行合理的针灸调治。用此8穴组成的矩阵穴方进行针灸治疗，可以直接改善大脑皮层的生理活动失调，从而达到较好的治疗效果。

中医学认为，抑郁症之发病在肝，肝失疏泄，脾失健运，心失所养，脏腑阴阳气血失调而致。头顶部位的四中穴具有醒脑开窍，镇心宁神的功效，风池穴能熄风定痉，头维为阳明经穴位，针刺可健脾益气。以上8穴组成的矩阵穴方健脾益气，气血通畅，肝藏血恢复，则肝的疏泄功能恢复，再用内关配太冲，既能疏肝行气又能镇静安神，因而治疗抑郁症收到令人满意的效果。

第四章

矩阵针灸的

相关性资料

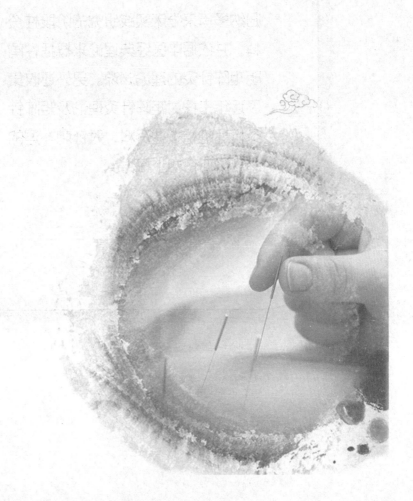

矩阵针灸是通过长期的临床实践体会而提出的一种新的治疗法则，必然有可遵循的理论依据。本章主要是归纳多年来临床实践研究的阶段性资料，并依据中医经典理论来概括性阐明矩阵针灸的理论渊源。另外还收集了近年来探讨矩阵针灸理论及矩阵针灸机理的相关性资料，对针刺补泻的刺激量亦有初步探讨。

"矩阵针灸"是运用矩形列阵的规则，把针灸穴方布置成三维空间的框架形式，将人体上的病理损害部位搁置于框架之中，进行合理针灸调治的医术。通过我们几代人四十余年的针灸临床实践的经验体会，结合古典医籍《黄帝内经》和《针灸甲乙经》等的精辟论述，提出的一种新的针灸医疗措施，这种新的医疗技术将对多种难治顽疾具有理想的医疗和康复效果。是一项实用性较强的高新科技。需认真继承和积极发扬，为人类病伤顽疾的临床与康复医疗事业作出应有贡献。

第一节　矩阵针灸的理论探讨

一

　　矩阵针灸的理论，是以《黄帝内经》和《针灸甲乙经》等古典文献为基础，《素问·八正神明论》曰："圆者天之象，方者地之象"。我国的先民从昼夜的变迁中形成了时间的概念；从方位的排列上认识到空间的存在，并从理论上概括为：天指时间象征圆，地指空间象征方，形成了方圆律的时空观。这种抽象思维形式和逻辑方法对针灸医学的形成和发展起了巨大的推动作用。今天我们还要运用它发展针灸医学仍属必要。子午流注是用"圆"的原理，表示时间的"周而复始，如环无端"的动态变化；矩阵则是用"方"的原理象征空间的点角定位，固而搁置的静态状况，也就是形成三维空间的框架形式以点角定位的包围病损部位的静态状况。正如《素问·天元纪大论》曰："应天之气，动而不息；应地之气，静而守位"。子午流注针法是应天气而动的按时辰取穴方法，矩阵针灸则是应地气而静的定位取穴方法。两者为时空方圆、阴阳动静结合的统一整体。因此，在针灸医学的发展上，既要应天时的圆，更要用地理之方，才能全面发展提高。所以《针灸甲乙经·阴阳大论》曰："故治不法天之纪，不用地之理

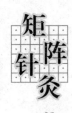

者，则灾害至矣。"在针灸医学的运用上，应该是既要应天时之圆，更要用地理之方，才是发展和提高的全面方针。

矩阵针灸就是"用地之理"而"求之于阴"的针灸医疗措施。具体应用的原则为"应地之气，静而守位"。在中医古典文献中非常重视"天气"和"地气"，在《黄帝内经》中记载："天气者，岁月之健运不息，故禀天气而长；地气者，生化万物之本，故受地气而生"。万物都受地气而生，禀天气而长，人类也不例外。无生则无从谈长，没有生息的环境，从何而长；反之，没有生长的条件，生而窒息。所以，人类生存于天地之间，对天地时空的依赖性缺一不可，故把天地人称谓三才。由此推理，对针灸医学的发展上，既要运用"应天之气，动而不息"的思维，发展时间概念的子午流注针灸方法；更要应用"应地之气，静而守位"的思路，认真研究空间概念的矩阵针灸法则。而矩阵针灸的基础是"定位取穴"，针灸医学的取穴方法，传统的有"循经取穴"、"辨证取穴"和推演时辰的"按时取穴"三种，现补充"定位取穴"是矩阵针灸所需要而为之。定位是以病理损害部位为目标，根据目标所在选原点制坐标，而坐标可用 4 点对称排列为平面矩阵，更多用者取 8 点对称排列为立体矩阵。由于 4 点或 8 点都能形成三维空间，因为三维能形成一个空间，三维以上的多维同样形成的是一个空间，这在数学上叫做三维空间的运算封闭定理。但是，需要指出的是定位取穴并不脱离经络理论的主导，还是在定位的基础上循经，在循经的原则下定位，有时可用"宁失其穴，勿失其经"方法组穴排阵；在针灸调治的补泻方法应用上还要辨证，如对弛缓型病况用补法操作规程；挛缩型病情用泻法操作规程。因此，定位取穴的矩阵针灸是循经取穴与辨证施治相结合的针灸法术。

矩阵针灸虽然冠用现代科学的数理力学术语，但具体应用早就反映在《黄帝内经》里。例如《灵枢·官针篇》记载："豹纹刺者，左右前后针之"和"扬刺者，正内一，旁内四"是也。指出豹文刺法，是在病理损害部位的左右前后的对称排列针刺，其穴方就是矩形排阵的方式；扬刺法则是除在病损部位的正中刺点外，还需要在其周围的四旁针刺，而四旁则为上下左右或左右前后了，仍然是方形布阵的格式。又如《素问·缪刺论》记载："左注右，右注左，上下左右与经相干"，提示机体的生理活动或病理变化以及针灸的治疗作用，左侧会影响到右侧，右侧同样会影响到左侧。上下左右的整体贯通是与经络循行的气血流注传递相关的。由此表明疾病的转变过程通过经络循行向上下左右四方发展的过程，在针灸治疗上对一般性病痛可以左取右、右取左，即左病右治、右病左治的所谓缪刺法进行，但对顽病痼疾则不然，就需要与经络相应的从上下左右四方入手加以控制和解除。这要比左取右、右取左的治疗功效增强数倍。所以，矩阵针灸的穴方组合还是应在经络理论的指导下进行，但不限于左病右治和右病左治的缪刺法。为了既能把针灸穴方组合成短形排阵的三维空间的框架结构以包围病变部位，又不能失去经络理论的主导，这就需要遵照"宁失其穴，勿失其经"的古训组方，便能达到其要求。

矩阵针灸有两个方面的含义：一个方面是"矩阵"的含义，其主要指穴方配伍形式，原则是在病变部位的前和后的上下左右循经选穴，或在病变部位的上和下的前后左右循经配穴，用 8 个腧穴点角定位的对称排列，组合成矩形列阵的三维空间的框架结构，把病理损害部位置予框架结构之

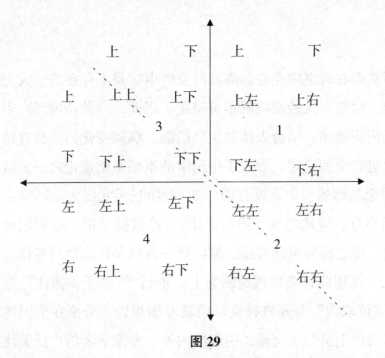

图 29

中并固而搁置地包围起来；另一个方面的含义则是合理针灸，所谓合理就是根据病损应补则补，当泻则泻的准确应用针灸操作技术，以达到"虚则补之，实则泻之"的针灸治疗准则。

为了把矩阵针灸的矩阵表达得明确一些，除以上描述外，我们再利用理论探讨部分中的图 17 和图 18 的形式以坐标排阵方法表达如图 29，把纵横的上下左右四点的行列式，一一对应组合排列成矩形阵式，再用坐标分出 1、2、3、4 四个限象区：1 象限区表示人体的背或者人体上任何部位的阳面，对称排列着四点，形成一维；4 象限区表示人体的腹面或者人体上的任何部位的阴面，也对称排列着四点，形成二维。这一、二维共 8 点就是矩阵穴方的 8 处穴位，是进行针灸调治的穴方。至于 2 和 3 象限区，表示人体的左右两侧面，这两侧面各有两处重复者为无效点，把它们用虚线取消后，两侧面还各剩两点加起来为四点可为第三维，而这第三维的四点是不进行针灸治疗的，因为前后共八点的治疗效应通过经络循行的气血传递其治疗效果可以达到两侧面的。其疗效的波及不仅是理论上的探讨，而且在实践中已经证明是有效范围。

二

一切事物都在时空中存在，离开时空的事物是不存在的。人类同样在时空中生存，时空对人的影响就不可避免。因此，《黄帝内经》中把宇宙方圆的时空阴阳规律，结合人体的生理机能、病理变化乃至精神情态的活动等各方面进行全面论述，形成了中医学的重要基础理论之一，这也正是针灸医学理论基础的一个重要方面。如《素问·天元纪大论》载："应天之气，动而不息；应地之气，静而守位"。这就提示把天地阴阳和动静状态结合起来，用之指导医疗实践，偏向哪一方都是片面性的错误。我们根据这条经文，在矩阵针灸的理论研究上，进行了《"子午流注"与矩阵针灸》和《"定位取穴"与矩阵针灸》两篇专题报告，分别在全国性和国际性有关学术会议上进行了交流，引起国内外、专家学者的广泛关注。在针灸医学上运用时空方圆的规律尤为重要，如《素问·八正神明论》载："……此方圆之道，非用针之妙"，指出针灸医疗效果的实现，一定程度上出于运用方圆的道理之中，并非单纯的针灸妙术。所以《针灸甲乙经》明确告诫医者"故治不法天之纪，不用地之理者，则灾害至矣"！在针灸疗效的观察中，《针灸甲乙经》还提示"求阳不得，求之于阴"。矩阵针灸就是"用地之理"而"求之于阴"的针灸医疗思路展开的。

关于矩阵针灸的矩阵穴方形式，前文中采用坐标方式进行了按矩阵规则排列的方法做了表述，而坐标方式表达的图形是平面形式。为了能形成立体矩阵形式的矩阵穴方。我们再运用"阴阳八卦"的三维宇宙时空的立体坐标系统图13的八个方位图形，把它们组合成一个四方上下的立体图像，用来表达矩阵穴方的全方位性，如图30。图30的上下左右前后的八个角，每个角都是长、宽、高的三维空间构成。前面的左上、左下和右上、右下各表示八卦的坎兑坤震四卦的四个方位和卦象；后面的左上、左下和右上、右下各代表八卦的巽乾艮离四卦的方位和卦象。正好八个角配属八卦的八个卦名并有卦形，每个卦形都由三个阴爻和阳爻组成，以显示阴或阳或阴阳的不同成分。由于八卦方位上每一卦都是三维空间组成而用三个阴阳爻来表示，而三维又能表示时间、空间和速度，用来观测事物的运动状态，并可以推测未来可能出现的运动状态。而我们运用八卦方位图的立体方形框架形式，进行矩阵穴方的立体组合形式。一切事物的发展或

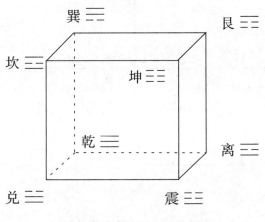

图30　矩阵穴方立体图

脱退都离不开阴阳两个方面的变化，据此推测病伤瘤疾可能与八卦方位中的乾坤变异或者坎离移位有相似的道理，示意图通过应用八卦方位图的方形原理矩形布阵的针灸调治，力求达到阴阳协调，坎离复位而治愈病伤或康复残疾的目的。

为了表明矩阵针灸的科学实用性，我们在理论探讨上不仅从古老的阴阳八卦与矩阵针灸的穴方形式进行了探讨，而且从现代科学的数学矩阵中进行了相关研究。试用数学理论概念和仿效几何图形探讨矩阵针灸的穴方形成。在解析几何中给定了 x、y、z 三点并以原点 O 为起点，至坐标终点的有向线段所表示的向量，叫做三维向量，三维向量可以用有向线段的图形直观地体现出来。但是，三维以上的向量则没有直观的几何意义。以这一概念出现，我们把经线性变换二次型化简的标准形矩阵数表，仿照几何图形制成图 31。图 31 应用二次曲线的几何性质把坐标 y 向量旋转制成方形图样。于是方阵 $B=x_2y_2$，$C=x_1y_1$，$BC=x_2y_2z_1=x_1y_1z_0$。所以 $B=C$。由 x_2、y_2、z_2 分别为 x_1、y_1、z_1 上的投影点，而 x_2-z_2 是平行于 x_1-z_1 平面上的投影线向量，这就构成了三维向量几何图，并形成三维向量空间。而图 31 仍然是平面性质，但是，由于这个几何矩阵的 C 方阵与 B 方阵是同型等价方阵，所以把它们正交折合就变换成为四方上下的立体几何矩阵图形了（详

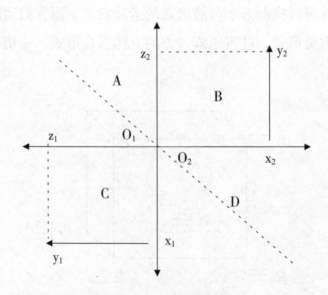

图 31　标准型矩阵几何图

见《力学矩阵与矩阵针灸》中的图8)。我们应用现代数学科学的基本概念与针灸医学结合,构思了矩阵针灸和设计矩阵穴方,成为矩阵针灸的重要理论根据之一。

三

在矩阵针灸的理论研究上,除在中医古典文献中运用宇宙方圆的时空阴阳理论进行探讨,并结合阴阳八卦二进制定律作概念性论述外,还从生物生命体的产生、进化,生命的生与死的概念,生物全息等方面与矩阵针灸的联系上作了广泛的探讨。同时进行了"子午流注与矩阵针灸"和"定位取穴与矩阵针灸"的针灸医学本学科的深入探讨。本节就从现代数学矩阵和近代力学矩阵及矩力等理论与矩阵针灸的关系上进行一些理论性探讨。

(一) 数学矩阵与矩阵针灸

矩阵针灸是运用数学矩阵的构造形式和方法来组合针灸穴方的学术。在数学上对给定一组等价系数进行行列式排列,并把各个行列中的各系数通过一一对应的组合形成的数表就叫做矩阵。将这种矩阵通过初等变换运算,再经二次型简化为标准型矩阵,并把标准型矩阵按照高等数学中的矩阵分块法则,把大矩阵用纵横坐标划分成4个子块矩阵,这4个子块矩阵形成左上与右下相互对称,右上与左下也相互对称,就成为两对对称的子块矩阵,然后把右上和左下两个对称而且同型的子块矩阵正交折合,并用12条线点角定位地把它们连接起来形成四方上下的立体矩阵形式。矩阵针灸就是应用立体矩阵形式组合穴方,以便造成三维空间的框架结构,把病理损害部位包围起来进行针灸调治的法术,我们称之为矩阵针灸,而矩阵穴方是根据数学矩阵定理并经一定的运算过程建立的。参见《数学矩阵与矩阵针灸》。

(二) 力学矩阵与矩阵针灸

力学是研究能量的科学,即研究物质运动所需要的能量和物质运动过程所产生的能量。生活机体的能量可称为内能，内能是组织器官在机体整体内相对运动的动能和组织器官之间相互作用的位能。所以，能量是动能加位能的和。在力学里把动能用速度计算的方法表达，位能则用坐标形式描述。力学矩阵，是以坐标原点至所有三个分量的向量守恒定律而成立。当针体刺入机体的皮肉组织并相互作用时，针体和被刺组织处各形成一个坐标，这两个坐标在相互作用时就有两个动能，这两个动能相加的和则是有效位能，也就是矩阵针灸治病的效能。有效位能的量，一般说来是坐标的函数，但究其本质则是两个动能系数所构成的矩阵之逆矩阵元素。这就是我们在数学矩阵中选取子块矩阵右上和左下这对同型对称矩阵的缘由。也就是这两个子块矩阵中不含零元素而可逆又线性无关的原因。从力学观点来看，位能量的大小与质点间的距离大小成反比，距离越大者位能的量越小，反之，距离越小则位能的量越大。矩阵针灸的穴方不仅排列对称规则，而且穴点之间的距离较小，又紧紧靠近病损部位，同时针刺的深浅根据坐标向径的长短决定。所以，矩阵针灸的有效位能即治病效能，要比传统针灸的验穴点式施治或经络的线性施治的效能至少高出 4 倍乃至 8 倍，参见《力学矩阵与矩阵针灸》。"矩阵针灸"是根据中医针灸古典文献《黄帝内经》、《针灸甲乙经》和《针灸大成》等关于运用宇宙方圆的时空阴阳理论，结合长期针灸临床医疗实践的经验形成的一种新的针灸法则。关于矩阵针灸的具体含义已在前文中作了讨论，应用矩阵针灸进行实践研究的结果表明，它对多种难治的顽病痼疾具有理想的医疗康复效果，所以，它是一项新型的而且是实用性较广泛、疗效显著的高新料技。为此，本节就矩阵针灸的理论与实践研究课题，作进一步的探讨。

第二节　矩阵针灸的实践研究探讨

　　在医疗实践中如何提高医疗效果，是每一个医生不断探讨的问题，我们几代人在 40 余年的针灸医疗过程中，通过长期实践并在实践中认真总结经验，提出了矩阵针灸医疗康复病伤顽疾的法则，不仅从理论上进行了广泛而深入的探讨，而且从医疗实践中不断探索提高疗效的手段，先后观察小儿脑瘫等10多种顽病痼疾用矩阵针灸医疗的效果，对外伤性瘫痪、过敏性哮喘和痛经等疾病和残疾均获得较为满意的临床和康复医疗效果。

一

使用头部、躯干、胸部、下腹等四个矩阵穴方的观察。

（一）头部矩阵穴方治疗小儿脑瘫20例

20例脑瘫患儿全部为兰州残疾儿童康复中心收养的被遗弃儿，他们的病因病史已无法了解。其中男9例，女11例，年龄在1.5~12岁之间。瘫情：完全性瘫13例中弛缓型8例，挛缩型5例；不全性瘫7例中手足徐动型4例，共济失调型3例。全部患儿伴有智力和语言障碍，对外界事物无反应。其中15例合并吞咽困难并大量流口水，10例有不定期癫痫样发作，2例斜视并视觉障碍。

将20例脑瘫患儿按瘫情相近者分别抽签，随机分为矩阵针灸组10例，不针灸对照组10例，两组在相同的生活环境和条件下观察。通过4个月的矩阵针灸治疗与对照观察，结果矩阵针灸的10例患儿中，有9例不仅运动功能取得不同程度的改善，而且智力、语言等也有明显好转，流口水减少，吞咽困难不同程度缓解，癫痫样发作次数和持续时间大为减少，另有1例无明显变化。但不针灸对照组则截然不同，不仅无1例有改善者，而且10例中的3例在观察4个月期间因并发症与机体衰竭经抢救无效而死亡，而矩阵针灸组不仅无1例并发病发生，而且普遍体质增强并有发育生长，表明矩阵针灸对儿童脑瘫既具有改善残疾功能的效果，又具有增强体质、提高抗病能力的良好效果。

（二）采用躯干部矩阵穴方治疗外伤性瘫疾47例

47例外伤性瘫疾患者中男性36例，女性11例；平均年龄为23.73岁；平均病程为2.7年。致瘫原因有：车祸伤17例，坑道砸伤15例，高

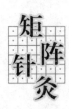

空摔落伤 11 例，刀刺伤 4 例。致瘫肢体：颈段脊髓损害致四肢瘫 5 例，高位截瘫 9 例，低位截瘫 24 例，脑外伤致偏瘫 6 例，神经根受外伤损害致上肢单瘫 2 例和下肢单瘫 1 例。47 例外伤瘫疾患者全部采用矩阵针灸治疗 1~4 个疗程。每个疗程 4 个月。

治疗瘫疾的躯干部矩阵穴方的确定：背部以受伤椎体为目标作为原点，取其原点上三节和下二节椎体旁的夹脊或膀胱经取穴布阵；腹部以神阙穴为原点取其上三寸或下二寸的肾经或胃经选穴布阵。背部和腹部矩阵穴方隔日交替应用，每日针灸治疗 1 次，6 日休息 1 日，4 个月为 1 疗程，疗程间隔 7 日，进行观察指标的检测。在针刺的技术操作上，对弛缓型瘫疾用补法（烧山火），对挛缩型瘫疾用泻法（透天凉），结果 47 例外伤性瘫疾通过 1~4 个疗程的总有效率为 87.23%，这就表明矩阵针灸治疗外伤性瘫疾的康复效果是比较理想的。

（三）胸部矩阵穴方电针治疗支气管哮喘的疗效比较

对 70 例青少年过敏性哮喘，其中男性 32 例，女性 38 例，平均年龄为 15.65 岁；平均病程为 9 年。随机分为胸部矩阵穴方电针组 40 例，传统针灸组 30 例，两组患者疗程一致，均为每日治疗 1 次，15 次为 1 疗程，连续进行 3 个疗程，同步观察疗效，结果矩阵电针组有效率为 92.5%，而传统针灸组有效率则为 73.33%。而且从两组检测的客观指标看：矩阵电针组治疗后胸围呼吸差平均增长 6cm，表明肺活量增大，呼吸功能改善，但传统针灸组则此作用不明显，治后胸围呼吸差未明显变化；周血中嗜酸细胞计数，矩阵电针组治后比治前平均降低 5%，而传统针灸组治后下降 3%。这就表明胸部矩阵穴方电针治疗青少年过敏性哮喘的效果明显优予传统针灸的效果。

（四）下腹部矩阵穴方针灸治疗女青年痛经症 57 例

平均年龄为 17.11 岁；平均病程为 3.9 年。症状随月经周期性发作，即月经来潮 1~3 天发生下腹部剧烈疼痛为主，并伴有乳房胀痛和大腿内侧抽痛为特征。

下腹部矩阵穴方选关元、髂骨、曲骨（双）组成。每月月经来潮前 3

天开始针灸治疗，至月经来潮当天停止治疗，连续进行 3 个月经周期，57 例患者通过 3 个月经周期的矩阵针灸治疗后，不仅患者体质普遍增强，发育加快，而且其中的 55 例痛经症状缓解，有效率达 96.49%，提示矩阵针灸对女青年痛经症具有理想的效果。

<h1 style="text-align:center">二</h1>

在前文中我们列举了矩阵针灸治疗的四种顽病痼疾的临床与康复医疗的效果观察，近两年来我们不仅对前述四种疾患继续扩大治疗例数，并进一步提高了疗效，而且又新治疗观察了下述疾病在矩阵针灸治疗上的效果。在我们使用的前后矩阵穴方、阴阳经矩阵穴方等方面进一步进行矩阵针灸的实践探讨。

（一）矩阵针灸对中枢性偏瘫的疗效比较

运用头部矩阵针灸治疗中枢性偏瘫 34 例，穴方用四中、风池、颊车（挛缩型）、头维（弛缓型）为主的矩阵穴方针刺治疗，每日治疗 1 次，6 日休息 1 日，连续治疗 40~80 次。结果 34 倒中 14 例基本痊愈，治愈率达 41.17%，显著效果者 17 例占 50%，好转者 2 例占 5.88%，总有效率达到了 97.05%。而在 1988 年以前则用以阳明经为主取穴的传统针灸治疗中枢性偏瘫 95 例，治疗同样每日 1 次，6 日休息 1 次，连续治疗 2~4 个月，结果 95 例中只有 14 例基本痊愈，治愈率占 14.74%，显著效果者 37 例，占 38.95%，好转 36 例，占 37.89%。总有效率为 91.58%。两种针灸方法对中枢性偏瘫的疗效比较，无论痊愈和显效率，还是总有效率，均以矩阵针灸领先。这就初步提示，头部矩阵针刺治疗偏瘫是一种优先选用的方法。

（二）眼区矩阵针刺治疗急慢性结膜炎的疗效观察

1982 年，金安德主任医师在马达加斯加用近似矩阵穴方针刺治疗非洲流行性急性结膜炎 103 例，结果平均 4.3 天全部治愈，而用抗生素治疗者则需要治疗 15 天以上。我们用拟定的眼区矩阵穴方针刺治疗急慢性结

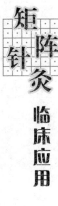

膜炎 36 例，其中急性者 11 例，平均 4.18 天同样全部治愈；而对慢性的 25 例，用相同方法治疗，结果有 23 例平均 11.28 天治愈，另 2 例治疗 15 天明显好转，总有效率达到 100%。这就表明眼区矩阵穴方针刺治疗急慢性结膜炎的效果是满意的。

（三）矩阵针灸对 2 型糖尿病疗效比较

用阳经穴方、阴经穴方和阴阳两经穴方联合形成的立体矩阵穴方，分三组分别针灸治疗 2 型糖尿病共 65 例。其中 45 例辨证分型：阴虚热盛型 19 例用阳经穴方；气阴两虚型 21 例和阴阳俱虚型 5 例共 26 例用阴经穴方；另 20 例不进行辨证分型而用立体矩阵穴方。针灸治疗每日进行 1 次，15 次为 1 疗程，共进行 3 个疗程。结果阳经穴方组有效率为 78.94%；阴经穴方组有效率为 84.81%；立体矩阵穴方组有效率则为 85%。表明矩阵针灸组的疗效领先。三组针灸治疗后空腹血糖含量均非常显著地降低（$P<0.001$），而以立体矩阵针灸组的下降更显著，下降数值与阴阳两经穴方组比较有显著性差异（$P<0.05$）。提示矩阵针灸降低血糖含量的作用比阴阳两经穴方组强。尿糖定性试验，治疗前全部阳性反应，三组分别治疗后有 61.4% 的患者尿糖阴转，36.84% 的患者阳性强度减弱，这就反映了三组穴方治疗 2 型糖尿病的效果均满意。65 例的 23 例治疗前后进行了 24 小时尿糖定量测定，治疗前 23 例尿糖定量平均为 42.98g/24h。治疗后下降为平均 1.7g/24h。同样反映了三组穴方针灸治疗 2 型糖尿病降糖作用显著。表明三组穴方分别治疗 2 型糖尿病，不仅临床症状改善显著，而且血糖、尿糖含量均非常显著降低。由此可见，针灸治疗 2 型糖尿病的效果可靠，尤以立体矩阵针灸组的疗效优于阴阳两经穴方组，并免于辨证分型的麻烦。

（四）骶尾部矩阵针灸治疗儿童虚性脱肛症

金安德主任医师于 1983 年在马达加斯加用近似矩阵针灸的方法治疗当地儿童虚性脱肛症 67 例，通过 6~8 次治疗痊愈 63 例，治愈率为 94.03%。我们应用拟定的尾骶部矩阵穴方针灸治疗农村山区的儿童虚性脱肛症 38 例，结果经每日 1 次治疗，18 次全部治愈。

三

在此基础上近两年我们继续扩大矩阵针灸治病范围，广泛应用于临床医疗和康复医疗多种顽病痼疾，本节报告使用头部矩阵对相关优势病种的效果：

（一）头部矩阵针灸治疗眩晕症 71 例

其中男性 37 例，女性 34 例。年龄最大者 78 岁，最小者 17 岁，平均年龄为 50.93 岁；病程最长者 40 年，最短者 20 天，平均病程为 8.66 年。71 例眩晕症是由多种疾病引发的一类症候群。除头晕目眩的主症外，往往伴随多种症状，给患者造成较大痛苦。所有患者均经长期的药物治疗，但均未收效者而求治于针灸。71 例全部采用了头部矩阵针灸治疗，每日 1 次，15 次为 1 疗程，通过治疗 1 个疗程（45 次）后，痊愈 54 例，治愈率达 76.06%，显效 9 例占 12.68%，好转 5 例占 7.04%，总有效率达 95.78%。无效者 3 例，无效率仅为 4.23%。表明矩阵针灸对眩晕症的疗效显著。

（二）头部矩阵针刺治疗高血压患者 54 例

其中男性 28 例，女性 26 例；年龄最小者 30 岁，最大者 78 岁，平均年龄为 59.82 岁；病程最短者 2 年，最长者 20 年，平均病程为 7.64 年。在矩阵针刺治疗前，全部患者长期服用降压药物 1~3 种，但所有患者的血压均在 160/96mmHg 以上的高水平，最高者达 233/128mmHg，54 例的平均血压为 185/120mmHg。头部矩阵针刺治疗每日 1 次，6 日休息 1 日，15 次为 1 疗程。在第 2 疗程开始后逐步减少降压药的用量，至第 2 疗程结束时全停用降压药。通过 3 个疗程（45 次）治疗后，54 例中 28 例近期治愈，近愈率达 51.85%，显效 10 例占 18.52%，好转 11 例占 20.37%，总有效率为 90.74%。无效者 5 例，无效率为 9.26%。这就表明矩阵针灸治疗高血压是一项理想的方法，而且无降压药物的毒副作用，应当提倡。

（三）头部矩阵针灸治疗低血压患者 32 例

其中男性 19 例，女性 13 例；年龄最小者 16 岁，最大者 65 岁，平均年龄为 24.8 岁；病程最短者 2 个月，最长者 15 年，平均病程为 5.86 年。在矩阵针灸治疗前的平均血压为 78/48mmHg。头部矩阵针灸治疗每日 1 次，6 日休息 1 日，15 次为 1 疗程，连续治疗 3 个疗程，通过 3 个疗程的矩阵针灸治疗后，32 例的平均血压回升到 136/78mmHg 的正常人值范围，表明头部矩阵针灸对低血压患者，同样具有良好的医疗作用。32 例治疗结果：痊愈 17 例，治愈率达 53.12%，显效 8 例为 25%，好转 5 例为 15.62%，总有效率达 93.75%。无效者 2 例，无效率仅 6.25%。

（四）头部矩阵针灸治疗神经衰弱患者 30 例

其中男性 14 例，女性 16 例；年龄最大者 61 岁，最小者 17 岁，平均年龄为 44.01 岁；病程最长者 20 年，最短者 2 年，平均病程为 9.57 年。所有患者全部为脑力劳动者。在矩阵针灸治疗前全部患者均长期服用安眠镇静药物，而用药量越来越大，但效果降低。多数患者失去了治愈信心。矩阵针灸治疗同样每日进行 1 次，15 次为 1 疗程，通过 3 个疗程（45 次）治疗后，痊愈 18 例，治愈率达到 60%，好转 10 例占 33.33%，总有效率达 93.33%。无效者 2 例，无效率仅为 6.67%。同样表明矩阵针灸治疗神经衰弱的效果是理想的。

（五）头部矩阵针灸治疗癫痫 36 例

其中男 27 例，女性 9 例；年龄最小者 5 岁，最大者 67 岁，平均年龄为 23.88 岁；病程平均为 9.95 年。发病原因有：原发性者 6 例，继发性者 30 例，其中脑外伤所致 15 例，小儿脑瘫并发 5 例，中风偏瘫引发 3 例，妊娠中毒诱发 3 例，脑炎和婴儿期高烧引发各 2 例。36 例均为长期用抗癫痫药物治疗未效者。且 36 例均为定期和不定期反复发作的大发作型癫痫。全部采用头部矩阵针灸治疗，通过 60~120 天治疗后，控制在 1 年以上不发病者（停服各种抗癫痫的情况下）有 14 例，控制率为 38.89%，显效者 5 例，明显好转者 12 例，总有效率为 86.11%，并发现矩阵针灸对原发性者效果较差，而对继发性者效果理想。在继发性中尤以脑外伤、妊娠中毒、脑炎和婴幼儿高烧等引发者疗效满意。

第三节　矩阵针灸蕴涵的信息通道学说思想

　　传统针灸治疗疾病讲求针穴对应、针刺手法、时间选择、针刺强度、针刺时机、配穴组合等方法技术的掌握。以取穴为例，先是在反应点出现的范围内手指按压，并不断询问病人的感觉，根据病人的感觉又不断调整按压的部位和轻重，找到最敏感的中心反应点，此反应点就是我们取的穴位。进针以后，若未能刺中穴位中心点，医生针下有空虚感，此时可不断调整针刺角度和深度，当医生针下有阻力或吸力之感，患者局部有酸、麻、胀、痛感觉，此感觉并向一定的方向传递时，提示取穴准确，尔后在穴位上输入针刺信号。这说明传统针灸主要是一种以针对穴的点式或线性治疗疾病的方法，这种方法在长期的医疗实践中证明，它对治疗许多常见病、多发病是很有效的。但对于一些顽疾痼疾，如缓进型高血压、神经衰弱、儿童脑瘫、耳聋等疾病却收效甚微。这就提示我们在针灸领域必须推陈出新，创立新的方法，使针灸这种古老而有效的治病方法扩大其治疗范围，增强其疗效，使其发挥更大的作用。

　　矩阵针灸的提出，就是一种针灸方法的创新。它是根据矩形列阵的法则，把针灸穴方设计为三维空间的框架形式，用以包围病损、病灶部位，再按矩阵规则进行合理调治，以达到治疗疾病的目的。它突破了古代针灸方法的局限，扩大了治病范围，提高了针灸疗效，不失为一种全新的针灸治疗方法。矩阵针灸包含着某些反映治疗规律的现代科学思想。

　　针灸是一种以针的机械性刺激或以艾和其他物质所产生的热或化学性刺激，施用于身体特定部位和表皮或组织深部，通过与穴位相联系的经络控制系统，使病损部位"得气"，以获得一定治疗效果的方法。在针灸治病中，经络作为沟通针灸穴位与病损部位的中介，在整个针灸治病过程中是非常关键的一环。因此，经络问题历来受到医家们的高度关注。古人认为经络是气血运行的通道。但在近代医学传入我国后，由于在解剖中难以被观察到而一度被人们否定。以后通过大量实践的观察积累，又逐渐认识到经络现象是客观存在的。经络现象正如物理学中的电、磁场一样，人们只能看到它的效应，而看不见它的实体。于是又有了多种解释。而在诸多解释中，现代信息论和控制论中的信息通道学说目前被大多医家认为是一种最为合理的解释。这种学说认为，人体是一个完整的自动控制系统，经络相当于作为实现此自动控制过程的信息"传送道"；穴位相当于信息的"接收器"或"发送器"；针灸等刺激则相当于"信息源"；针灸的实质是向机体提供"信息"；"得气"意味着"信息输入"，并引起效应。针灸效应则与针灸刺激中所包含的信息的"量"与"质"有关。因此，要想使针灸取得满意的治疗效果，输入最大的有效信息量是一个最重要的条件。

金安德主任医师的矩阵针灸所包含的"信息通道"思想主要体现在两个方面：

1. 以矩阵结构对穴位施行针灸，向人体输入什么？其输入量如何？从针灸治疗实践看，它往往能够治疗某些注射大剂量药或辐射能、大功率的电磁波而不能治愈的疾病，这说明针灸向人体输入的不是物质，也不是能量，而是一种信息。随着针灸所需要的一点点能量，不过是各种形式的信息载体而已。事实证明，针灸刺激只要向信息通道输送足够有用的信息，便可起到治疗疾病作用。针灸的"得气"，就是为了获得有效的信息输入量。既然针灸穴位是为了将一定量的刺激信息通过经络这种信息通道由穴位输送到病患部位，取得一定的疗效。那么，信息量的大小与疗效之间就必然存在着相互依存的密切联系。从矩阵针灸的治疗结果来看，它不仅能治疗诸多的常见病、多发病。而且对于一些通用针灸方法不易治愈的顽病痼疾也收到了最佳治疗效果。这就表明，对穴位施行矩阵针灸能向人体输入更多有效的信息量。用最大有效信息输入量作用病变部位，获得最佳治疗效果，这可以说是矩阵针灸所体现的一个重要思想。

2. 矩阵针灸在配穴方式上体现了一种什么思想？从信息论的观点看，针灸主要是利用针刺刺激体表时产生的针刺信号，通过人体本身的控制系统，获得一定的疗效。我们认为，要使一定量的刺激信号发挥最快、最大的治疗作用，所选择的信息通道，应是传递信息量最大、最有效、与患处关系最密切的途径，这样才能使传到病患部位的纠偏信息发挥最大的作用。为了使针刺信号在经络通道中最大限度地传递，历史上人们采用过多种多样的方法，如敏感点比较选择法、邻近取穴法、远端接力取穴法、左右旋转法等，都是试图使针刺信号在信息通道中获得最大传递的方法，但实践证明这些方法在信息通道传递的信息量还是有限的，因而在治疗顽病痼疾方面收效甚微，而金安德主任医师所创立的矩阵针灸却在这方面收到了非常显著的成效。

矩阵针灸是根据数学上的矩阵模式，把针灸穴方设计成三维空间的框架形式，用以包围病患部位，再按矩阵规则进行合理调治，以达到治疗疾病的目的。从信息通道观点看，这实质是运用多通道取穴的方式，把信息在一个空间结构中聚集起来或互相协同，增大信息量，即聚集针灸"能量"，以增强其疗效的思想。我们知道，人体是个复杂的控制系统，经络在人体的分布千头万绪，为了保证针刺信号的有效输入，有必要在几条不同的经络通道上同时取穴，这样即使有一条通道因阈值较大或输入量不足等原因闭阻不通时，针刺信号必然能通过其他的通道进行传递。纵使每条通道都畅通的话，多通道取穴对针刺信号的传递还能起到协同作用，使"得气"获得最佳效果。矩阵针灸是金安德主任医师以中医理论为指导，结合长期的临床实践而创建的。矩阵针灸及其治病疗效蕴涵着若干现代科学思想，如它包含着现代系统论及控制论中关于"信息通道"学说的观点，是信息通道学说在针灸临床的应用;它通过矩阵化配穴组合，体现多"信道"取穴思想，以增加其治病的信息输入量。矩阵针灸是经过多年临床实践证明的一种新的针灸治病的方法和技术。

第四节　矩阵针灸配穴方案设计的数学和物理学基础

传统针灸治疗疾病讲求针穴对应、针刺手法、时间选择、针刺强度、针刺时机、配穴组合等方法和技术的掌握。而矩阵针灸是把针灸穴方按照经络的分布及走向以矩形列阵的方式设计为三维空间的框架结构，用以包围病损、病灶，再按矩阵规则进行合理调治的方法。矩阵针灸是现代科学技术与传统针刺方法相结合的具体应用，"矩阵"来源于线性代数中的"数学矩阵"和物理学中的"力学矩阵"，金安德主任医师将这两个概念引入到针灸的治病领域，以解决针灸配穴方案的设计问题。现仅从数学和物理学方面对矩阵针灸的科学性做一些初步探讨。

一、矩阵针灸的数学基础及配穴设计

在线性代数中矩阵和行列式有着相同的数学结构，而且都是用来解线性方程组的，但矩阵和线性方程组中的行列式却是完全不同的两个概念。行列式表示的是一个数，而矩阵表示的是一张表。矩阵的应用也不仅限于解线性方程组，它在日常工作中的应用也比较广泛。金安德主任医师将矩阵这个数学工具应用于针灸治疗领域，主要是来解决针灸配穴方案的设计问题。在用矩阵设计针灸配穴方案时，多采用四阶方阵（4×4 矩阵，见图 32）。

	1	2	3	4
1	11	12	13	14
2	21	22	23	24
3	31	32	33	34
4	41	42	43	44

图 32　四阶方阵矩形图

矩阵针灸就是运用这种矩阵数表的格式组合针灸穴位，设计针灸配穴方案，并按矩阵规则进行针灸调治，以达到治疗疾病的目的。按矩阵规则对疾病进行调治时，其针灸矩阵穴方的形式，一般是用矩阵变换来形成配穴方案，再按照方案中所确定的穴位组合围歼病灶，从而改善病情或治愈疾病。

对于矩阵的变换运算，金安德主任医师不仅用线性代数的线性变换求解，获得最佳的针灸配穴方案，他还用解析几何的图形将针灸配穴方案形象直观地加以表示，以帮助确定穴位在人体中的具体空间位置。在解析几何里给定 x、y、z 三点，并以原点 O 为起点至坐标终点的有向线段所表示的向量，称为三维向量。三维向量可以用有向线段的图形直观地体现出来（见图 33）。

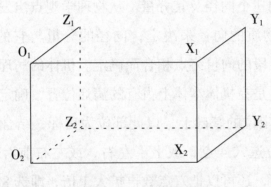

图 33　三维向量图

该立体几何矩阵图是我们设计针灸矩阵配穴方案的数学依据，矩阵针灸的操作一般是以病损部位为针对性目标，把上、下、左、右的穴位在病损部位上集中应用，根据病损范围的大小，确定坐标的方向径，再按病情的需要确定向径上进行针灸的分量，以上至下，以下至上对称，或左至右，右至左对称，以此对患病部位进行针灸施治，这就是矩阵针灸技术操作的法则。

二、矩阵针灸的物理学基础和力学设计思想

在针灸医学上，矩阵穴方是坐标的位能，而矩阵针灸操作技术则是速度的动能。穴方的"固有矩"加针灸的"向径与动量"矩之和，是矩阵针灸的治病效能，也就是有效位能。关于有效位能的量，其准确度，则很难

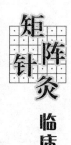

确定出一个绝对值，因为运用不同计算系统所得出的运动规律各不相同，其值也不一样。但肯定的是当质点间的距离增大时，其位能的量趋向于零；反之质点间的距离缩小时，位能的量增大。换言之，质点间的距离越小，位能的量就越大。这就提示在针灸医学的穴方配伍上，把穴方设计的越集中，针灸操作的向径与动量愈合理，其治病的效能就愈大。

1. 矩阵针灸的有效位能

矩阵针灸是以"定位取穴"为基本原则。定位，首先是确定病理损害的部位，以病损为目标，把矩阵的坐标原点选择在病损部，根据病损的范围大小确定坐标的三个向径及其分量。从物理学观点出发：一个物质在空间的位置，由该物质的向径来决定，向径的分量与它的坐标原点至长、宽、高三个有向线段的向量终点相合而确定。机体的病理损害部位同样是占有空间位置的，是在机体本体上占有的病灶位置，确定了病损部位，就叫做"定位"。在定位的基础上，以此部位为目标，结合经络循行并按照矩阵规则点角定位选穴4点，或上下左右，或左右前后对称排列形成方阵，根据病情需要，还可以把穴点数再扩大1倍，即选8点，在病灶前和后的上下左右，或上和下的左右前后，布置成两个方阵而构成四方上下的立体矩阵，形成框架格局的穴方阵容，以此阵容把病损部位固而搁置地包围起来，这叫做"定位取穴"。但是，矩阵穴方仅仅是位能，是静止力学体系里的机体整体内能的部分，还不能体现"有效位能"，因为有效位能的确立，必须在位能上再加动能才能实现。所以，矩阵针灸的有效位能，必须在矩阵穴方上实施针灸操作技术的向径与动能中体现出来。换句话说：矩阵针灸的有效位能，不仅要应用矩阵穴方的位能，更重要的是矩阵针灸的技术操作，即针灸的"向径与动能"，只有这样，才能体现出它的有效位能。矩阵针灸的有效位能，也就是它的治病效能。

2. 矩阵针灸的效能

在针灸治病的过程中，针作为一种物体要刺入机体的皮肉组织（介质）中去，针体与皮肉组织之间产生摩擦力是必然的。至于摩擦力的大小，决定于两方面的因素，一是患者皮肉组织的弹力和张力，即应变能

256

力，它包括伸缩、松弛等现象；二是医生的气力和技术素质的优劣。由于针刺运动的外力源来自医生之手，针刺的联系物是医生，针刺的方向和刺入的深浅完全由医生掌握，这种针刺的过程，在力学体系里叫做"完全约束过程的运动"。对其力学性质可以用"参数共振"的力学定理指导。但它很麻烦，至少目前还无法推广，因为病人之间、医生之间、医患之间的差异还无法克服，在这种情况下就是制定出一个力学性质的标准，也无实际意义，但是为了表明矩阵针灸的治病效能比传统针灸高数倍的观点，除了根据力学体系里有效位能的定理（即位能量的大小与质点间的距离大小成反比）作为依据之外，运用力学体系里"有摩擦存在的强迫振动"定理作为依据，试用周期性强迫力的共振曲线图谱来表达，当强迫力引起振动时就形成一个共振的区域，这个区域的宽度与阻尼值数相等，但共振高度则与阻尼值数相反。在阻尼值数变小时，共振曲线变高而宽度变窄；反之，在阻尼值数增大时，共振曲线的高度降低而宽度加大。由此可见，在有摩擦力存在的强迫振动中，无论摩擦力大小，无论共振曲线如何变化，虽然曲线下面的区域形状有所变动，但其面积总是保持不变的。所以体系做强迫振动时能量守恒。但是，振动和强迫力之间的位相差总是负的，因为震动总是落后于外力，而且距离共振远时它的向径与频率趋于零。我们把一维运动的共振曲线图好比传统针灸的验穴点式施治和经络线性施治的力学性质，再把矩阵针灸构成的三维空间的四维和八维运动的共振曲线进行比较（见图34、35）。从图34和图35中清楚地看出，四维运动的共振

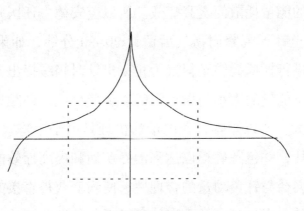

图34 一维共振曲线谱

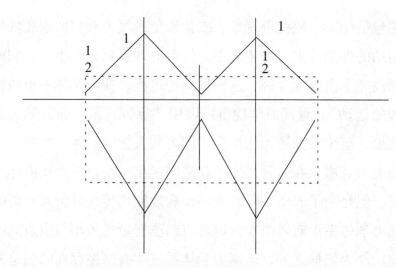

图 35　四维共振曲线谱

曲线内的区域面积比一维共振曲线下的面积增加 4 倍。由此可知矩阵针灸的共振区域能量集中增大，从而增加了疗效。人体具有整体的反应机能，而点式或线性取穴法的运动力是分散和孤立的，而且力量单薄，所以集合力必定要比分散力的力量增大。

3. 矩阵针灸方法的力学分析及其治病机理

从力学观点出发，在稳定运动的情况下，当体系作强迫运动时，它的能量保持不变，而且体系不断地从外力源那里吸收能量。但是这些能量由于摩擦力存在而不断耗散。由于针刺对集体面是阻尼共振的运动性质，其产生的摩擦力是显而易见的。因此，在针刺的技术操作上如果能提高进针速度，减少提插捻转的频率，就可以保存多一些的能量。即尽可能地减少摩擦力所致的能量耗散而提高疗效。所以金安德主任医师主张快速进针并一次刺入，至针下沉紧而得气后留针 20~30 分钟，如果针下松缓而未得气者，适当进行提插捻转至得气为止，出针时轻缓提出并闭合针孔。根据力学定理，位能量的大小与质点间的距离成反比。即距离大而位能小，距离小则位能大。所以矩阵针灸的治病机理是由于矩阵穴方的穴点间距小，而且靠近病灶，并包围病损以达到治疗疾病和提高疗效的目的。矩阵针灸又根据坐标向径与针灸动量的合理性，使病变获得直接的调整，故部分疾病能立即见效。因为对病灶而言，通过近邻的针灸调治的效应作用，能够尽快改变病损部位的坐标电磁场和特定的生化物质浓度，藉生物电和生化力学作用变化而促使病变所产生的不利因素尽快排除而减轻病损；并使病灶外周的有利因素渗入到病损处而得到修复或重建。因而矩阵针灸具有治愈疾病和康复机体功能障碍的作用。

第五节　矩阵针灸所蕴涵的现代系统论
之结构功能观

　　矩阵针灸是金安德主任医师以中医理论为指导，结合长期的临床实践而创建的。它是把针灸穴方按照经络的分布及走向以矩形列阵的方式设计为三维空间的框架结构，用以包围病损、病灶，再按矩阵规则进行合理调治的方法。矩阵针灸及其治病疗效蕴涵着现代系统论关于结构与功能的观点，是结构与功能关系学的应用。具有以下几方面的特色。

一、结构化的针刺穴位配置方式

　　矩阵形空间针刺穴位组合实际上就是结构、功能这对系统论的观念在针灸治疗方面的具体体现。结构是指物质系统内组成要素之间的相互联系、相互作用的方式。对于一个系统来说，它的特征和规律由其要素及结构所决定，但主要由结构决定。如人体内的蛋白质不到一百天就可能更换一次，消化道的细胞也许只有几天的寿命，然而生命却仍在这种新陈代谢中延续下去。这就说明，系统不是由它的要素来维持自身，而是靠要素之间的稳定联系结构在不断延续。结构是维持系统的不变量，它主要维持系统的稳定性，并把系统联成整体，使系统具有内在规律性。因此，认识一个系统不能只是了解它的组成部分和要素，还必须了解它的结构。矩阵针灸作为一种治疗疾病的针刺穴位组合方式，其穴位在人体上的空间组合实际上是一种空间结构，而这种矩阵式结构所产生的治病作用及疗效，就是

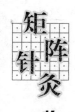

矩阵针灸的功能，它的本质是一种结构功能。

二、结构与要素的关系

结构与要素之间可以出现两种不同的关系：同构异素和异构同素。

1. 同构异素。它是指结构形式相同，物质系统的组成要素不同。从配穴来说，由于每一穴位在治疗方面的作用和性质是各不相同的，因而，当它们按相同空间结构组合成为矩阵时，可视为同构异素。即对不同的针刺穴位组合来说，相同的矩阵，又可视为同构异素。

2. 异构同素。它是指物质系统的组成要素的数量、性质和相互作用力的类型均相同，但由于要素之间的具体联系的形式不同，致使各个要素在空间的排列顺序、距离、方位不同，形成了不同的结构形式，从而产生了不同性质和功能的物质，非生命领域和生命领域都普遍存在着异构同素物。从矩阵针灸的结构类型来看，它的构成要素都是金属针，每种针在刺激穴位方面来说它的性质也都是相同的。因此，从结构与要素的关系来看，矩阵针灸是一种异构同素。所以，矩阵针灸同时兼有这两种不同的关系，不同疾病需采用不同的空间排针组合。

三、矩阵针灸是结构功能观点的应用

系统的结构决定着系统的功能，系统的功能则在一个侧面体现了系统的结构。例如，蛋白质参与代谢过程有酶促作用，参与建造器官有塑造功能，此外还有免疫功能等，这些都可以从蛋白质的肽键结构找到根据。这就说明功能是以结构为基础的。

矩阵针灸所蕴涵的结构功能思想，反映了结构功能规律在针灸治疗中的运用，它提示我们采用针灸治疗，固然要考虑针刺手法、针刺取穴的准确、针刺的强度、针刺的角度、针刺的深度、患者的针感、针刺的时机等在治疗疾病中的作用，但更需要考虑对于同一疾病用多个针刺穴位组合所产生的结构效应。因为，根据事物的结构决定事物性质和功能的原理，要取得满意的针刺治疗结果，就必须考虑针刺在穴位上的空间结构。矩阵针灸实际上也就是结构与功能关系在针灸配穴中的具体应用，这种应用我们可以把它归纳为三个方面。第一，根据配穴的结构来推测和预见针灸的疗效，另一方面还常常根据某一配穴处方的疗效来选择配穴的矩阵结构形式，从而结合治疗的需要，或改变配穴的矩阵结构，或改进针灸疗效以实现对配穴方法的改进和利用，这实际是结构功能相互作用的规律在配穴治疗中的具体应用。第二，矩阵针灸在配穴结构的形式上常常采用取象比类的方法将其他学科中具有相同结构与功能的事引入到矩阵针灸治疗中来，从而创造出新的矩阵结构形式，这是相同结构具有相同功能的原理在针灸配穴治病中的应用。第三，在治疗一些顽疾痼症时，常常是先设计一种矩阵配穴组合形式去模拟另一种结构系统的功能，由此做到两个系统的治疗效果相似，而保持配穴内部结构不同，以实现采用多种矩阵形式治疗同一种疾病的目的，这实际上是不同的结构可以有相同功能的原理在针灸配穴治病中的应用。

第六节　针刺补泻与刺激强弱

矩阵针灸的手法操作过程中，针刺补泻也是一个关键问题。针刺手法的补泻具有调整机体偏虚偏实的作用，以达到补虚泻实之目的。针刺的强弱则是调整失调的神经功能，即对兴奋者施以强刺激达到阻抑，对抑制者施以弱刺激使之振兴。因此，把针刺补泻与刺激强弱相提并论是不尽合理的；把补法与弱刺激，泻法与强刺激划等号也欠妥当。现从以下三个方面进行一些讨论。

一、补法和泻法的操作程序

"虚则补之"、"实则泻之"、"寒则留之"、"热则疾之"一直是中医

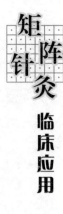

针刺治病的原则。证有虚实寒热，针治则有补泻留疾。关于补泻手法，前人颇多阐述，概括为单式手法和复式手法，单式补泻操作比较简单，再不赘述。现将临床常用的复式补法"烧山火"和复式泻法"透天凉"操作程序叙述如下：

烧山火：患者鼻吸气，口呼气，随呼气迅速进针至天部（皮下组织），拇指推前、食指退后的捻转并进行紧按慢提9次；再随呼气迅速进针到人部（肌肉组织），同上捻转与提插9次，又随呼气迅速进针达地部（肌肉深部或筋骨间隙），同样进行捻转与按提9次后留针5~10分钟或更长时间，然后随吸气缓慢出针，急闭针孔。

透天凉：患者口吸气，鼻呼气，随吸气缓慢进针直达地部，拇指退后、食指推前的捻转并紧提慢按6次，随呼气快速退针到人部，同上法捻转与提按6次；再随呼气快速退针至天部，同样捻转与提按后，不留针，摇大针孔，随呼气急速出针，不闭针孔。

在操作过程中，如果天、人、地三部均未得气，都可以重复按各程序进行二至三遍，直至得气为止。要求两法显示的特征是：前者使患者产生不同程度和范围的热感；后者则要出现凉感。为达此目的，历代针灸医学家通过实践积累了丰富经验，如："三进一退热涌涌，一进三退冷冰冰"；"紧按慢提火烧身，紧提慢按冷如冰"；"口吸生数热变寒，口呼成数寒变热；先呼后吸补自真，先吸后呼泻自捷"；"徐进急退曰泻寒，疾进徐退曰补热"；"动退空歇，迎夺右而泻凉，内推进搓，随济左而补暖"等等。"烧山火"、"透天凉"手法的操作各家虽有不同，但总未离开呼吸、层次、提按、捻转、徐疾、迎随、九六、开阖等。

二、补法和泻法对机体某些生物学的效应

针刺补泻的临床实践表明，运用"烧山火"补法后，针孔易出血；应用"透天凉"泻法后则针孔不易出血。实践研究发现，在正常恒河猴的足三里、天枢双侧针刺，用"烧山火"手法针孔出血者占2/3；而用"透天

凉"手法则无 1 例针孔出血者。实践研究表明，"烧山火"手法使机体出现的肢体容积曲线上升和脉搏传播速度减慢，提示血管扩张；而"透天凉"手法则使机体出现的肢体容积曲线下降和脉搏传播速度加快，提示血管收缩。在合谷穴施"烧山火"和"透天凉"引起的血管舒张与收缩反应，与平补平泻法相比较，经统计学处理显示出非常显著的差异性（$P<0.001$）。上述研究资料为针刺补法后易致使针孔出血提供了理论依据。还有实验研究表明，采用皮肤温度计测温试验，"烧山火"则使皮肤温度显著地升高，而"透天凉"则使皮肤温度明显下降，两者与平补平泻法比较，显示出显著的统计学意义（$P<0.01$）。这就充分表明，补法和泻法对机体的生物物理学效应存在着相反的作用。不仅如此，补法和泻法对机体内在的生物化学物质的含量调整，也存在明显的区别。我们将正常恒河猴分为三组，分别用补法（烧山火）、泻法（透天凉）和平补平泻法针刺，并在针刺前后同步观察全血胆碱酯酶（CHE）活力、血清巯基总量（T-SH）和无机磷酸（Pi）含量变化。结果表明，不同的针刺手法对三项生物化学物质含量均存在着不同的显著变化。

三、补法和泻法的刺激量分析

刺激量强弱的区别，在于对强刺激的针刺较深，捻转提插的幅度大，速度快，次数多；而对弱刺激则针刺较浅，捻转提插的幅度小，速度慢，次数少。补泻对机体刺激量的大小，可从其具体操作分析。补法为"紧按慢提"以按为主，按即插入，插进的阻力较大故刺激量大；泻法为"紧提慢按"，以提为主，提即拔出，提针的阻力较小故刺激量小。插进的刺激量大于提拔，这一认识来自临床实践，施插法时所产生的针感显著而且较重；施提法时针感往往不明显因而较轻。再从速度上分析，补为速插入慢提出，泻则缓慢插入而快速提出。再从针刺的层次与次数上比较，补用三进即三插的方法，使刺激不断加强。补用 9 次，泻用 6 次，补法的刺激次数多于泻法；而且"补宜久留"，"泻宜求疾"，留针时间延长，对机体的

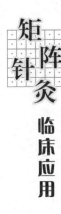

刺激必然会加大。通过上述的比较分析，就可以得出这样一种观点，即泻法的刺激量弱于补法。因此，把弱刺激当作补法，把强刺激当作泻法的观点显然是不适合的。

四、针刺补泻与针刺强弱的区别

补泻手法表现在操作的提插捻转等方向有所不同，刺激强弱则显示在幅度大小，速度快慢，次数多少上故弱刺激不能代替补法，强刺激更不能代替泻法，通过以上的分析，笔者认为补法的刺激量大于泻法。在于两者的理论概括和所需求的效应各不相同。

针刺补泻的理论根据为经络和经络运行的经气（营卫气血），经络经气处于正常的生理状态者称为正气，正气不足时的反应叫做虚症，治疗虚症的针刺手法则用补法；在经络经气中掺杂了异常的致病因素者称为邪气，邪气为多余的对机体的反应叫做实症，治疗实症的针刺手法则用泻法。所以，补法是为机体固有的正气不及而设，泻法则为机体原无的邪气有余而立，故为"补其不足，泻其有余"。治疗的概念非常明确，而且在临床实践中也是实用有效的方法。关于针刺的强弱，刺激强弱的理论根据，为神经系统的兴奋与抑制两大过程调节失控后，希望通过强刺激抑制兴奋状态，用弱刺激振奋阻抑现象。但是，由于病人和医生各自都存在差异，故刺激强弱的量很难掌握，如对一个神经敏感的患者，医生尽管给予弱刺激，但对患者已经强不可忍受，相反，对一个神经迟钝的病人，医生给予强的刺激，但病人则仍然似无感受。

第七节　针刺补泻手法对猴体全血 CHE 活力与血清 T-SH 和 Pi 含量的影响

针刺效应的"调虚实，除百病"，是通过针刺补泻手法实现的。补法为恢复其固有的生理功能不及而设，泻法为消除原无的病理因素有余而立，这在针刺、临床实践中有重要意义。为了探讨补泻手法与机体内在的联系，我们从现代科学的生物化学角度出发，运用近代先进实验手段，在针刺补泻手法操作前后，对全血胆碱酯酶（CHE）活力，血清巯基（T-SH）总量和血清无机磷酸（Pi）含量进行了检测，探讨补泻手法的某些意义，实验结果如下：

一、材料与方法

（一）实验动物

1981 年 3 月在中国医科院昆明医学生物学研究所猿猴研究室的人工饲养猴群中，选用 5~10 年龄，体重在 6~8kg 的雄性健康恒河猴 14 只，经体查检疫符合实验要求者，随机分为补、泻、平三组，同一条件饲养，同步进行实验观察。

（二）取穴与针刺补泻手法

选用足阳明胃经足三里、天枢二穴，两侧同用。采用苏州产华佗牌 30 号 1.5 寸不锈钢毫针，针刺均在早晨 8 时空腹时进行，每天 1 次，连续 3 天。补泻手法操作程序为：

补法：将针刺深度分为浅、中、深三部，随呼气急速进针并每部均行"紧按慢提"手法 9 次，留针 5 分钟后，一次缓慢退针至皮下为一遍操作程序，如此反复操作三遍后随吸气缓慢出针，急闭穴孔。

泻法：按针刺深度随吸气一次缓慢进针，再分为深、中、浅三部，急速退针并每部均行"慢按紧提"手法 6 次，至浅部时不留针而再缓慢进针，如此反复操作三遍后随呼气急速出针，不闭针孔。

平补平泻法：中速进针至适当深度，行均匀提插手法 7~8 次，留针 15 分钟后，中速出针，闭针孔或不用闭针孔均可。

（三）生化指标测定法

1. 全血 CHE 活力测定，采用羟胺比色法（Hestrine 氏法），用 pH7.2

磷酸缓冲液从载血滤纸上溶血，37℃预热后准确加入 1ml 0.07μmol/L 氯化乙酰胆碱、在 37℃恒温水解 30 分钟后迅速加入新鲜碱性羟胺，摇匀，使未被水解的乙酰胆碱生成肟胺化合物，然后在酸性环境中加入 10%氯化铁，形成棕红色络合物，滤纸滤去混浊的蛋白，在波长 520nm 下比色测定 OD 值。换算出 20μl 全血 30 分钟水解乙酰胆碱的物质的量表示酶活力单位。

2. 血清 T-SH 总量测定：采用 Ellman 氏法，按 5,5-2 硫双-2-硝基苯甲酸［5,5'-Dithiobis（2-NitroBenzoicAcid）］被巯还原成 2-硝基 5-巯基苯甲酸，其酸性离子呈黄色的性质，用缓冲系统 0.2mol/L，pH8.2 的 Tris 溶液，并以无水甲醇作稳定剂，然后在波长为 412nm 下测定消光值。换算成 100ml 血清含巯基总量的毫克数。

3. 血清 Pi 含量测定：采用 Sumner 氏法，取血清 0.1ml，加入 2.5ml 三氯醋酸除去蛋白，10 分钟后离心，吸取上清液（无蛋白滤液）定量，加入 6.6%钼酸胺，新鲜配制的硫酸铁和 3.75mol/L 硫酸，反应 10 分钟，在波长 620nm 分光光度计测定消光值，经算曲线换算成 μm/100ml 表示血清中无机磷酸的含量。

二、实验结果

在实验中所有的猴的饮食，动态全部正常，但在针刺补泻操作中发现，运用补法的 5 只猴共计 15 次针刺，出针后针孔出血者 10 次，经用干棉球压迫 1 分钟左右才止血，出血次数占 2/3，为 66.66%。但是运用泻法的 5 只猴共计 15 次针刺出针后未见 1 次出血。运用平补平泻的 4 只猴共计 12 次针刺，出针后只有 2 次出血，经干棉球压迫 30 秒钟左右即止血，出血次数占 1/6，为 15.15%。这就表明针刺出针后的针孔出血与针刺补法密切相关，提示针刺补法可能使局部血管扩张使之组织充血；因此，补法针刺后易于造成针孔出血；但泻法则使局部血管收缩使之组织缺血，所以，泻法针刺出针后针孔不出血。

对实验猴在针刺前，连续针刺三天和停针刺后三天的三个阶段，各从后肢静脉采血 3ml 送检，采血时间均在上午 9 时进行。

CHE 活力变化列表 46，从表 46 发现，针刺泻法和补法均能使机体全血 CHE 活力降低，以泻法下降显著 $P<0.05$，但在停针刺 3 天后，补泻两法其活力均回升，而以补法的升高更显著（$P<0.01$）。平补平泻法针刺后对其活力的影响与补、泻两法相反，针刺 3 天时酶活力非常显著的升高（$P<0.01$），但在停针刺 3 天时则回降到接近针刺前水平。这就表明针刺的不同手法在针刺过程对全血 CHE 活力的影响，存在着不同的效应。血清 T–SH 总量以表 47 可见针刺补法和泻法后，血清 T–SH 总量均升高，从升高的比值看泻法显著（$P<0.05$），在停针刺 3 天后补泻两组仍在继续增高，而增高的比值以补法更显著（$P<0.01$）。用平补平泻法针刺 3 天时，其含量少许下降，但不显著（$P>0.05$），在停针刺后第 3 天则显著升高（$P<0.05$）并明显超出针刺前的水平。表明针刺的不同手法对血清巯基总量有着不同的影响。但在后期，三组均显著增高，这是非常有益于机体健康的有利因素。

表 46　补、泻、平三种针刺手法对猴全血 CHE 活力影响

针刺手法	猴只数	全血 CHE 活力（μm/20ml，30℃~37℃）（$\bar{x}\pm SD$）		
		针刺前	连续针刺 3 天	停针刺 3 天
补法	5	2.1759±0.14	1.9519±0.09 与针前比 $P>0.05$	2.2949±0.11 与针 3 天比 $P<0.01$
泻法	5	2.0838±0.36	1.9266±0.34 与针前比 $P<0.05$	2.0631±0.41 与针 3 天比 $P<0.05$
平补平泻	4	2.0778±0.15	2.4446±0.38 与针前比 $P<0.01$	2.1926±0.25 与针 3 天比 $P>0.05$

表 47　补、泻、平兰种针刺手法对猴血清巯基总量的影响

针刺手法	猴只数	血清 T-SH 总量（mg/100ml）（$\bar{x}\pm SD$）		
		针刺前	连续针刺 3 天	停针刺 3 天
补法	5	1.7015±0.25	1.8909±0.13 与针前比 $P>0.05$	2.0526±0.09 与针 3 天比 $P<0.01$
泻法	5	1.6844±0.25	18295±0.14 与针前比 $P<0.05$	2.1296±0.25 与针 3 天比 $P<0.05$
平补平泻	4	1.9833±0.18	1.9322±0.05 与针前比 $P>0.05$	2.025±0.26 与针 3 天比 $P<0.05$

表 48　补、泻、平三种针刺手法对猴巍清无机磷酸含量影响

针刺手法	猴只数	血清 Pi 含量（mol/l/100ml）（$\alpha\pm SD$）		
		针刺前	连续针刺 3 天	停针刺 3 天
补法	5	0.3763±0.03	0.3537±0.02 比针前降 6.01%	0.4955±0.04 比针前升 31.68%
泻法	5	0.3192±0.01	0.3491±0.04 比针前升 9.37%	0.4206±0.01 比针前升 31.77%
平补平泻	4	0.3652±0.01	0.3662±0.06	0.4649±0.06 比针前升 27.3%

三、讨论

　　实验运用的补泻操作程序，是根据古典针灸文献《针灸大成》、《针灸大全》、《针灸聚英》和《针灸问对》等书籍中关于"烧山火"、"透天凉"手法的记载提出的。但其记载各有异同，采用了相同的内容，删去了相异部分，即在补法中采用了"呼气急进针"、"先浅后深"、"三进一退"、"紧按慢提"、"行九阳数"、"静以久留"、"吸气慢出针"和"急闭针孔"的操作内容；在泻法中采用"吸气缓慢进针"、"先深后浅"、

"一进三退"、"紧提慢按"、"行六阴数"、"不留针"、"呼气急出针"和"不闭针孔"的操作程序。对上述补泻手法的操作，在临床运用中补法确有使患者出现热感的，泻法也会出现凉感者，但是对机体的刺激量，我们进行了分析衡量，认为补法重于泻法，而平补平泻法最轻。

补泻手法对三项生化指标的影响，均有着明显的变化。CHE 的活力是使乙酰胆碱水解，有降低乙酰胆碱的作用。而乙酰胆碱是一种重要的神经介质，释放和集聚过多，会形成生理功能紊乱，造成病理性反应。有报道认为乙酰胆碱是一种致痛物质。我们曾对疼痛性病人，用平补平泻法在针刺治疗前后观察 CHE 活力变化，结果发现，疼痛缓解或消失者，其活力显著升高，反之，其活力下降者，疼痛未减或加重。实验结果揭示，用平补平泻针刺后，CHE 活力非常显著的升高，这与临床观察结果相似。而用补泻两法的针刺过程，其活力均下降尤以泻法组降低显著，这可能与补泻两法的刺激量均重于平补平泻法有关，因而对机体内具有催化调节作用，既和神经功能密切相关，又有体液特点的神经，体液调节系统中重要物质之一的 CHE 活力的影响，出现与平补平泻法相反的作用，但在停针刺后均回升到针刺前的水平，表明针刺补泻手法对机体没有后期的不良反应。

血清 T-SH 总量的成分是比较复杂的，有的是酶的活性集团，有的起激素作用，还有的有药理功能。广泛存在于机体内各个组织器官的蛋白质、多肽、酶及非蛋质系统里，行使着多种生理功能，诸如调节氧化还原系统，细胞呼吸、能量代谢、蛋白合成，细胞生长以及解毒、免疫、遗传等作用。实验结果表明，用三种不同的方法针刺，对具有重要功能和防卫解毒作用的 T-SH 含量水平，有着不同的变化。补法和泻法均能使血清 T-SH 总量升高，尤以泻法显著，并在停止针刺三天后两种方法的效果持续使其增长，而平补平泻法则使其少许下降，但在停针刺三天后有明显回升并超过针刺前的水平。这就表明针刺的补泻操作不同，在针刺过程中对机体内在物质的调节作用有区别。但在针刺的后期，不论补、泻、平三法均能提高血清 T-SH 总量的水平，这是非常有利于机体的生理功能提高并有益于健康。无机磷在酸性物质中溶解吸收，因此血清中的无机磷呈酸性存在。机体内的 Pi 是某些酶作用所必需的激活剂如酯酶、ATP 酶等；又是构成骨骼所必需的无机盐部分；也是组成肌酸、ADP、COI、FAD 等的成分，具有重要的生理学意义。用补、泻、平三种不同方法针刺，对具有能量代谢调节功能的血清 Pi 含量变化有着不同的影响。在针刺过程，补法有下降趋势，泻法则明显升高，平补平泻未发现明显变化，同样反映了针刺补泻的手法不同，对机体内在的效应有所区别。但在三种方法针刺后的第三天时，血清 Pi 含量均显著升高。这就表明不同手法的针刺对机体均无后期的不良作用，而且均有益于机体健康的。

四、小结

1. 在几种有代表性古典针灸专著中的有关"烧山火"、"透天凉"手法记载中，求同弃异的整理并建立本次实验采用的补法和泻法操作程序；对选用的实验猴编号并随机分组；运用足阳明胃经的足三里、天枢二穴双侧同用，每天分别针刺一次，连续三天。

2. 在针刺前，末次针刺后一小时和停止针刺后第二天分别采血送检，测定三项生化指标的含量并观察其变化。在连续三天针刺后，全血 CHE 活力补法组少许下降，泻法组显著降低而平法非常显著升高；血清 T-SH 总量补泻两法均明显上升，平法则呈下降趋势；血清 Pi 含量补法少许下降，泻法上升，平法变化不明显。但在停针刺三天后，三种手法的三项指标均上升到针刺前或显著超过针刺前。

3. 讨论了三种针刺方法对三项指标的影响，认为在针刺操作过程对三项指标显示出不同的变化，说明不同的手法对机体内在的效应也不同，所以补泻手法在临床上有着实用意义。而在停针刺三天时，三种手法对三项指标的含量均上升到针刺前水平或显著超过针刺前表明三种手法均对机体无后期不良反应，而且是非常有益于机体健康，由此推测，针刺具有良好的保健防病效应。

附录　矩阵针灸基础穴位图

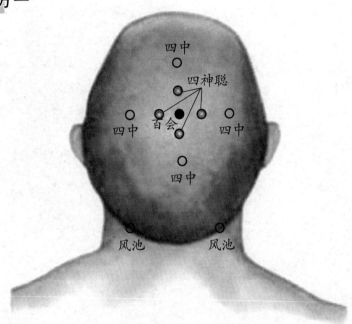

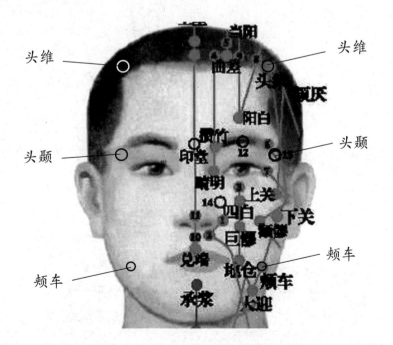

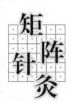

眼区穴方

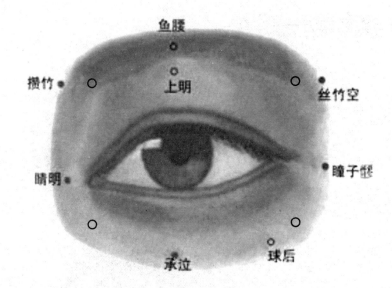

膝区穴方

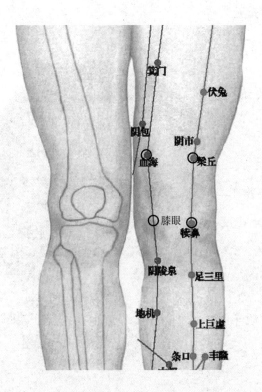

颈背区穴方

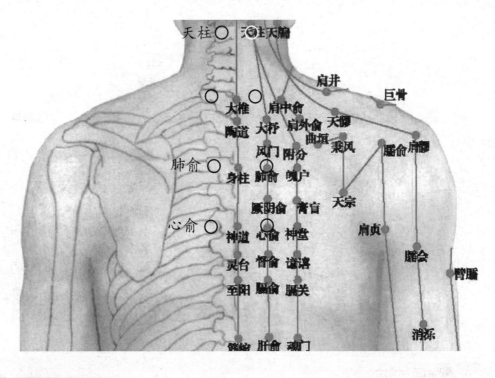

腰骶区穴方

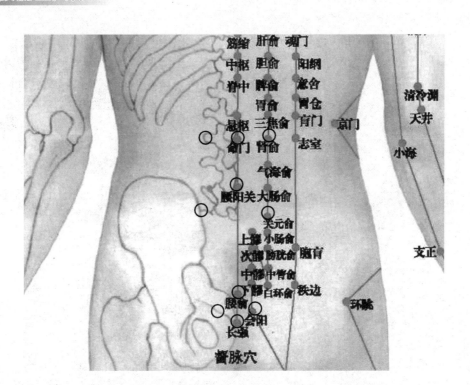

胸区穴方

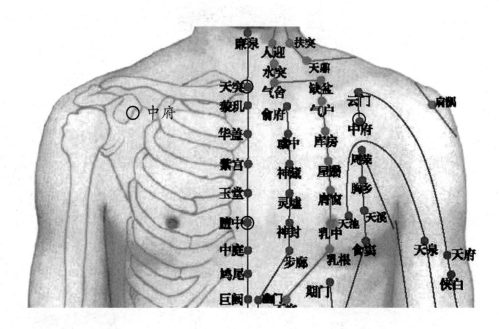

腹区穴方

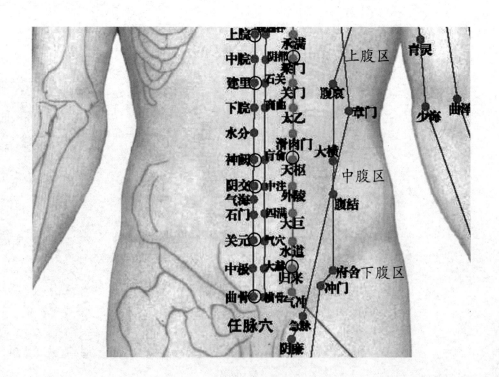

参 考 文 献

1. 金安德.矩阵针灸研究[M].兰州：兰州大学出版社，1999.

2. 郑玉梁，郭雪梅.矩阵针灸治疗顽固性偏头痛 35 例临床观察[J].中国优生优育，2014,（20)3：202-204

3. 张洪涛，袁涛.矩阵针灸治疗突发性耳聋的疗效观察[J].甘肃科技，2009,（25)20：150-151

4. 梁霏.矩阵针灸治疗周围性面神经麻痹 30例[J].西部中医药，2013,（26)3：58-59

5. 袁涛，张洪涛.矩阵针灸治疗面肌痉挛 25 例疗效观察[J].西部中医药，2009,（22)11

6. 金钰钧，袁涛，张宝洲.矩阵针刺对椎动脉型颈椎病椎动脉血流的影响[J].西部中医药，2014,（27)1：91-92

7. 徐彦龙，金钰钧，张洪涛，徐秀梅.矩阵针法结合"五心穴"为主治疗痉挛性斜颈[J].中国针灸，2013,（33)6：513-516

8. 徐秀梅，徐彦龙.矩阵针法配合针刺三阴穴治疗慢性非细菌性前列腺炎 31 例[J].西部中医药，2013,（26)12：57-59

9. 安珂.矩阵针灸配穴方案设计的数学和物理学基础[J].西部中医药，2013,（26)3：53-55

10. 安珂.矩阵针灸所蕴含的现代系统论之结构功能观[J].甘肃中医，

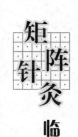

2003，（16）8：32-33

11. 安珂.矩阵针灸蕴涵的信息通道学说思想[J].甘肃中医学院学报，2001，（18）3:48-49

后 记

HOUJI

　　本书是在《矩阵针灸研究》的基础上，对矩阵针灸多年的临床运用经验和实验研究进行总结归纳。由于矩阵针灸是一项新型的针灸治疗技术，因为任何学科都在继承的基础上创新发展，所以矩阵针灸既要继承针灸医家的理论体系作为基础，又要结合现代科学多学科、多理论的先进方法和知识进行探讨，更要以实践效果为根据，在针灸的临床实践上工作量之大，难度之高，深感力不从心。但好在多年来对矩阵针灸的临床运用坚持，在原有矩阵的理论及取穴基础上，有了自己新的体会和想法，并对矩阵针灸的选穴进行了创新，而且在各位同事的协作下进行临床实验观察，得到了客观的指标，用实践证明了矩阵针灸的疗效。本书延续了《矩阵针灸研究》所做的理论探讨和部分实验研究资料，在此基础上编著了矩阵针灸在临床上的具体应用方法及部分临床实践观察。这些年在矩阵临床及理论探讨方面先后在国内及国际期刊上发

后
记

277

表论文 40 余篇，这才给作者增添了信心和勇气而着手编写此书，为了不失原文的内容和形式，本书对曾发表的文章核心内容基本都不做大的改动。本书共 26.8 万字，其中金钰钧参编第一章、第二章，共 12.8 万字；王芬参编第三章前二十五节，共 7 万字；张昌江参编第三章 25~30 节及第四章，共 7 万字。在此对参与矩阵针灸临床实践观察的人员：张洪涛、安珂、王永洲、金钰红、袁涛、徐彦龙、徐秀梅等老师同仁表示感谢！

编　者

2017 年 3 月